DOMINICK LÉAUD-ZACHOVAL

LA NATUROPATHIE AU QUOTIDIEN

Édition revue et corrigée

Éditions Quintessence

Du même auteur :

Mieux vivre ses émotions grâce aux élixirs floraux, 2007.

Rue de la Bastidonne – 13678 Aubagne cedex
Tél. (+33) 04 42 18 90 94 – Fax (+33) 04 42 18 90 99

ISBN 978-2-913281-20-2

À mes filles,

Sylvia, Anouchka et *Suryana*

pour leur patience et leur amour.

Remerciements

Ce premier livre est un long parcours qui a mis sur mon chemin des personnes sans qui je n'aurais jamais pu réaliser ce rêve.

Une pensée toute particulière à Cécile et Michel Lebert qui ont déposé au tout début de ma vie, par l'intermédiaire de ma mère, la graine qui germa ensuite. Sans eux, pas d'alimentation saine et pas de naturopathie. Qu'ils en soient profondément remerciés.

Mes pensées les plus reconnaissantes vont à mes professeurs qui m'ont enseigné avec rigueur les bases de la naturopathie.

À mes élèves qui chaque année me permettent de progresser.

Mes remerciements à Véronique et Alain Michel pour leur générosité et leur présence à mes côtés depuis plusieurs années.

Mes remerciements à Bernadette et Rémy Rachou qui m'ont accordé leur confiance un jour de juillet où je voulais tout arrêter.

Mes remerciements à Élisabeth Horowitz qui m'a permis de comprendre combien il était important de nourrir sa vocation. Il y avait trente ans que je rêvais d'écrire. Merci Élisabeth !

Mes pensées à tous ceux que je ne cite pas ici et qui, dans la discrétion, m'ont toujours accordé leur confiance et apporté leur soutien sans faille.

Enfin, je tiens à remercier tous ceux qui ont bien voulu m'accorder de leur temps afin de relire et d'apporter leur correction à ce livre :

Hélène Lemaire, Margarette Parra, Pierre Lochet, Bastien Parnasse et Jean-Marc Bugnazet pour leurs conseils éclairés.

Valérie Degosse pour la dernière relecture.

Merci à ma fille Anouchka Léaud pour la bibliographie.

Un remerciement tout particulier à mon assistante Muriel Mor pour son regard critique et son dévouement au cours de la relecture et des corrections.

Ma reconnaissance à Monsieur Alain Rossette, mon éditeur qui m'a fait confiance dans ce projet.

Avant-propos

Depuis mon plus jeune âge, alors que j'avais la chance de parcourir le monde et de découvrir des cultures et des peuples bien différents, j'ai pu constater que la santé n'avait pas du tout le même sens, d'un pays à l'autre ou d'un continent à l'autre. J'ai pu voir que l'on ne gérait pas la maladie de la même façon, selon que l'on est Africain dans la brousse, nomade dans le Sahara, Antillais sous les alizés, Américain en Californie ou Français en Provence.

Tout cela m'a beaucoup interpellé, et je me souviens de mes premiers essais à l'âge de 9 ans en Guadeloupe, avec deux ou trois plantes tropicales aux senteurs incomparables, pour recueillir quelques substantielles gouttes d'un liquide censé soigner un petit "bobo". Je me rappelle des premières "bouillies de blé" –les puristes apprécieront – avec heureusement quelques délicieuses "bananes figues", pour le petit-déjeuner. Je me souviens de l'*hygiénisme* pur et dur qui entrait dans ma vie, je n'avais pas encore 7 ans. Le jeûne, les *monodiètes,* le chlorure de magnésium... puis le début du végétalisme à partir de 15 ans pour revenir dix ans plus tard au végétarisme.

Quel lien entre cette époque et aujourd'hui ?

Les années parcourues, l'expérience acquise, les doutes, les adieux et les moments de joie, pour enfin pratiquer un métier que j'aime, celui de naturopathe.

À chaque occasion qu'il m'est donné de parler de ma profession, je constate que rares sont les personnes, en France, qui savent ce qu'est la naturopathie. Alors j'interviens par des conférences, des cours auprès du public, auprès des professionnels, afin de partager ma passion. Passion de la vie, de la nature et de ce qu'elle nous donne si généreusement, passion de l'être humain, et passion de la naturopathie qui permet à chacun de prendre en main sa santé. Tout cela m'a amené à écrire ce livre afin que chacun puisse comprendre et appliquer facilement les conseils que je donne régulièrement.

La naturopathie met à notre disposition des outils simples, accessibles à tous, afin de nous réapproprier les moyens de rester en bonne santé. La naturopathie ne s'intéresse pas à cette maladie, elle s'occupe de l'Homme dans sa globalité. Elle lui propose de se retrouver et d'évaluer les moyens qu'il a de poursuivre son chemin sans encombre. La naturopathie propose de renouer avec notre vitalité, notre enthousiasme, afin de dépasser les obstacles que la vie met en travers de notre chemin. La naturopathie s'appuie sur une longue tradition dont les fondements remontent à Hippocrate. Toutes les traditions aussi anciennes soient-elles se retrouvent sur ces mêmes bases issues de l'observation de l'Homme dans son environnement. La naturopathie intégre les découvertes modernes en matière de biologie et débarrassée de ses vieux dogmes, elle s'inscrit dans un cadre où les notions de prévention et d'éducation sanitaire restent fondamentales.

Connaître son corps, savoir ce qui est bon pour nous, et trouver dans la nature ce qui nous convient le mieux, c'est faire un pas vers l'équilibre et la santé.

La naturopathie, c'est vivre en harmonie avec nous-mêmes et avec notre environnement, tout simplement.

Je vous propose, sur ces bases, de parcourir un bout de chemin ensemble.

I

LA NATUROPATHIE : DÉFINITION

UN PEU D'HISTOIRE

Notre santé nous préoccupe chaque jour un peu plus, et nous prenons conscience de tout ce qui peut perturber le fragile équilibre qui nous maintient en bonne santé. Alimentation frelatée, stress répétés, pollution de notre environnement, diminuent irrémédiablement le capital santé que nous possédons, tous, au début de notre vie. Bien sûr les virus et les microbes, de plus en plus difficiles à éradiquer, déclenchent les maladies que nous connaissons, mais cette situation n'a-t-elle pas existé depuis l'aube de l'humanité ? L'Homme n'a-t-il pas toujours mené un combat pour sa survie et son évolution ? Depuis toujours, il a su se protéger, se prémunir, et le cas échéant se défendre contre ces agressions, aidé en cela par des hommes passés maîtres dans la connaissance de l'être humain.

Ces guérisseurs, sorciers, shamans, prêtres-médecins, tenaient compte de tous les éléments qui constituent l'être humain : le physique, le psychique, l'émotionnel, l'énergétique et le spirituel. Ils considéraient également les influences environnementales comme les saisons, les cycles lunaires, les rayonnements électromagnétiques de la terre et du cosmos. Ces hommes soignèrent pendant des millénaires, transmettant leurs connaissances par la tradition orale ou écrite au travers de nombreux traités. On trouve leurs traces dans des civilisations aussi différentes que celle de la Chine antique, de l'Inde védique, de l'Égypte antique ou de la Grèce antique ainsi que parmi les esséniens, les aborigènes d'Australie, les amérindiens ou les shamans d'Asie centrale.

Dans notre histoire, de grands hommes comme Hippocrate, Paracelse, Hannemahn, Steiner, Bach, poursuivirent cette tradition en l'enrichissant de leurs découvertes.

Depuis 150 ans environ – si peu de temps finalement, comparé aux centaines de milliers d'années de l'histoire de l'humanité – l'approche moderne a pris une voie radicalement différente et étonnante, rejetant une grande partie de cette culture ancestrale. Ne se souciant plus que du corps physique et se basant principalement sur l'observation de l'homme dans sa biologie et ses mécanismes physico-chimiques, l'approche moderne venait de franchir un pas dans une nouvelle direction. C'est alors une vision **mécaniste** qui s'offre à nous, n'expliquant les phénomènes naturels que par les lois de cause à effet, où tout ce qui n'est pas observé et justifié de cette façon n'est pas pris en considération. Le pragmatisme de la recherche qui s'appuie sur cette philosophie a permis, grâce à la biologie et à la physique, une meilleure compréhension du vivant et de l'Homme. Mais n'est-ce pas au détriment de l'approche plus traditionnelle qui permettait de comprendre l'Homme dans son intégralité, sans dissocier du physique, des phénomènes moins explicables, issus du psychisme, de l'émotionnel, ou de l'énergétique ? Les effets pervers de cette situation on eut pour conséquence que l'on s'est intéressé de plus en plus aux conséquences et aux mécanismes qui les provoquaient en oubliant, paradoxe de la situation, de rechercher la cause première. La naturopathie et les médecines holistiques (homéopathie, anthroposophie, médecine traditionnelle chinoise…) se penchent beaucoup plus sur la cause que sur les effets.

Depuis cette scission, deux courants s'opposent, alors qu'ils auraient dû se compléter. L'approche **holistique** (du grec *holos* = entier) qui se confronte à la globalité de l'être humain vivant dans son environnement et l'approche moderne qui se caractérise par cette philosophie mécaniste et quelquefois trop réductrice de l'être humain.

L'hygiénisme des premiers jours et son évolution moderne, la naturopathie, s'inscrivent bien évidemment dans une démarche globale. Toutefois il s'agit d'une troisième voie qui ne prétend pas agir directement sur la maladie et ses symptômes mais sur les causes de celle-ci, en intervenant à titre préventif sur l'hygiène de vie et l'alimentation pour maintenir l'état de bonne santé.

Avant la maladie, il y a donc la santé, cela semble une évidence, mais nous avons souvent tendance à l'oublier. Nous ne nous préoccupons de notre état physique ou mental qu'au moment où tout dysfonctionne, c'est-à-dire lorsque apparaissent les premiers symptômes de la maladie.

Le travail de prévention et d'hygiène de vie est totalement oublié, une révision de notre mode de vie n'étant envisagée que lorsque le pronostic est très défavorable ou après un grave accident de parcours. Pourtant, c'est bien avant qu'il faudrait s'en préoccuper, mais il est vrai que notre culture ne nous y prépare guère. Dans nos pays avancés socialement, les systèmes de santé sont de plus en plus difficiles à maintenir en place. Plutôt que de tout miser sur la gestion de la maladie, ne serait-il pas plus judicieux d'envisager une politique de prévention où l'hygiène de vie et l'éducation sanitaire prendraient une place beaucoup plus importante qu'à l'heure actuelle ?

Rien n'est vraiment engagé dans ce domaine, comme si la prévention n'intéressait personne, quel dommage et quel gâchis pour notre société !

Prendre votre santé en main afin d'éviter ou de repousser le plus loin possible la maladie, par une connaissance des mécanismes du vivant et par l'application de règles simples, c'est ce que je vous propose ici. En nous appuyant sur les éléments de base de la naturopathie, comme la diététique (dans un sens très large), l'hygiène vitale et la gestion des phénomènes émotionnels, nous pouvons nous engager sur un long parcours, riche d'enseignements et de découvertes.

La naturopathie tire son origine du courant **hygiéniste** qui prit naissance aux États-Unis à la fin du XIXe siècle, et qui se basait sur la théorie **hippocratique** de l'altération des humeurs. (*Hippocrate,* célèbre médecin de l'Antiquité grecque, 460 à 377 av J.C.).

Isaac Jennings, Sylvester Graham, Henry Taylor, John Tilden et Herbert Shelton en furent les principaux représentants. En Europe et en France, ce courant vit le jour vers le début du XXe siècle et se propagea grâce à des pionniers comme Henri et Hector Durville, le Pr Pierre Delbet, le Dr Paul Carton, le Dr Georges Rouhet, et plus récemment Henri-Charles Geoffroy, Désiré Merien et André Passebecq.

L'HYGIÉNISME

Lorsqu'on recherche une définition de l'hygiénisme ou de l'hygiéniste, on ne trouve que l'explication classique liée à l'hygiène corporelle ou l'hygiène publique qui, certes, ne sont pas à négliger, mais qui restent encore bien éloignées de la philosophie hygiéniste. L'hygiène vitale, chère aux naturopathes, ne se limite pas à ces simples définitions, elle revêt une dimension plus importante.

L'hygiénisme renoue avec les anciennes traditions, reprenant à son compte l'observation de l'Homme dans sa globalité et dans son environnement. Il en ressort trois principes : Vitalisme – Humorisme – Causalisme.

Le **Vitalisme** (du latin *vita* = vie) est la capacité que possède tout être vivant, et l'Homme bien sûr, à développer des fonctions organiques mais aussi psychiques, sous l'influence d'un **principe vital** ou **force vitale** dont seuls les effets peuvent être constatés.

Par exemple, la fièvre peut être considérée comme une manifestation de cette force vitale : plus elle est élevée et plus le principe vital est puissant (phénomène constaté chez l'enfant). Il se manifeste dans toutes les fonctions organiques lors d'un épisode comme celui-ci. Il se concentre sur un mécanisme particulier : l'élévation de la température dont on sait qu'elle peut être salvatrice pour l'organisme tant qu'elle est contrôlée et surveillée. Cette théorie du vitalisme fut élaborée au XVIIIe siècle, notamment par Marie François-Xavier Bichat, de l'école de médecine de Montpellier, pour s'opposer au **mécanisme** de Descartes. Sa théorie peut se résumer par la définition qu'il donnait de la vie : *"La vie est l'ensemble des fonctions qui résistent à la mort"*. Cette théorie du vitalisme résiste peu à la biologie qui explique nombre de phénomènes dans l'organisation du vivant. Toutefois, le vitalisme reste, historiquement, le point de départ d'une observation générale de l'Homme, et sous-tend toute réflexion en naturopathie. Même si la biologie clarifie bien des processus organiques, il n'en reste pas moins vrai que l'explication de ce qu'est la Vie, son origine et le pourquoi de sa manifestation restent un mystère. La vie se cache derrière le vivant, comme un principe, un moteur, un élan qui assure le mouvement, l'énergie (le *Chi*, le *Qi*, ou le *Prana* des orientaux, le *Pneuma* de l'Antiquité grecque) nécessaire à la manifestation de tout être animé de la plus petite cellule au plus puissant des pachydermes. Cette énergie s'apparente à la notion de force vitale.

L'**Humorisme** inspiré de la doctrine de Galien et d'Hippocrate qui évoquèrent l'importance des humeurs (du latin *humor* = liquide) dans l'organisme. Le sang, la lymphe, la bile et l'atrabile ou pituite doivent être sains ; dès lors que ces humeurs sont viciées, la maladie se manifeste. Selon Hippocrate, la dominante d'une humeur sur une autre engendre chez l'homme des comportements et des maladies différents. De cette théorie, il dégagea quatre typologies ou tempéraments, que nous étudierons plus loin, le lymphatique, le sanguin, le bilieux et le nerveux qui permettent encore de nos jours une individualisation et une appréciation plus fines de chaque personne.

Cette théorie des humeurs reste vivace dans le courant hygiéniste, alors qu'elle s'éteint dans la médecine moderne à partir du XVIIIe siècle. La naturopathie s'appuie encore de nos jours sur cette approche. La toxémie, dont nous parlerons, est justement un phénomène d'accumulation, dans les humeurs, d'éléments toxiques dont l'organisme ne peut se débarrasser. Nous sommes constitués à 70 % d'eau environ, les différents liquides, sous forme d'humeur que nous venons d'évoquer, sont forcément perturbés par la présence excessive d'éléments indésirables. La biochimie nous révèle la nature de ces humeurs et des toxines qui les envahissent. Seuls les moyens d'améliorer cette situation diffèrent. La médecine moderne, bien souvent, s'attachera à faire disparaître les symptômes apparents de ce désordre (effets), la naturopathie se contentera d'intervenir sur la nature des humeurs et sur la source de la toxémie (cause). (cf. la toxémie).

Cette notion si ancienne des humeurs, qui n'est autre que la composante principale du terrain, peut être objectivée par des analyses comme la bioélectronique de Vincent (cf. équilibre acido-basique). Cela permet, entre autres, d'analyser les caractéristiques biochimiques et électriques du sang, de la salive et des urines qui, une fois rapprochées, donnent une idée fidèle de l'état humoral et donc de notre terrain (mesure du pH, de l'oxydoréduction et de la résistivité).

Le **Causalisme** qui considère que toute manifestation du vivant est un effet qui dépend lui-même d'une cause. Si l'on souhaite que l'effet cesse, il faut chercher la cause et agir sur elle. Il est parfois nécessaire de remonter à la cause de la cause de la cause... afin d'agir le plus en amont possible. L'effet, que certains appèleront symptôme, ne peut n'être qu'un indicateur de ce qui se passe en amont. Faire disparaître un symptôme peut soulager un temps, cela ne peut pas avoir d'action sur la cause. Dans le discours qui est tenu sur la maladie, on entend parler de "*guerre contre la maladie*" de "*véritable bataille*", etc. et de constater les moyens qui sont déployés dans cette perspective. Alors que dans l'identification de la cause, il faut attendre parfois des décennies pour qu'une timide recherche se mette en place. La question se pose de savoir s'il est plus *rentable* de travailler sur les effets que sur la cause...

Tout désordre dans l'organisme peut avoir pour origine de multiples causes, il s'agira de les identifier au mieux et d'évaluer la capacité qu'a le praticien à agir sur elles. Il pourra se faire aider d'autres compétences dans les domaines où il ne peut intervenir valablement : ostéopathie, énergétique, psychothérapie par exemple. Dans la notion de causalisme en naturopathie, il est d'usage de considérer que les causes multiples ont une même et unique conséquence : la perturbation des humeurs et leurs modifications sur le plan bioélectronique.(Cf. chapitre : équilibre acido-basique).

L'hygiéniste s'appuie sur des moyens naturels (alimentation, eau et ses usages divers, exercice, oxygénation naturelle, repos), et n'intervient pas à l'aide de remèdes y compris naturels (plantes, oligoéléments, homéopathie) ni de techniques accessoires. Il fait confiance à la force vitale qui anime tout être vivant et n'agit que pour le soutenir par les moyens précités.

LA NATUROPATHIE

La **naturopathie** est née d'un courant créé par des médecins américains comme Henry Lindhar, Benedict Lus (qui serait à l'origine du nom naturopathie : *nature's path* = "le chemin de la nature") ou Bernard Jensen qui ont intégré des outils supplémentaires à ceux des hygiénistes sans pour autant renier les bases essentielles de l'hygiénisme. S'inspirant de ce courant, Pierre-Valentin Marchesseau, dans les années 30 et, plus récemment, André Roux, posèrent les bases d'une naturopathie moderne. Malgré tout, les références spirituelles et les dogmes récurrents sur des notions obscures, comme le principe d'une puissance créatrice ou divine, perdurèrent longtemps et ne facilitèrent pas le rapprochement avec les tenants d'une modernité qui s'appuie notamment sur les découvertes en biologie.

La naturopathie intègre, en ce début de XXIe siècle, des idées plus modernes et s'appuie sur des techniques toujours naturelles dont elle connaît mieux les mécanismes, notamment grâce à la biochimie. Ces techniques sont principalement l'usage de la diététique bien comprise, des plantes pour favoriser l'élimination de la toxémie et rééquilibrer le terrain, des techniques réflexes comme la réflexologie plantaire pour stimuler ou réguler certains organes ou fonctions, la psychologie pour une meilleure écoute et, lorsque cela s'avère nécessaire, l'usage de biocatalyseurs de terrain comme les oligoéléments ou certains compléments alimentaires naturels lorsque des carences notoires apparaissent.

Les influences environnementales, tant sur le plan écologique que sociologique, doivent être prises en compte, elles ne le sont pas toujours, cela est bien dommage car elles s'inscrivent dans l'approche globale du naturopathe. Ce dernier ne doit pas oublier que l'Homme, certes, subit les influences de son milieu, mais qu'il le modifie notablement pour l'adapter à ses besoins et qu'il est donc nécessaire de prendre en compte cette dimension. Il est, bien sûr, encore sensible à son environnement naturel, mais il subit fortement les contraintes du milieu qu'il crée et qu'il tente de contrôler de plus en plus. Plutôt que de vouloir à tout prix ramener l'Homme à un idéal qui serait un retour vers une sorte de "jardin d'Éden", il est peut-être urgent de comprendre que la mutation commencée il y a des millions d'années se poursuit encore aujourd'hui. Elle s'accélère sûrement en apparence dans son aspect social, mais chaque être vivant suit son rythme ainsi que l'Homme aussi, qui évoluera et finira par s'adapter.

Évidemment, il ne s'agit pas de tout accepter ; pollutions, destruction des écosystèmes, modification des aliments, manipulations génétiques sont autant de risques majeurs que nous faisons courir à toute la planète. Mais l'évolution est possible avec plus de lucidité et de sagesse. Plutôt que de freiner des quatre fers, ne faut-il pas, dans la nouvelle donne de ce monde moderne, nous adapter et donner les moyens à nos contemporains de poursuivre cette mutation dans les meilleures conditions possibles ? La "non-santé" ou la maladie, sous toutes les formes qu'on lui découvre (maladies de civilisation !), ne sont-elles pas les signes d'une grande difficulté à s'adapter face aux changements que nous avons connus en à peine un siècle ? Il serait temps de se poser cette question et d'y répondre en apportant notre pierre à la construction d'une société où la santé serait un objectif aussi important que la gestion de la maladie.

LES TROIS CURES

La naturopathie s'appuie sur trois méthodes qui permettent de libérer l'organisme de la toxémie qui encombre les humeurs, ce sont les "cures" de **Désintoxication**, de **Revitalisation** et de **Stabilisation**. Nous aborderons ces pratiques au chapitre consacré à la toxémie. Plus que des cures, il s'agit de mettre en œuvre de nouvelles habitudes alimentaires en s'appuyant sur une réforme plutôt qu'un régime (trop restrictif et limitant), et de donner à l'organisme les moyens de se détoxiquer et de reconstruire ses réserves durablement. Les phases de désintoxication et de revitalisation sont celles qui seront proposées et soutenues par le naturopathe, la dernière phase étant plutôt une stabilisation des nouvelles habitudes afin qu'elles se prolongent dans le temps.

LA SITUATION ACTUELLE

Dans certains pays, comme la France, il est nécessaire de clarifier la situation et de rappeler ici que le naturopathe est avant tout un conseiller qui œuvre dans un cadre préventif en amont de la maladie. Il ne se substitue pas à une démarche thérapeutique quelle qu'elle soit. Il peut éventuellement venir compléter un traitement mis en place par le corps médical, par ses conseils d'hygiène de vie, un réglage alimentaire et des techniques de gestion du stress appropriées. Tous les moyens mis en œuvre sont naturels et accessibles à tous, ils permettent d'augmenter la vitalité, de renforcer les défenses de l'organisme et de maintenir l'équilibre du terrain.

Par son action de prévention et d'éducation sanitaire, le naturopathe a sa place dans le monde de la santé, comme c'est le cas chez nos voisins allemands depuis 50 ans (Heilpraktiker : Praticien de Santé) et dans plusieurs pays de l'Union Européenne depuis quelques années. La reconnaissance légale de cette profession, notamment en France, et son exercice dans un cadre clair ne peuvent aller que dans le sens d'une amélioration de la santé de nos concitoyens.

Mais la volonté politique est loin d'être acquise, même si les naturopathes, encore peu nombreux à être installés en France, payent leurs charges sociales, leurs caisses de retraite, leurs impôts et bénéficient même d'un code d'activité délivré par l'INSEE (*851H : soins non réglementés* !) ; ils restent dans un flou juridique bien difficile à gérer. Mais cette situation, sous la pression de l'Europe, ne pourra plus durer longtemps. Certaines compagnies d'assurance allemandes, suisses et anglaises ne s'y trompent pas, attendant ce statut juridique afin de proposer le remboursement des prestations des naturopathes, à leurs clients, comme elles le font couramment dans plusieurs pays de l'Union Européenne et en Suisse. Aujourd'hui des mutuelles françaises et des compagnies d'assurance privée proposent un remboursement forfaitaire des consultations de naturopathes.

C'est de la demande de nos concitoyens que viendra une reconnaissance et une légalisation de cette profession et, surtout, d'une prise de conscience des États, que la prévention est essentielle dans une politique sanitaire à long terme.

La capacité d'écoute, l'évaluation globale mais individualisée, les dispositifs d'hygiène de vie et de réforme alimentaire que peuvent mettre en place les naturopathes sont autant d'atouts pour l'intégration de cette profession dans le monde de la santé. Dans les écoles, les entreprises, en milieu hospitalier, public ou privé, ou en cabinet, le naturopathe trouvera sa place en tant qu'éducateur de santé, maillon indispensable d'une chaîne qui doit se réformer pour le plus grand bien de tous.

En France, nous n'avons pas d'assurance santé, nous n'avons qu'une assurance-maladie !

Alors prenons notre santé en main.

II

LA SANTÉ

"La santé dans l'Homme est un état donné par la nature, laquelle n'emploie pas d'agents étrangers, mais une certaine harmonie entre l'esprit, la force vitale et l'élaboration matérielle des humeurs".

Hippocrate (in Œuvres d'Hippocrate – Gardeill 1855)

DÉFINITION

Santé vient du latin : *sanitas*, de *sanus* : sain, "état de quelqu'un dont l'organisme fonctionne normalement" (Grand Larousse). Cette définition est bien vague et réduit l'état de santé à un apparent bon fonctionnement du corps.

La définition de la santé reste difficile selon que l'on se place du côté de l'être humain vivant dans un certain équilibre ou que l'on se situe du côté de l'approche moderne qui considère que la santé est l'absence de symptômes ou de maladie.

Si, malgré quelques symptômes passagers ou chroniques, nous finissons par nous adapter et que nous "*vivons avec*", nous disons que tout va bien et que nous sommes en bonne santé. Bien souvent, certains déséquilibres physiologiques ou structurels sont des tentatives d'adaptation de notre organisme à une situation nouvelle : déséquilibre du milieu – influences extérieures – baisse de vitalité. Les symptômes révèlent ces déséquilibres. De la nature de la réponse que nous apporterons dépendra notre futur état de santé ou de non-santé.

La santé en naturopathie

La santé, d'un point de vue *naturopathique*, est un état d'harmonie tel que le décrit Hippocrate, c'est également un équilibre fragile. Nous pourrions presque dire que la recherche de cet équilibre implique d'être en permanence en état de déséquilibre, tel le funambule qui parcourt son fil, se penchant tantôt à droite, tantôt à gauche afin d'assurer son pas jusqu'au bout.

Il est donc normal de constater, dans la recherche de cet équilibre, des variations permanentes de la physiologie de notre corps, c'est-à-dire de son fonctionnement, qui dépend de facteurs extérieurs et intérieurs comme la nourriture, les sollicitations psycho-émotionnelles, la fatigue, l'immunité, la pollution, le contexte social, ou encore les prédispositions liées aux antécédents familiaux. Dès lors que l'organisme dépasse sa capacité à gérer les effets dus à ces facteurs, il en résulte un déséquilibre important qui se manifeste par un ou plusieurs symptômes, immédiats ou plus tardifs. Par exemple, une personne qui fait un excès de table, alors même qu'elle se sait sensible au niveau du foie (hépatique), peut immédiatement en constater les effets par une nausée, voire des vomissements ou par une débâcle intestinale. De la même manière, quelqu'un qui souffre d'un manque d'affection verra se dégrader plus ou moins vite son état psychique, pouvant l'amener jusqu'à la dépression avec des conséquences physiques certaines sur le long terme.

Dans les deux cas, il y a eu un déséquilibre important, le funambule s'est trop penché d'un côté et c'est la chute, le ou les symptômes manifestent cette chute.

Pour le naturopathe, il s'agit de donner à chaque individu les moyens de conserver son propre équilibre en s'adaptant à toutes les situations et en diminuant, par des moyens naturels et non agressifs, les effets de tous les facteurs qui peuvent nuire à sa santé.

Quand on ne s'attache pas à la recherche de cette harmonie ou de cet équilibre, c'est la "non-santé". Nous disons la "non-santé" pour ne pas parler de maladie. En effet, la maladie, telle que nous l'entendons couramment, est en fait une multiplicité de symptômes ou syndromes étiquetés sous des noms variés et complexes. Chaque jour, la science et la médecine en découvrent de nouvelles.

Dans l'approche globale de l'Homme, la naturopathie parle d'un déséquilibre engendrant la "non-santé" que la culture homéopathique appelle la Maladie. Elle se manifeste sous différentes formes (symptômes) que la médecine moderne classe et répertorie en fonction des organes ou des systèmes atteints (cardio-vasculaire, nerveux, digestif, endocrinien...). Dans une vision naturopathique, on se préoccupe de l'individu dans sa globalité avant de s'occuper de la maladie ou des maladies, ce qui reste la vocation du médecin. L'Homme est un, la Maladie est une.

D'un point de vue médical classique, l'absence de symptômes indique la bonne santé ou la guérison après un épisode pathologique.

Mais faire disparaître le symptôme, ce qui peut être vital dans certains cas, ne résout pas pour autant le déséquilibre qui en était à l'origine. Quelquefois, faire disparaître les symptômes d'un désordre profond, peut renvoyer à plus tard une manifestation plus grave de ce déséquilibre.

Le rôle de la naturopathie reste préventif, il consiste à comprendre les grands mécanismes du corps et les spécificités de chacun en donnant un conseil individualisé sur l'alimentation, l'hygiène de vie et la gestion du stress.

Que ce soit pour le bien-portant ou le malade, la meilleure connaissance de soi et l'application de règles de vie pratiques au quotidien, ne peuvent qu'être bénéfiques dans l'immédiat et sur le long terme. C'est pour cela que l'hygiénisme doit être un outil moderne, dépoussiéré de ses vieux dogmes, en phase avec l'évolution des connaissances en matière de biologie et de physique, tout en restant fidèle à l'approche globale et individualisée de l'être humain qui en fait sa spécificité.

C'est alors que le naturopathe et ses techniques peuvent s'inscrire dans un véritable cadre sanitaire préventif, au service de l'Homme avant que la maladie ne se manifeste.

Mais avant de parler de la maladie, parlons de la santé !

Pour cela apprenons à mieux connaître notre corps et son fonctionnement.

III

LE CORPS HUMAIN

"Je suis composé d'un principe qui agit comme cause et d'un élément purement matériel".

Marc Aurèle (Pensée XIII, livre V).

L'APPROCHE MODERNE – ANATOMIE – PHYSIOLOGIE

Si nous nous en tenons à l'aspect purement physique, le corps humain peut être considéré comme une machine extrêmement complexe que nous finirons bien par connaître parfaitement un jour... peut-être !

Les tenants de l'approche purement mécaniste du corps humain travaillent à partir de l'anatomie et des lois physiques. Les progrès récents de la biologie et de la physique permettent de mieux comprendre les mécanismes fondamentaux qui concourent au fonctionnement de tout l'organisme, c'est de la physiologie.

Mais quelle dimension donnons-nous à l'Homme si nous ne le considérons que sous son aspect physique, en négligeant même sa dimension psychique ou émotionnelle, sans parler de l'aspect plus subtil que certaines approches appellent énergétique ?

La différence entre l'Homme et le reste du monde animé (animal ou végétal) vient du fait qu'il possède une conscience et qu'il est à même de percevoir le monde où il vit sous un aspect plus subtil que les formes grossières qui lui apparaissent. Bien sûr, la science contribue, par ses avancées récentes, à une meilleure perception des phénomènes invisibles à notre regard. Même si la physique évolue vers une dimension quantique, dépassant peu à peu la seule notion de molécules et d'ondes, pour parler d'informations, de particules élémentaires, de neutrinos, même si la science admet quelques fois qu'elle n'a pas les moyens de mesurer les phénomènes qu'elle constate, il n'en reste pas moins vrai que des facteurs plus subtils ont une réelle incidence sur notre corps physique. Dans certaines traditions orientales, on parlera du corps comme d'un agrégat de matière, rassemblant plusieurs éléments inorganiques issus de l'eau, du minéral, et qui, sous l'effet d'une force vitale et d'une conscience, se différencient pour devenir un être animé. Étant donnée la nature première inorganique qui est à la base de ce corps humain, il y a irrémédiablement transformation et évolution de celui-ci. Lorsque toutes nos cellules se sont transformées, ont été remplacées, des mois ou des années plus tard, ce n'est plus le même corps qu'au début de notre vie et non plus le même qu'à la fin. Mais une information reste identique du début à la fin, cette information passe par le cœur de la cellule, par l'A.D.N. qui est le porteur de cette information et l'A.R.N. qui la transmet. Chaque cellule contient un code qu'elle transmet indéfiniment aux cellules suivantes qui se renouvellent. Ce code permet d'affecter chaque cellule à un rôle qui lui est propre et qu'elle devra accomplir tout au long de sa vie.

Malgré tous ces merveilleux mécanismes que nous découvrons chaque jour un peu plus, l'Homme comprend d'autres aspects qui nous sont moins familiers et moins accessibles de prime abord. Pourtant ils sont essentiels à son bon fonctionnement et à son équilibre, donc à la santé. Nous évoquons ici les dimensions psychique, émotionnelle et énergétique. Faute de les intégrer, il nous est impossible d'appréhender l'être humain dans sa globalité et son unité. La connaissance de l'organisme est, bien sûr, indispensable, mais nous ne devons pas oublier les autres aspects évoqués ici.

Voyons, dans les grandes lignes, de quoi est formé le corps humain. Nous emprunterons à la vision mécaniste son approche des systèmes, qui est d'ailleurs récente, puisque avant l'anatomie parlait d'appareils pour désigner chaque ensemble ayant une fonction spécifique. La notion de système, qui emprunte ce terme à l'approche systémique – qui s'oppose à une approche rationaliste – implique d'aborder un appareil en tenant compte de toutes les interactions touchant de près ou de loin à cet appareil. C'est l'idée que tout système, dans le corps humain, fonctionne en interdépendance avec les autres systèmes ainsi qu'avec son milieu.

Aucune fonction dans l'organisme n'a son existence propre. Elle dépend toujours d'un organe, lequel dépend d'un système, qui lui-même dépend des autres systèmes. Le corps physique étant à son tour sous l'influence d'autres causes, psychiques, émotionnelles, environnementales ou circonstancielles internes ou externes.

Ainsi, une agression, même verbale ou un stress, ressenti juste avant ou après une épreuve, engendre immédiatement une sensation qui s'exprime par une émotion. Ce peut être de l'anxiété, de la peur, de la panique ou de la colère qui peut entraîner à son tour de violentes douleurs dans le ventre, des nausées, des sueurs froides, une tachycardie (élévation brutale du rythme cardiaque) ou tout autre symptôme physique caractéristique.

L'effet peut être immédiat, comme nous venons de le voir, ou être repoussé dans le temps par un phénomène de cumul. Le lumbago de celui qui en a "*plein le dos*" et qui accumule le stress sans l'évacuer, est bien là pour l'illustrer !

Combien de personnes savent intimement que telle ou telle manifestation physique est liée à une situation bien précise de leur vie. Pourtant, elles feront tout pour que disparaisse le symptôme, qui n'est que l'effet, plutôt que de chercher à trouver la cause et d'y remédier. Certes, il n'est pas toujours facile de retrouver la cause première, l'élément déclencheur qui nous a mis en situation de déséquilibre et encore moins aisé d'y remédier. La connaissance des mécanismes de notre corps et de leurs interactions peut nous aider dans cette recherche.

Je donnerai les éléments de base qui permettent de comprendre l'anatomie (structure des organes et des systèmes) et la physiologie (fonctionnement et propriétés des organes et des tissus) du corps humain. L'étude plus approfondie est bien évidemment nécessaire à celui qui se destine à être praticien.

De quoi est composé notre corps ?

D'environ 70 % d'eau et de sels minéraux. Sang, lymphe, salive, bile, liquide céphalo-rachidien, sucs digestifs et liquides intra et extracellulaire sont indispensables au bon fonctionnement de toutes nos cellules. Chacune d'entre elles étant spécialisée dans une tâche précise, elles constituent les tissus de nos organes qui font eux-mêmes partie des différents systèmes qui composent notre organisme.

LA CELLULE – LES TISSUS

Le plus petit élément est la **cellule**. Sa taille est de l'ordre du micron (un millième de millimètre), plusieurs milliards de cellules juxtaposées forment ainsi des **tissus** : muscles, os, sang, nerfs, qui composent la partie visible et structurée du corps humain.

La cellule se compose d'un corps cellulaire et d'un noyau dont le rôle est essentiel puisqu'il permet la vie cellulaire, sa disparition entraîne la mort de celle-ci. Le noyau est très important car il est porteur des caractères héréditaires (les gènes) et il les transmet lors de la division cellulaire, c'est-à-dire au moment de la reproduction de la cellule. L'**A.D.N.** (acide désoxyribonucléique) permet de former les chromosomes qui assurent cette transmission génétique. La cellule, au même titre que tout être vivant, naît, respire, croît, se reproduit et meurt.

La cellule se reproduit par division cellulaire (**mitose**), c'est-à-dire que son noyau puis son corps se divisent en deux afin de former deux nouvelles cellules appelées cellules-filles, en tout point identiques à la première et qui contiennent 23 paires de chromosomes. Cette reproduction cellulaire ne s'effectue pas de la même manière pour les cellules sexuelles (gamètes), comme nous le verrons dans le système reproducteur.

Tous les éléments essentiels à la vie lui sont nécessaires. Eau, oxygène, minéraux, protéines, lipides, oligoéléments et vitamines sont indispensables à la construction de la cellule et à son bon fonctionnement. Les sucres ou glucides apportent l'énergie nécessaire à toutes les cellules.

Nous voyons déjà qu'à l'échelle cellulaire la vie est parfaitement organisée. Si nous n'apportons pas ici les aliments de bonne qualité à notre organisme, comment pourrons-nous permettre à la vie cellulaire de s'accomplir parfaitement. Un exemple flagrant est la qualité des huiles végétales que nous consommons lorsqu'elles sont raffinées. Certains acides gras essentiels disparaissent au moment du raffinage (cf. Les lipides) et cela engendre, à plus ou moins long terme, une altération de la membrane cellulaire, ce qui a pour conséquence de laisser passer au cœur même de la cellule des éléments indésirables qui perturberont gravement son fonctionnement et la feront mourir prématurément. La membrane cellulaire est la protection naturelle de la cellule, son enceinte qui la sépare de l'extérieur, son “imperméable”. Les acides gras permettent de maintenir constamment cette protection pour toutes les cellules de notre organisme, d'où l'intérêt d'une qualité optimale des acides gras apportés dans notre alimentation. Mais la qualité de l'eau, comme la composition des aliments que nous consommons, ont autant d'importance pour la vie de la cellule que les lipides.

Les tissus sont une juxtaposition de milliards de cellules bien spécifiques qui ont un rôle précis à jouer et concourent à une même fonction dans un **organe**.

L'organe se compose de plusieurs tissus, musculaires, nerveux, glandulaires, et participe à un **système** dont le rôle est bien spécifique : digestion, respiration, élimination… (Intestin, poumon, rein).

Enfin, un appareil ou un système est un ensemble de plusieurs organes qui assurent la même fonction. Par exemple, l'appareil digestif comprend les dents, la bouche, l'œsophage, l'estomac, le duodénum, l'intestin grêle, le gros intestin, le rectum, mais aussi les glandes digestives : les glandes salivaires, le foie partiellement, la vésicule biliaire et le pancréas (en partie).

Les systèmes sont interdépendants et sont reliés sur le plan informationnel par le système nerveux neuroendocrinien.

Nous pouvons résumer tout cela en disant qu'à partir de la cellule, nous trouvons le tissu très spécifique, puis l'organe avec sa ou ses fonctions propres qui vient lui-même s'intégrer dans un ou plusieurs systèmes.

Voyons maintenant ces principaux systèmes et leur rôle dans notre organisme. Nous pourrions comparer notre corps à une économie où chacun tient une place essentielle pour les autres participants, la notion d'interdépendance est très nette lorsque nous observons le fonctionnement du corps.

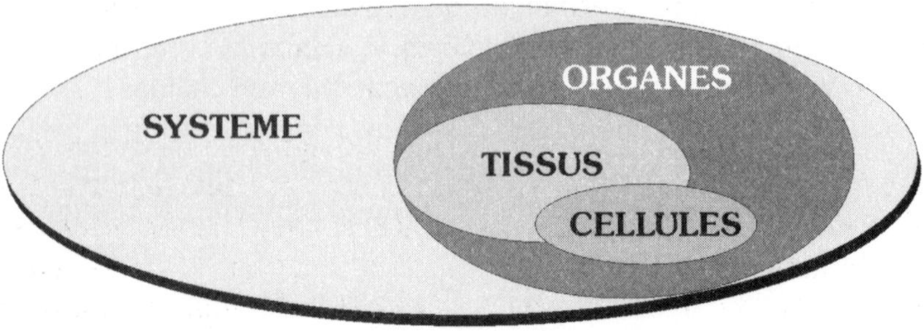

Le premier système que nous allons évoquer est le système neuro-endocrinien.

Jusqu'à une époque encore récente, on étudiait séparément le système nerveux et le système endocrinien, pourtant leurs actions sont étroitement liées et complémentaires, mais, afin de faciliter la compréhension et pour une plus grande clarté, nous les étudierons séparément, l'un après l'autre.

LE SYSTÈME NERVEUX

Le système nerveux a pour fonction principale de coordonner toutes les informations dont l'organisme a besoin. Ces informations circulent dans les deux sens par un échange permanent entre le centre de commande qui se situe au niveau du cerveau et la périphérie que sont tous les systèmes. La nature du stimulus est très variable, il peut provenir de l'extérieur, de notre environnement ou de notre milieu interne et de nos organes.

La cellule spécifique de ce système est le **neurone**, dont le rôle essentiel est de recevoir une information et de la transmettre au neurone suivant comme une chaîne ininterrompue. Une densité de cellules très importante est nécessaire au fonctionnement du système nerveux. L'ensemble des cellules qui permettent la cohésion, le soutien de tout le système s'appelle la **névroglie**. C'est une substance collante qui maintient les neurones entre eux, les nourrit et maintient leur potentiel électrique. Grâce à des supports de nature électrique et chimique, les informations captées par les neurones seront transmises d'un neurone à l'autre jusqu'au cerveau. Dès que cette information est parvenue et analysée, l'ordre est donné d'agir ou de réagir, celui-ci transite de la même façon par les neurones, jusqu'à atteindre l'organe qui doit exécuter cet ordre. Ce type d'échange fonctionne en permanence dans notre corps à chaque instant, le temps nécessaire entre l'aller et le retour étant largement inférieur à la seconde.

Par exemple, vous approchez votre doigt d'une flamme, des stimuli thermiques (chaleur) sont perçus par les terminaisons nerveuses se trouvant au niveau du doigt, l'information "chaleur" est instantanément adressée au cerveau, qui répond aussi instantanément "retrait du doigt". Cet ordre arrive au niveau d'un muscle du bras ou de l'avant-bras, toujours par l'intermédiaire d'une terminaison nerveuse, et le muscle, grâce à des stimuli électrochimiques, se contractera pour retirer le bras et le doigt par voie de conséquence.

Le fonctionnement que nous venons d'observer concerne le **système nerveux somatique**, lié à la vie de relation dont la plupart des récepteurs se trouvent au niveau des organes des sens : toucher (peau), vue (yeux), ouïe (oreilles), goût (bouche) et olfaction (nez). La réponse se fera par l'intermédiaire des muscles qui agiront en fonction des instructions reçues.

De la même façon, le **système nerveux autonome** gère tous les organes autonomes de notre corps qui, eux, fonctionnent sans que notre volonté ou notre conscience entre en jeu. Il s'agit des viscères et de tous les organes nobles et vitaux : cœur, poumon, foie, rein, pancréas…

Chaque organe est équipé de récepteurs, les informations recueillies sur cet organe sont adressées au cerveau. Ce dernier analyse en permanence la situation de l'organisme en général et de cet organe en particulier. En fonction des besoins et de l'environnement (chaleur extérieure, humidité, transpiration, manque d'eau de boisson, pression artérielle, etc.), le cerveau renverra un ordre précis qui sera soit d'accélérer, soit de ralentir certaines fonctions. Le système nerveux prévoit deux cheminements possibles pour l'ordre en retour : soit passer par la voie **sympathique** (ou **orthosympathique**) pour accélérer ou stimuler, soit passer par la voie **parasympathique** pour ralentir. La respiration, l'élimination, la circulation sanguine, le métabolisme hormonal, etc. sont tous placés sous ce contrôle précis et permanent. C'est dire toute l'importance de l'état de notre système nerveux et de l'influence qu'il a sur nos fonctions vitales.

Par exemple, l'action du sympathique sur le cœur provoque une accélération du rythme cardiaque, alors que le parasympathique induit un ralentissement de celui-ci.

De la même manière le sympathique permet la dilatation des bronches, alors que le parasympathique entraîne la contraction de celles-ci. Certains médicaments comme certaines plantes agissent sur ce système afin de provoquer une action broncho-dilatatrice (relâchement des muscles des bronches avec augmentation du calibre de celles-ci).

En résumé, le système nerveux est une construction pyramidale où nous trouvons :

Le **système nerveux central** (SNC) constitué du cerveau et de la mœlle épinière. Celle-ci se trouve à l'intérieur de la colonne vertébrale dans le canal rachidien partant de la base du cerveau pour aller se terminer dans la région lombaire.

Le **système nerveux périphérique** comprend le système nerveux somatique et le système nerveux autonome.

La vie de relation est gérée par le **système nerveux somatique,** constitué de 12 paires de nerfs crâniens reliés à l'encéphale, dont le trijumeau, très connu lors des phénomènes douloureux de la face, et de 31 paires de nerfs rachidiens rattachés à la mœlle épinière, dont le nerf sciatique, également connu de ceux qui ont eu à faire à lui !

La vie végétative (fonctions vitales autonomes) est gérée par **le système nerveux autonome**.

Les phénomènes psychiques, émotionnels, climatiques, environnementaux au sens large (sociaux, religieux, professionnels, écologique) viennent influencer et perturber le bon fonctionnement du système nerveux. Ne dit-on pas quelquefois : "*il me tape sur le système !*". De quel système parlons-nous ?

Le bon sens populaire est riche de mots qui nous rappellent, si besoin en était, l'importance du système nerveux dans notre vie : *"je suis à bout de nerfs"*, *"je vis sur les nerfs"*, *"ça me tape sur les nerfs"*, *"il a les nerfs solides"*, *"il a des nerfs d'acier"*, *"il ne contrôle pas ses nerfs"*, *"il a une crise de nerfs (!)"*, *"les nerfs ont lâché"* etc.

Enfin, n'oublions pas l'intimité et l'interaction permanente qui existent entre le système nerveux et le système endocrinien.

LE SYSTÈME ENDOCRINIEN

Le système endocrinien a pour but de réguler et contrôler toute l'activité métabolique de l'organisme. Par **métabolisme**, on entend deux processus essentiels à la vie : **anabolisme** et **catabolisme.**

L'anabolisme, ou construction d'éléments complexes à partir de substances simples, est le processus permanent qui permet la transformation de tous les éléments que nous apporte notre alimentation. Nous connaissons le terme d'anabolisant lorsque nous évoquons des compléments alimentaires (protéines notamment) qui, apportés en grande quantité et de manière très sélective, permettent une construction musculaire rapide et souvent exagérée (dans le culturisme par exemple).

Le catabolisme est le processus inverse qui consiste à décomposer des éléments complexes pour les transformer en substances simples, matériaux nécessaires à l'anabolisme, ou pour servir à la production d'énergie.

Le système endocrinien est composé de plusieurs glandes, réparties dans tout l'organisme, qui remplissent chacune des fonctions spécifiques.

Afin d'exercer son activité de contrôle, chaque glande sécrète une ou plusieurs hormones, qui peuvent quelquefois avoir une action de contrôle sur une autre glande. Par exemple, l'hypophyse qui sécrète, entre autres, la **TSH** (**thyroid-stimulating hormone**) qui stimule la thyroïde, qui produit elle-même plusieurs hormones.

Sous le contrôle d'un chef d'orchestre qui se trouve dans le cerveau (3ème ventricule), l'**hypothalamus**, les glandes endocrines fonctionnent en permanence en s'ajustant aux informations reçues via les sécrétions hormonales.

Ces glandes sont :

L'**hypophyse,** également appelée glande pituitaire et qui se situe sous l'hypothalamus, sécrète l'**hormone de croissance** (**GH**), l'**hormone de stimulation thyroïdienne** (**TSH**), la **corticostimuline** (**ACTH**) qui agit au niveau des surrénales, l'hormone stimulant la **phase folliculaire** (**FSH**) qui stimule les sécrétions ovariennes de type œstrogène, l'hormone stimulant la **phase lutéale** (**LH**) qui agit sur les secrétions ovariennes de type progestérone et enfin la **prolactine** qui stimule la sécrétion lactée. C'est au niveau de cette glande qu'est stockée l'**hormone antidiurétique** (**ADH** ou **vasopressine**), l'**ocytocine** qui permet les contractions utérines au cours de l'accouchement.

L'**épiphyse,** qui est une toute petite glande de moins d'un centimètre située à l'arrière du troisième ventricule, toujours dans le cerveau, sécrète plusieurs hormones dont les actions ne sont pas toutes bien connues. L'une d'entre elles, la **mélatonine,** agit sur le système reproducteur, mais également la qualité du sommeil.

La **thyroïde**, composée de deux lobes, se situe sous le larynx, comme posée en avant de la trachée, au niveau du cou. Son rôle est essentiel pour l'organisme, elle sécrète en effet les **T3** (**tri-iodo-thyronine**) et **T4** (**thyroxine**) ainsi que la **calcitonine**.

Les T3 et les T4 permettent la régulation du métabolisme général de l'organisme par l'accélération de la respiration cellulaire. La libération de T3 et de T4 se fait sous le contrôle de l'hypophyse par le biais de la TSH (Thyroide-Stimulating-Hormone, “hormone de stimulation de la thyroïde”) et grâce à l'iode stocké dans les tissus de la thyroïde. Sans cet iode, aucune formation de T3 et de T4 n'est possible.

La thyroïde est extrêmement sensible aux radiations, et capte très facilement certains isotopes radioactifs qui la saturent. C'est pour cela que dans quelques pays comme la Suisse, les habitants ont tous chez eux des comprimés d'iode afin de saturer la glande thyroïde, en cas d'incident nucléaire, pour que les éléments radioactifs ne se fixent pas sur celle-ci. En France, ce n'est que très récemment que les habitants, riverains des centrales nucléaires et des installations à risque, ont la possibilité de se fournir en comprimés. Mais l'on sait bien, depuis Tchernobyl, que les nuages radioactifs voyagent et ne s'arrêtent pas aux frontières des grandes villes ou des pays. Il serait intéressant que toute la population ait accès à ces comprimés d'iode. Ceci étant, les risques en matière de radioactivité ne sont pas éliminés pour autant, car d'autres isotopes peuvent être fixés par l'organisme et engendrer des troubles graves.

Quant à la **calcitonine (CT)**, elle a pour rôle principal de réguler le niveau de calcium dans le sang en accélérant l'absorption du calcium par l'os, principale réserve de ce sel minéral essentiel.

Les **parathyroïdes** sont de petites glandes, au nombre de quatre, qui se situent à l'arrière de la thyroïde. Leur rôle principal est de sécréter l'**hormone parathyroïdienne** (**PTH**) qui participe à la régulation du taux de calcium dans le sang. Elle agit en élevant la vitesse de réabsorption du calcium et du magnésium par le rein. Il s'agit de récupérer le calcium circulant dans le sang au moment de son passage par le rein dont l'une des fonctions est de réabsorber les sels minéraux.

Le **thymus** est une glande qui se situe à l'arrière du sternum et dont le volume est important de la naissance à la puberté. Il participe à la production et à la maturation des lymphocytes T (cellules jouant un rôle prépondérant dans l'immunité) et les "entraîne" à reconnaître les cellules de l'organisme. À partir de la puberté, cette glande diminue de volume et semble cesser de jouer son rôle dans la fonction immunitaire.

Le **pancréas** est situé entre le duodénum et la rate, derrière l'estomac, il possède deux fonctions bien distinctes. L'une, dite exocrine, qui ne concerne pas le système endocrinien, et qui consiste à sécréter des enzymes déversées dans le tube digestif (cf. le système digestif). L'autre, dite endocrine, qui concerne la régulation du taux de sucre dans le sang (la **glycémie**). Ce sont les îlots de Langerhans, cellules du pancréas, qui sécrètent les deux hormones impliquées dans cette fonction : l'**insuline** et le **glucagon**.

L'**insuline** permet d'abaisser le taux de sucre dans le sang en transformant celui-ci en glycogène (réserves de sucre stockées dans les muscles et le foie).

Le **glucagon** produit l'effet inverse, il élève la glycémie en agissant sur la transformation des réserves de glycogène en sucre immédiatement disponible dans le sang.

D'autres hormones moins importantes sont également sécrétées, comme la **somatostatine**, antagoniste de l'hormone de croissance.

Les **surrénales** sont comme posées au-dessus des reins d'où leur nom de “surrénales”.

Les principales hormones sécrétées ici sont l'**aldostérone** dont la fonction principale est de retenir le sodium (sel) qui a pour effet de retenir l'eau dans l'organisme.

L'**adrénalin**e et la **noradrénaline** sont sécrétées dans les situations d'urgence, elles permettent une réaction rapide de l'organisme en cas de danger imminent ou sous l'effet d'un stress. De nombreuses fonctions sont alors activées, comme l'augmentation du rythme et du débit cardiaque, ainsi que la mobilisation des réserves de sucre (glycogène) stockées dans les tissus (muscles principalement) et dans le foie pour les utiliser comme source d'énergie immédiate. Les réserves en graisses sont également utilisées afin de lutter contre le froid.

Les **gonades** (ovaires et testicules).

Chez la femme, les ovaires ont pour rôle de sécréter des hormones comme les **œstrogènes**, la **progestérone** et les **androgènes**. Les **œstrogènes** permettent le développement de la muqueuse de l'utérus et des glandes mammaires et jouent un rôle important dans la fixation du calcium au niveau des os. Une trop grande quantité d'œstrogènes peut augmenter le risque de développement de fibrome. La **progestérone** influe sur la transformation de la muqueuse utérine au cours du cycle afin de modifier la dentelle utérine pour permettre l'éventuelle nidation d'un ovule qui serait fécondé. Pendant la grossesse, elle empêche l'expulsion de l'embryon en réduisant les contractions de l'utérus. Les **androgènes** sont sécrétés en toute petite quantité et n'ont qu'un rôle minime au niveau de la pilosité. L'ovaire est contrôlé par l'hypophyse qui sécrète des hormones (**FSH** et **LH**) en fonction du niveau d'hormones ovariennes circulant dans le sang.

Chez l'homme, c'est principalement la **testostérone** qui est sécrétée par les testicules. Cette hormone agit sur les organes génitaux masculins et la prostate, le système pileux, la peau en l'épaississant, le larynx (voix plus grave), le métabolisme des graisses et des protéines (muscle). Cela faisait partie de l'arsenal d'hormones qui était administré à une époque à certaines sportives, nageuses notamment, afin de développer (anabolisme) leur musculature et donc leurs performances.

Enfin, la testostérone influence le comportement, en augmentant l'agressivité et en développant la libido (du latin *libido* = désir) ou l'énergie des pulsions sexuelles.

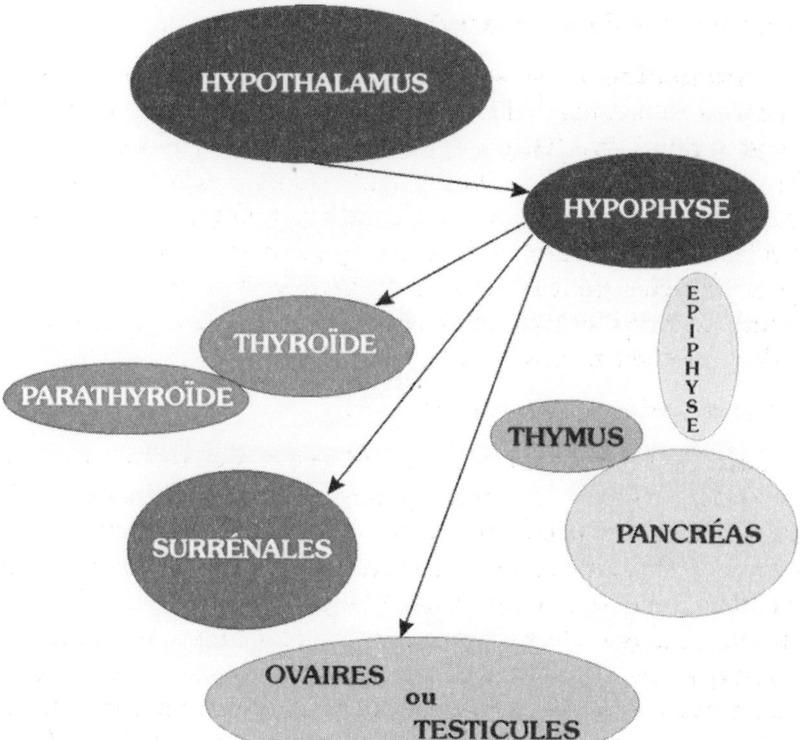

LE SYSTÈME ENDOCRINIEN

Quelle glande sécrète quelle hormone ?

HYPOTHALAMUS

Hormones de stimulation **Hormones d'inhibition**

HYPOPHYSE

ADÉNOHYPOPHYSE :

- **GH hormone de croissance** (**somatotropine**) : os, croissance, lipides, glucides.
- **PRL** (**prolactine**) : lactogène (augmente la sécrétion du lait pendant l'allaitement).
- **TSH** : stimulation de la thyroïde.
- **FSH** (**folliculine**) : action de stimulation dans la première partie du cycle féminin.
- **LH** (**lutéine**) : action de stimulation dans la seconde partie du cycle féminin.
- **ACTH** : action sur les surrénales.

LOBE INTERMÉDIAIRE :

- **M S H** (hormone vestige) : **mélanostimuline** (pigmentation de la peau).

NEUROHYPOPHYSE :

- **Ocytocine** : contractions utérines et expulsion du lait.
- **ADH** : **vasopressine** action antidiurétique (REIN).

ÉPIPHYSE

- **Mélatonine** : action sur le système neuroendocrinien et sur la qualité du sommeil.

THYROÏDE

- **T3 -T4** : métabolisme général.
- **Calcitonine** : hypocalcémiante (moins de calcium dans le sang).

PARATHYROÏDES

- Parathormone : hypercalcémiante (plus de calcium dans le sang).

THYMUS

- **Thymosine et thymopoïétine** : stimulation des tissus à vocation immunitaire.

PANCRÉAS

(fonction endocrine)

- **Insuline** : hypoglycémiante (moins de sucre dans le sang).
- **Glucagon** : hyperglycémiante (plus de sucre dans le sang).
- **Somatostatine** : antagoniste de l'hormone de croissance.

SURRÉNALES

- **Aldostérone** : rétention du sodium.
- **Noradrénaline** : situations d'urgence.
- **Adrénaline** : situations d'urgences (stress), hyperglycémiante.
- **Cortisol** : gluconéogenèse.
- **H. sexuelles** : accentuation du caractère masculin.

TESTICULES

- **Testostérone** : caractères masculins.
- **Œstrogène** : caractères féminin très faible.

OVAIRES

- **Œstrogène** : caractères féminins. Cycles menstruels
- **Progestérone** : cycles menstruels / grossesse.
- **H. Androgène** : pilosité.

Si le système neuroendocrinien fonctionne correctement, les autres appareils ne s'en porteront que mieux puisque toutes les informations, qu'elles soient de type électrique ou chimique, transitent par ce système extrêmement complexe.

LE SYSTÈME CIRCULATOIRE

Il comprend deux types de circulation, la plus connue est la circulation sanguine que l'on scinde en grande et petite circulation, la moins connue, qui est la circulation lymphatique, dont on parle assez peu mais qui est tout aussi importante.

Le sang est considéré comme un tissu liquide, c'est-à-dire un assemblage de cellules ayant des fonctions spécifiques.

Les plus connues sont les **globules rouges** dont la durée de vie est d'environ 120 jours, leur rôle principal est de transporter l'oxygène vers la cellule et de rapporter les déchets comme le gaz carbonique vers l'extérieur, via le poumon. Les **globules rouges** sont fabriqués à partir de la moelle osseuse.

On y trouve aussi les **plaquettes** qui jouent un rôle essentiel dans l'hémostase, dont la coagulation est l'une des phases, et les **globules blancs** qui font partie intégrante du système immunitaire.

Le plasma est le liquide dans lequel baignent toutes ces cellules. À ce propos, un chercheur du début du XXe siècle, le Dr. René Quinton, avait mené des travaux remarquables sur la similitude de l'eau de mer et du plasma. Ce qui lui permis de mettre en œuvre une thérapeutique très intéressante par l'absorption ou l'injection (maintenant interdite) du "**plasma marin**" également appelé **Plasma de Quinton**®, et que l'on trouve encore de nos jours.

Le rôle du sang est de véhiculer dans tout l'organisme les éléments nécessaires au bon fonctionnement de celui-ci. Sont transportés aussi bien les nutriments que les déchets du métabolisme mais également les hormones sécrétées par les glandes endocrines et certains éléments gazeux. Le sang ne se limite pas seulement au système vasculaire (veines et artères), il échange en permanence avec les liquides où baignent nos cellules grâce à un microscopique réseau de capillaires. Un peu comme s'il s'agissait d'une canalisation poreuse traversant un plan d'eau. Le liquide contenu dans la canalisation aurait la capacité de passer vers le plan d'eau pour y déverser une eau pure et récupérer les impuretés afin de les évacuer par la canalisation.

Pour effectuer son travail, le sang emprunte des voies qui pourraient se comparer à des routes de différentes tailles. Les artères et les veines, qui n'ont pas tout à fait la même structure, seraient les autoroutes, les artères transportant le sang oxygéné (rouge vif) vers les différentes parties de l'organisme, alors que les veines ramènent le sang chargé de déchets et appauvri (rouge-bleu foncé) vers les filtres comme le foie, le rein, le poumon, pour être nettoyé et réutilisé.

Entre les artères et les veines se trouvent les veinules et les artérioles, comparables aux routes nationales et enfin les capillaires dont les parois extrêmement fines et poreuses permettent les échanges du sang avec le liquide extracellulaire. Ces capillaires sont les départementales et les chemins vicinaux, essentiels à tous nos tissus afin qu'ils soient nourris et nettoyés en permanence.

Pour que tout le système fonctionne parfaitement, il est un organe indispensable, le cœur, dont le travail consiste à pomper le sang et à le projeter dans tout le circuit de la petite et de la grande circulation. Si le sang est trop chargé en déchets, gaz, acides, cholestérol, graisses, minéraux inassimilables contenus dans l'eau de boisson (cf. chapitre sur l'eau), les artères et les veines peuvent s'abîmer, ce qui peut obliger le cœur à travailler plus. C'est alors que les risques d'accident cardio-vasculaires sont à craindre. Mais c'est aussi tout notre organisme qui souffre, si un système ou un organe est déjà affaibli, le défaut d'oxygénation et de nutrition ne feront qu'aggraver la situation. Le cœur est un muscle, il doit être entretenu, et l'exercice, le grand air – exempt de pollution – sont les premiers amis du cœur.

Au départ du cœur, le sang suit deux circuits différents :

La **petite circulation** où le sang vicié est transporté par **l'artère pulmonaire** jusqu'aux capillaires pulmonaires pour atteindre les alvéoles des poumons. Là, le gaz carbonique (dioxyde de carbone), déchet issu du métabolisme, sera échangé contre de l'oxygène. Ensuite, le sang sera acheminé de nouveau vers le cœur par les veinules et la veine pulmonaire afin d'être projeté vers l'aorte.

La **grande circulation** fait suite à la petite circulation. À partir de cette très importante artère qu'est l'**aorte**, le sang oxygéné sera distribué dans tout l'organisme, comme nous l'avons vu plus haut. Il reviendra ensuite au cœur par les **veines caves** pour à nouveau repartir vers la petite circulation.

C'est au cours de la grande circulation que le sang ira se charger en nutriments (molécules microscopiques issues de la dégradation des aliments au cours de la digestion) en passant à proximité de notre tube digestif, intestin grêle et gros intestin étant très vascularisés (riches en vaisseaux sanguins).

Au cours de la grande circulation, le sang sera filtré par le foie et passera également par le rein.

En résumé, le système circulatoire permet :

- **Le transport des nutriments, des déchets et de l'oxygène.**
- **La régulation du métabolisme par les hormones qu'il véhicule.**
- **La protection par la réaction immunitaire.**

Le **système lymphatique,** bien moins connu, joue un rôle essentiel dans la nutrition, l'élimination et l'immunité.

La **lymphe** est un liquide blanc transparent qui circule très lentement dans un réseau de vaisseaux qui ont pour rôle de collecter cette lymphe qui baigne nos tissus. Elle contient des globules blancs (lymphocytes et macrophages) et intervient dans le processus immunitaire. La lymphe est filtrée au travers des ganglions lymphatiques, puis elle repart par des vaisseaux qui l'emmèneront vers le sang où elle se déverse pour se mélanger au plasma. Elle draine l'organisme en emportant les déchets du métabolisme général, trop importants pour passer par le sang. La lymphe transporte également les grosses molécules de type acides gras, afin d'éviter une surcharge de la circulation sanguine. Elle permet également le transport des lipides (graisses) de l'intestin vers le sang, au cours de la digestion.

En naturopathie, le rôle de la lymphe reste essentiel, et toute perturbation de ses fonctions est considérée comme lourde de conséquences sur l'ensemble de l'organisme. D'une part, l'immunité ne peut plus être correctement assurée, d'autre part le nettoyage et l'élimination des toxines accumulées dans les tissus ne se faisant plus, il en résulte un déséquilibre profond, préjudiciable à la santé. Le drainage humoral ou drainage lymphatique est un outil intéressant pour relancer l'activité de la lymphe, mais il ne peut être envisagé qu'avec une réforme alimentaire et une hygiène de vie adéquate.(Cf. la cure de désintoxication).

En résumé, la lymphe permet :

- **de renforcer l'immunité.**
- **de drainer l'organisme.**
- **de transporter les corps gras.**

LE SYSTÈME RESPIRATOIRE

Il comprend principalement les **poumons,** protégés par les cotes de la cage thoracique, ainsi que la **trachée** et les voies aériennes (qui laissent passer l'air) supérieures, c'est-à-dire le larynx, le **pharynx**, les **sinus**, les **fosses nasales** et les **narines**.

Le rôle principal du système respiratoire est de permettre l'échange gazeux entre oxygène et gaz carbonique.

Les acides volatils (très légers) issus du métabolisme général, déchets transportés par le sang, se transforment en gaz (ex : dioxyde de carbone), ils sont véhiculés par le sang veineux vers les poumons par la petite circulation (cf. système circulatoire). C'est au niveau des **alvéoles** et des **bronchioles** des poumons que s'effectuent alors les échanges par un jeu de pression entre oxygène et gaz à évacuer. On comprend aisément pourquoi, dans nos villes polluées, les défaillances du système respiratoire sont de plus en plus graves chez les personnes fragiles (enfants et personnes âgées) dès lors que les pics de pollution augmentent. Nous devrions apporter un air pur, chargé en oxygène afin de dépolluer notre organisme, au contraire nous échangeons notre "pollution interne" contre une pollution externe, quelquefois chargée en éléments encore plus dangereux : dioxyde de soufre, d'azote…

Le système respiratoire joue un rôle dans le maintien de l'équilibre acido-basique de tout l'organisme. (Cf. équilibre acido-basique). En permanence, un système dit "tampon" permet à nos tissus et à tous nos systèmes de fonctionner correctement dans un milieu plus ou moins acide. L'estomac est un milieu très acide, la bouche, à l'opposé, un milieu très alcalin (ou basique), les urines sont plus ou moins acides, le sang doit rester dans des paramètres stricts proches de la neutralité (ni acide ni alcalin soit 7,24).

Si cet équilibre est rompu, notamment par une mauvaise oxygénation ou un déséquilibre entre les échanges gazeux, par exemple trop d'acides à éliminer et pas assez d'oxygène ou un air de mauvaise qualité, il s'ensuit un débordement du système tampon.

La fonction respiratoire est souvent fragilisée par un mauvais état de l'organisme, ce qui a fréquemment des répercussions importantes sur notre santé. Par ailleurs, le système respiratoire subit également l'influence des agressions extérieures, pollutions, allergènes, bactéries (virus et microbes). Cette fragilité explique la recrudescence des atteintes de ce système, il est primordial d'aborder l'individu dans sa globalité pour lui permettre d'avoir une réponse immunitaire forte et de garder un équilibre général afin de ne pas être pris en défaut au niveau respiratoire.

Dans une épidémie de grippe, ce sont les individus les plus affaiblis – stress, fatigue, malnutrition – qui sont atteints les premiers et qui ont bien souvent du mal à se relever d'une telle affection.

En résumé, nous pouvons dire que le système respiratoire permet :

- **L'oxygénation des cellules et l'expulsion des déchets sous forme de gaz.**
- **Le maintien de l'équilibre entre les acides et les bases.**

LE SYSTÈME URINAIRE

Il est composé principalement des **reins** et de la **vessie** reliés entre eux par les **uretères**. L'urine élaborée au niveau des reins est ensuite stockée dans la vessie qui l'évacuera périodiquement vers l'extérieur par l'**urètre** (ou urèthre).

Chez l'homme, l'urètre traverse la **prostate** et passe ensuite par le corps spongieux de la **verge**. Chez la femme, l'urètre est plus court et arrive directement en avant du **vagin** pour se terminer sur la partie avant de la **vulve**.

Le rein assure plusieurs fonctions importantes, comme la **régulation de la tension artérielle** en provoquant son élévation par sécrétion de la **rénine**, puissant hypertenseur, la stimulation de la fabrication des globules rouges par l'élaboration de l'**érythropoïétine,** mais ce sont principalement deux fonctions essentielles à la vie que nous retiendrons :

1. L'élimination des déchets comme les acides, surtout les acides lourds, solubles dans l'eau (acide urique, urée...), mais également les éléments toxiques contenus dans l'organisme : métaux lourds, poisons, résidus médicamenteux, pollutions alimentaires diverses (additifs, pesticides...).
2. Le maintien des constantes de notre milieu intérieur, c'est-à-dire que le rein "veille" à ce que :
   - l'eau soit présente en quantité suffisante et équilibrée dans l'organisme. Ni trop, ni pas assez (soif = besoin en eau, uriner = élimination) ;
   - l'équilibre entre acides et bases soit idéal (cf. équilibre acido-basique) en éliminant les acides en excès et en conservant nos réserves basiques dans l'organisme (bicarbonates, minéraux basiques comme le calcium, magnésium, potassium...) ;
   - les minéraux indispensables restent en proportion constante dans le sang, soit en les réabsorbant, soit en les éliminant ;
   - les constituants du sang ne soient pas éliminés, comme les protéines, les lipides...

En résumé, nous pouvons dire que le système urinaire permet :

- **Le maintien de l'équilibre de notre milieu intérieur.**
- **Entre autres, l'élimination des déchets.**

LE SYSTÈME REPRODUCTEUR

Chez la femme, il est constitué des **ovaires** qui permettent l'élaboration des cellules sexuelles ou **gamètes**, des **trompes de Fallope** (ou trompes utérines) qui permettent l'acheminement de l'ovule vers l'**utérus** où se passera la gestation en cas de fécondation. Le **vagin** et la **vulve** complètent cet appareil afin de permettre l'accouplement. Les seins ou **glandes mammaires** sont rattachés au système reproducteur, puisqu'ils sont sous la dépendance étroite des mêmes hormones.

Plusieurs étapes de la vie de la femme sont quelquefois perturbées au niveau du système reproducteur, à la puberté lors de l'apparition des premières règles, pendant la grossesse et à la ménopause.

S'il y a fécondation, le système reproducteur se modifiera considérablement sous l'influence d'hormones sécrétées par le **corps jaune** (formé par l'ovaire en cas de grossesse) comme les œstrogènes et la progestérone dans les premières semaines de la grossesse, c'est ensuite le **placenta** qui assurera cette production d'hormones. L'anatomie se modifiera notablement, surtout au niveau de l'utérus afin de donner une place "confortable" au fœtus tout au long de son développement.

Chez l'homme, le système reproducteur est constitué des **testicules** qui permettent l'élaboration des cellules sexuelles, appelées **spermatozoïdes** où l'on trouvera les 23 chromosomes du père. C'est l'équivalent du rôle joué par les ovaires chez la femme. Plusieurs canaux véhiculent ensuite les spermatozoïdes jusqu'au pénis, ce sont l'**épididyme**, le **canal déférent**, le **canal éjaculateur** et enfin l'**urètre** qui a une double fonction chez l'homme, puisque c'est aussi par ce canal que transite l'urine (cf. système urinaire).

Au cours de leur migration, les spermatozoïdes passeront à proximité de deux réservoirs situés au-dessus de la prostate, appelés **vésicules séminales**, d'où ils recevront un liquide qui les stimulera pour le reste de leur trajet. Puis ils passeront par la **prostate**, une glande qui libère un liquide de dilution très alcalin (basique) afin de protéger les spermatozoïdes lors de leur passage par le vagin qui est un milieu très acide dans lequel ils ne survivraient pas.

La fonction du système reproducteur, tant chez la femme que chez l'homme, est la maturation et la formation de cellules caractéristiques puisque, lors de la division cellulaire (**méiose** pour la cellule sexuelle), il n'y a pas 46 **chromosomes** qui se retrouvent dans la nouvelle cellule comme c'est habituellement le cas dans la division des autres cellules (mitose), mais seulement 23. Ceci permet, au moment de la fécondation, la rencontre entre un ovule et un spermatozoïde, que l'apport en chromosomes soit également réparti entre la mère et le père, chacun apportant 23 de ses chromosomes (46 au total), afin de donner un capital génétique nouveau à l'enfant à naître. À base d'ADN et de protéines, les chromosomes sont les supports de l'information génétique qui permet de contrôler les caractéristiques de chaque cellule et ses fonctions. La 23ème paire contient les chromosomes sexuels qui détermineront le sexe.

Ce brassage et, en même temps cet équilibre dans la répartition permettent une diversité dans les caractères de chaque individu, ce qui le rend unique. La connaissance de ce capital génétique, au travers des recherches actuelles, est évidemment très intéressante, tant qu'elle ne nous entraîne pas vers les dérives de la manipulation génétique.

Pour le naturopathe, connaître les antécédents familiaux, savoir d'où vient chaque individu, son histoire, sa lignée, c'est pouvoir évaluer ce capital génétique, individualiser chaque être humain, pour apprécier son évolution.

Conserver cette diversité est essentiel, car la diversité, c'est la vie.

En résumé, nous pouvons dire que le système reproducteur permet :

- **La maturation des cellules sexuelles (ovules et spermatozoïdes).**
- **La gestation et la continuité de l'espèce !**

LE SYSTÈME OSTEO-ARTICULAIRE

Les os sont des tissus durs de nature plutôt minérale, avec une grande proportion de sels de calcium (98 %), qui permettent de soutenir tous les tissus mous et les viscères. C'est un peu la structure ou la charpente du corps, que l'on appelle **squelette**. Celui-ci est composé de 200 os qui assurent le maintien et la cohésion de toutes les parties de l'organisme, ainsi que la mise en mouvement de celles-ci.

Les os sont reliés entre eux par les **articulations** qui sont un système de liaison et de glissement permettant à deux os de se mouvoir l'un par rapport à l'autre ; les articulations se composent d'une **capsule articulaire** et de **ligaments** qui sont une espèce de réseau fibreux, permettant la liaison entre deux os. Une petite membrane fine contenant un liquide visqueux, la **synovie**, permet de lubrifier le système. L'articulation joue un rôle primordial dans le mouvement, elle permet notamment la flexion, l'extension, la rotation, l'adduction... Certaines articulations sont moins mobiles que d'autres.

Les muscles sont des tissus qui permettent le mouvement à partir d'une stimulation reçue du système nerveux. Tous les muscles sont innervés par des neurones moteurs qui déversent un médiateur chimique (acétylcholine) afin de faire réagir les fibres musculaires.

En résumé, nous pouvons dire que le système ostéo-articulaire permet :

- **Le maintien de tous les tissus de l'organisme.**
- **La cohésion du squelette et le mouvement.**

LES ORGANES DES SENS

Composés des **yeux** pour la **vue**, des **oreilles** pour l'**audition**, de la **langue** pour le **goût**, du **nez** pour l'**odorat** et de la **peau** pour le **toucher**, les organes des sens nous renseignent en permanence sur les éléments extérieurs. Ces informations transitent par le système nerveux (cf. le système nerveux) et sont analysées par le cerveau qui donnera une réponse appropriée.

Voyons un peu plus dans le détail ces cinq fonctions.

- La vue

Les yeux perçoivent des éléments lumineux qui sont enregistrés au niveau de la **rétine**, pour être transformés en un message nerveux qui sera transmis au cerveau par les fibres du **nerf optique**. Le message sera alors décodé et l'image correctement repositionnée, puisqu'elle est reçue à l'envers au niveau de la rétine. Dans certaines anomalies de la vision, l'image se forme en avant de la rétine, c'est le cas pour la **myopie**, ou en arrière de la rétine pour l'**hypermétropie**.

Une partie de l'œil intéresse particulièrement les naturopathes, il s'agit de sa partie colorée, l'**iris**, dont l'anatomie fait peu de cas. C'est un muscle lisse, contrôlé par deux sphincters qui commandent l'ouverture ou la fermeture de la pupille afin de laisser pénétrer plus ou moins la lumière. L'**iridologie**, dont nous reparlerons à la fin de cet ouvrage, consiste à observer cette partie colorée et à y vérifier la nature du terrain par des signes et des colorations précis inscrits dans l'iris et qui seraient transmis par les voies réflexes du système nerveux.

- L'audition

L'oreille est un conduit se divisant en trois parties, l'**oreille externe** qui capte les sons et les dirige vers l'intérieur, l'**oreille moyenne** qui, après vibration du tympan sous l'effet d'un son, transmet celui-ci par une chaîne d'**osselets** vers l'**oreille interne**. Cette dernière permet la perception des sons qui sont transmis sous forme d'influx nerveux vers les deux hémisphères du cerveau.

L'oreille ne se contente pas de transmettre des sons, elle assure également le sens de l'**équilibre** grâce aux informations reçues lors des mouvements du corps. Les liquides de l'oreille interne suivent un mouvement particulier, au moment d'une accélération ou d'une décélération par exemple, ce qui a pour conséquence d'informer immédiatement le cerveau et le cervelet qui assurent alors le maintien automatique de l'équilibre.

- Le goût

La langue, mais surtout une partie de celle-ci, la **muqueuse linguale**, nous informe sur les différentes saveurs : l'acide, le salé, le sucré, l'amer, grâce aux papilles spécialisées placées à certains endroits de la langue. Le reste de sa surface nous renseigne sur la consistance de l'aliment : dur, mou, liquide etc. Ces informations sont également transmises au cerveau par différents nerfs.

- L'olfaction

Le nez, mais plus particulièrement les fosses nasales recouvertes d'une muqueuse olfactive, perçoivent une large étendue d'odeurs qui sont transmises – via le nerf olfactif – vers une partie spécifique du cerveau en passant par le bulbe olfactif. La perception des odeurs entraîne toutes sortes de stimulations comme la sécrétion d'enzymes digestives : saliver en sentant une bonne odeur par exemple ou, au contraire, déclencher une réaction nauséeuse (vomissement) à la perception d'une odeur désagréable.

- Le toucher

Enfin le toucher et les sensations nombreuses qui en découlent par le contact de la peau avec un élément extérieur, nous renseignent de façon très précise sur notre environnement immédiat.

Grâce à des capteurs spécialisés, quelquefois situés à des endroits plus précis (dos de la main, sensible à la température), le cerveau est renseigné en 1/10e de seconde sur la forme, le volume, la résistance, le poids, la douleur, le froid, le chaud…

En résumé, nous pouvons dire que les organes des sens permettent :

- **De nous renseigner sur le monde extérieur.**
- **De prendre les mesures appropriées pour nous adapter à chaque situation.**

LE SYSTÈME DIGESTIF

Nous nous arrêterons un peu plus longuement sur ce système qui nous intéresse quotidiennement, puisqu'il permet de transformer les aliments que nous consommons en nutriments assimilables par l'organisme. La compréhension des mécanismes de la digestion permet de mieux cerner les problèmes que nous rencontrons aux différents stades de celle-ci, qui ont souvent une conséquence importante sur tout notre organisme. La tradition hygiéniste et hippocratique, à laquelle la naturopathie se réfère, considère qu'environ 80 % des désordres et des maladies proviennent d'une manière ou d'une autre d'un dysfonctionnement de ce système. Autant veiller, dans une démarche préventive, à son bon équilibre.

Au système digestif se rattachent un nombre important d'organes que nous citerons dans l'ordre du cheminement du **bol alimentaire** (les aliments ingérés) jusqu'à l'évacuation des matières inassimilables.

Il s'agit de la **bouche** avec la **langue** et les **dents**, des **glandes salivaires**, du **pharynx**, de l'**œsophage**, de **l'estomac** suivi immédiatement par l'**intestin grêle** qui comprend lui-même dans sa partie haute, le **duodénum** puis le **jéjunum** et l'**iléon**. La dernière partie du tube digestif est composée du **gros intestin** qui comprend lui-même le **cæcum**, le **côlon ascendant** qui remonte sur la droite de l'abdomen, le **côlon transverse** qui traverse de droite à gauche en redescendant assez bas vers l'**ombilic** (nombril), puis le **côlon descendant** à gauche et le **sigmoïde** qui se termine avec le **rectum** et l'**anus**. Il s'agit ici du tube digestif par lequel transitent les aliments qui se transforment en nutriments sous l'effet de nombreuses influences mécaniques (broyage) et chimiques (enzymes). En anatomie, l'intérieur du tube digestif est considéré comme extérieur à notre organisme, ses muqueuses sont, au même titre que la peau, une barrière entre notre milieu et l'extérieur. Cet espace est d'ailleurs appelé "lumière intestinale".

D'autres organes viennent, par leur action, compléter le système en déversant des substances particulières qui concourent au processus de digestion.

Ce sont le **foie**, la **vésicule biliaire**, et le **pancréas** dans sa fonction exocrine, les enzymes qu'il déverse vers l'extérieur (exo) : dans le tube digestif.

Enfin le **péritoine** est une sorte d'enveloppe qui entoure les organes du système digestif au niveau de l'abdomen.

Il est essentiel de bien comprendre les phénomènes de la digestion afin de saisir ensuite l'importance des associations alimentaires au moment du choix des aliments que nous consommerons. Nous le verrons plus loin, selon que l'aliment consommé est un glucide (sucre, céréales, fruits, légumes...) ou une protéine (viande, poisson, œuf, soja...), le processus de la digestion ne sera pas le même.

Il faut distinguer deux processus dans la digestion : la fonction **mécanique** et la fonction **chimique**.

La fonction mécanique se résume à la **mastication** des aliments dans la bouche par les dents, puis au **brassage** puissant des aliments dans l'estomac. Au fur et à mesure de la progression du bol alimentaire, d'autres mouvements se mettent en place afin de **mélanger** les sucs digestifs (fonction chimique) aux aliments et de les **fragmenter**. Ils deviennent de plus en plus petits et donc plus sensibles aux processus chimiques, d'où l'intérêt d'une bonne mastication.

La fonction chimique est un peu plus complexe. Elle implique dans ses mécanismes plusieurs **sucs digestifs** appelés **enzymes** qui jouent chacun un rôle bien précis.

En suivant le sens de progression des aliments ingérés, nous observons qu'avec la salive, qui contient une enzyme, l'**amylase salivaire**, débute le processus de digestion des sucres.

En arrivant dans l'estomac, qui est un milieu très acide, débute la digestion des protéines grâce au **suc gastrique** qui contient une enzyme appelée **pepsinogène** et à l'**acide chlorhydrique**. Sous l'action de ce suc, commence la dégradation des protéines et, notamment la coagulation du lait. Le suc gastrique contient également un élément indispensable à l'absorption de la vitamine B12 (cf. Les vitamines) appelé **facteur intrinsèque**. Par ailleurs, l'acide chlorhydrique et une autre hormone, la **cholécystokinine (CCK)** stimulent la sécrétion des enzymes pancréatiques qui entreront en action juste après le passage du bol alimentaire par l'estomac. C'est un peu comme si l'estomac prévenait le pancréas de l'arrivée des aliments dans le tube digestif.

C'est alors que le pancréas, dans sa fonction exocrine, déverse au niveau du duodénum un suc pancréatique contenant des enzymes capables de dégrader les trois types d'aliments et de poursuivre le travail déjà effectué en amont dans la bouche (glucides) et dans l'estomac (protides). Le duodénum reçoit alors l'**amylase pancréatique** pour les sucres, les enzymes protéolytiques pour les protéines et la **lipase pancréatique** pour les lipides (corps gras).

Simultanément, la **bile** est déversée dans le duodénum. La bile est une substance alcaline sécrétée par le foie et stockée par la vésicule biliaire qui la concentre. Son rôle principal est d'émulsifier les graisses dans le tube digestif afin qu'elles puissent être dégradées par les enzymes du pancréas. La bile joue un peu le rôle d'un savon que l'on utiliserait pour dissoudre la graisse. Elle neutralise l'acidité qui serait excessive à la sortie de l'estomac. Le duodénum sécrète une hormone, la **cholécystokinine**, qui stimule la vésicule biliaire afin qu'elle effectue la vidange de la bile dans le tube digestif.

Enfin, lorsque le bol alimentaire arrive au niveau de l'intestin grêle, d'autres enzymes comme la **saccharase**, la **maltase**, la **lactase** pour les glucides, la **peptidase** pour les protéines et la **lipase intestinale** pour les lipides entrent en action pour terminer la digestion et donc la transformation des aliments en vue de leur absorption.

Ce processus chimique de la digestion est essentiel puisqu'il permet de transformer les ALIMENTS en NUTRIMENTS (nous nous alimentons pour nous nourrir) :

Les **sucres** ou **glucides** en **sucres simples.**

Les **protéines** ou **protides** en **acides aminés.**

Les **corps gras** ou **lipides** en **acides gras.**

Vient ensuite le processus d'absorption.

Ce sont ces trois nutriments qui seront alors absorbés à différents niveaux du tube digestif.

Au niveau du duodénum, 25 % des acides gras et environ 50 % des sucres simples, ainsi que le calcium et le fer, sont déjà absorbés.

À partir du jéjunum et de l'iléon (la deuxième partie de l'intestin grêle) seront absorbés la quasi-totalité des nutriments ainsi qu'une grande partie des vitamines, des minéraux, des oligoéléments et de l'eau.

Enfin c'est au niveau du gros intestin que se joue la synthèse de certaines vitamines comme celles du groupe B, de la vitamine K (cf. Les vitamines) et de certains acides gras à chaîne courte (cf. Les lipides).

L'absorption est le moment ou un aliment transformé en nutriment passe la **frontière** que représente la **paroi intestinale** pour être transporté et utilisé par nos cellules. L'aliment transformé en nutriment devient “moi” dès que la cellule l'absorbe et l'utilise. Il y a quelquefois phénomène de rejet, c'est l'allergie, qui est une réponse immunitaire de l'organisme au moment où il reconnaît une molécule ou une substance (nutriment, bactérie, virus ...) qu'il considère comme "ennemie".

Au moment du passage de l'intestin vers l'organisme, les acides aminés et les sucres sont absorbés par la circulation sanguine et transportés vers le foie par la veine porte, le foie servira ensuite de "gare de triage" ou de stockage. Les nutriments seront stockés, transformés et répartis en fonction des besoins. Les molécules, plus importantes, d'acides gras seront, quant à elles, absorbées par la circulation lymphatique qui les déversera dans la circulation sanguine un peu plus tard.

D'une manière plus générale, le tube digestif, en dehors de son rôle de transformation et d'assimilation, a une influence sur le métabolisme général et sur nos défenses immunitaires. Si son état est déficient (ralentissement du transit, fermentations, putréfactions...), les répercussions sur l'ensemble de notre organisme peuvent être redoutables à long terme : fatigue chronique, baisse immunitaire, carences (fer, calcium, B12), dysfonctionnements endocriniens...

Les principales causes de perturbation proviennent d'une alimentation trop sucrée (sucres raffinés), trop riche en protéines, trop grasse et trop pauvre en fibres. Cela finit par perturber notablement la flore intestinale composée de milliards de bactéries indispensables au bon équilibre du tube digestif.

Pourquoi ces aliments perturbent-ils le tube digestif ?

Parce que le sucre, et surtout le sucre raffiné (blanc) à index *glycémique* élevé (cf. chapitre : les glucides) provoque des **fermentations** importantes dans le tube digestif, ce qui a pour conséquence de favoriser une prolifération de bactéries dites pathogènes (du grec *pathos* = maladie). Ces bactéries sollicitent en permanence notre système immunitaire qui met tout en œuvre pour nous défendre des agressions que nous subissons de l'extérieur. Rappelons-nous que le tube digestif est à l'extérieur de l'organisme. Si le système immunitaire est "débordé" par cette guérilla incessante, il cède et c'est l'infection, avec des conséquences immédiates sur le système digestif ou pulmonaire.

La fermentation se reconnaît à la production importante de gaz dans l'intestin, avec des ballonnements et quelquefois des douleurs.

Un excès de protéines (quantité et variété importantes au même repas, exemple : œuf – viande – fromage – dessert lacté !) ou des associations incompatibles produisent de la **putréfaction** qui perturbe notablement l'équilibre de notre flore intestinale et donc de notre immunité. La putréfaction se reconnaît à l'odeur forte des selles.

Par ailleurs, un excès, de consommation de protéines engendre un surmenage du pancréas (dans sa fonction exocrine), puisque ce sont ces aliments qui le stimulent le plus pour la production d'enzymes digestives.

Un excès de corps gras (graisses animales, beurre, huile, végétaux gras, fromage) empêche la digestion des protéines qui se trouvent comme "engluées" dans une gangue de graisse impénétrable. Les protéines n'étant pas digérées, elles restent alors en attente dans le tube digestif et se dégradent mal, par putréfaction. Comme lorsque vous laissez un morceau de viande ou de poisson à l'air libre, au bout d'un moment, vous constatez le même phénomène de pourrissement, avec les conséquences visibles et olfactives peu ragoûtantes que cela engendre ! C'est à peu près le même phénomène qui se produit dans l'intestin. Notre consommation de graisses est excessive et, qui plus est, de mauvaise qualité (corps gras saturés, huiles raffinées – cf. Les lipides –), il faut donc revoir nos habitudes ici encore.

Parce que nous négligeons les aliments riches en fibres, comme les légumes, les crudités, les céréales et les légumineuses, nous privons notre tube digestif d'éléments essentiels à son bon fonctionnement. Les fibres favorisent le transit en évitant que les aliments n'y séjournent trop longtemps (transiter et non séjourner). Elles obligent à mastiquer (un aliment trop mou est vite avalé et donc mal digéré), elles permettent une assimilation lente et régulière des nutriments comme les graisses et les sucres et évitent ainsi les pics de glycémie importants (cf. Les glucides). Elles jouent un rôle de protection des muqueuses intestinales et participent au "nettoyage" de celles-ci. Les fibres sont également des piégeurs de substances toxiques et notamment des éléments cancérigènes que contiendrait notre alimentation, dus aux modes de cuisson ou de transformation (réaction de Maillard – cuisson au barbecue – cf. Les modes de cuisson –). Comment laisser de côté les légumes, les céréales et ne pas consommer du pain de bonne qualité (avec de la farine non raffinée) dès lors que nous connaissons l'importance de ces fibres.

Enfin, il faut noter que l'absorption d'une trop grande quantité de liquide au cours du repas perturbe la digestion puisqu'il y a dilution des enzymes sécrétées au cours de la phase "chimique". C'est un peu comme si l'on diluait un savon : plus il est dilué, moins il est efficace. Boire est important, comme nous le verrons dans le chapitre sur l'eau, mais en dehors des repas.

Dans l'approche *naturopathique*, l'association correcte ou la dissociation des grandes classes d'aliments revêt une importance majeure et nous aborderons le sujet dans les différents modes alimentaires. Il faut noter ici que simplifier les apports alimentaires au cours du repas est un gage de bonne digestion. Nous avons vu en effet que les aliments ne se digèrent pas dans la même portion du tube digestif et dans des milieux très différents. Les sucres sont digérés en milieu alcalin, comme la bouche et le duodénum, alors que les protéines le seront en milieu très acide, comme l'estomac. Le simple bon sens voudrait que l'on évite de trop mélanger ces aliments au cours d'un même repas. Ces observations, issues de la biochimie digestive, sont à la base des travaux de Shelton sur les associations alimentaires.

Nous avons pu constater l'importance du système digestif et de son bon fonctionnement. Nous complèterons plus tard nos connaissances sur le sujet au travers des chapitres sur les aliments, la diététique, les notions d'équilibre acido-basique et la désintoxication.

En résumé, nous pouvons dire que le système digestif permet :

- **La transformation des aliments en nutriments.**
- **L'assimilation des nutriments pour leur utilisation par l'organisme.**
- **Le maintien d'un bon équilibre immunitaire.**

- **L'équilibre de notre milieu intérieur par l'apport qualitatif et quantitatif des autres nutriments comme les vitamines, les oligoéléments, les minéraux, l'eau et les fibres.**
- **L'élimination des matières non digérées ou toxiques, ainsi que des bactéries dangereuses.**

Dès lors que nous ne sommes pas vigilants quant à la qualité et au mode d'alimentation que nous choisissons, nous perturbons durablement et profondément les mécanismes subtils qui concourent au maintien de notre santé.

Ce chapitre sur le corps humain était essentiel pour apporter un minimum de connaissances sur les grands principes qui régissent nos mécanismes physiologiques. Toutefois, comme nous le verrons dans le chapitre suivant, s'arrêter seulement à la biologie et à l'une de ses branches, la physiologie humaine, ne suffit pas pour connaître l'être humain et l'aborder dans sa globalité. Sa nature énergétique, psychique, émotionnelle, associée à son anatomie, sa physionomie, son comportement sont autant d'éléments qui le définissent en tant qu'individu unique qui a droit à une attention particulière. La notion de terrain vient ici remplacer la vision moderne, trop réductrice et mécaniste, de l'homme en fonction de sa seule biologie.

IV

LE TERRAIN

"Le microbe n'est rien, le terrain est tout".

Pr. Claude Bernard
(1813-1878 père de la médecine moderne !)

QUELQUES APPROCHES ET DÉFINITIONS

Définir ce qu'est le "**terrain**" n'est pas chose facile, car, en fonction de chaque culture, cette notion sera fort différente.

Pour l'homéopathie, le terrain est "*la somme des particularités, héréditaires ou acquises, qui assurent l'identité d'un individu à un moment donné et dépend étroitement de la diathèse, de la constitution, du tempérament et également de l'environnement*" (définition du Grand Larousse en 5 volumes).

Pour la médecine, c'est "*l'ensemble des facteurs génétiques, physiologiques, tissulaires, endocriniens qui favorisent l'apparition de certaines affections ou aggravent leur pronostic...*" (Définition du Grand Larousse en 5 volumes).

Pour la naturopathie, le terrain se manifeste à travers les humeurs telles que les définit Hippocrate, elles sont le résultat des éléments :

- **Innés** donc génétiquement transmis, que l'on appelle **constitution**.
- **Acquis** tout au long de notre existence, que l'on nomme **tempérament**.

- **Toxémiques**, qui agissent aussi bien sur la constitution que sur le tempérament, ils sont transmis par :
    - o l'hérédité, et trouvent leur origine dans l'imprégnation d'une toxine particulière (ou miasme) connue sous le nom *de psore, luèse, sycose* et *tuberculinisme.*
    - o Le mode de vie ainsi acquis tout au long de l'existence.

Nous sommes très proches de la notion de terrain évoquée par l'homéopathie.

Constitution + Tempérament + Toxémie = Terrain.

À partir de cette notion simplifiée, dont nous allons détailler les composantes, nous pouvons mieux comprendre l'individu et prévoir ce que seront les évolutions pathologiques (les maladies) ou les modifications physiologiques (son fonctionnement) au cours des différentes étapes de sa vie. Cette notion d'évolution du terrain entre santé et maladie est appelée **diathèse**, c'est ce que nous étudierons en fin de chapitre.

Il est aisé de comprendre que deux courants de pensée se sont souvent opposés sur le sujet, certains pensant qu'il valait mieux combattre directement l'agent extérieur, cause de tous nos maux : virus, bactérie, microbe…, d'autres préférant travailler sur le terrain et donc le fond, afin de renforcer la capacité de résistance et de défense de l'organisme.

Il est étonnant de constater que lors d'épidémies, alors qu'un nombre important d'individus sont en contact entre eux, certains développeront la maladie, d'autres non. Pourtant chacun est souvent porteur de l'agent extérieur (microbe, virus), ce n'est pas pour autant qu'il verra apparaître les symptômes exprimant cette maladie.

Cette notion de terrain permet une approche différente de la santé, elle avance que l'être humain n'est pas seulement un assemblage complexe de cellules où toutes les réponses seraient exclusivement d'ordre biologique. L'Homme est un ensemble qui s'appuie sur un héritage (inné), tant biologique que toxémique et psychologique, et un acquis qui dépendra de son mode de vie.

Nos cellules mémorisent ces informations, ce que la génétique, avec le décodage du génome, démontre actuellement sur le plan de la biologie, mais, au dire même des chercheurs, tout est loin d'être découvert.

Dans le domaine psychologique, certains chercheurs commencent à tracer les premiers contours d'un décodage de la "mémoire cellulaire" où l'information d'un événement, vécu difficilement sur le plan psychique ou émotionnel, resterait présente au cœur de nos cellules et se manifesterait par la perturbation de certaines fonctions physiologiques.

Il faut également évoquer la mémoire d'une imprégnation par certaines toxines, apparues dans nos antécédents familiaux. Cette imprégnation est relevée dans la culture homéopathique au travers du type de manifestations qu'engendrent ces toxines, tant sur le plan du comportement que de la physiopathologie. Certains naturopathes en tiennent compte et c'est un élément supplémentaire d'évaluation de la nature de la toxémie telle qu'elle est habituellement considérée en naturopathie où seuls les déchets du métabolisme (colles et cristaux – cf. la toxémie) et les pollutions extérieures sont recherchés.

On mesure ici le travail d'individualisation qui est accompli lorsque le praticien cherche à cerner une personne en évaluant son terrain, ainsi que le niveau et la nature de la toxémie.

Aider au maintien de la santé dépend de la connaissance du terrain de chacun. La diététique, l'hygiène de vie, la gestion des émotions ne peuvent pas être appliquées de manière identique et systématique à tous les individus. Selon le terrain et les composantes de celui-ci, il ne sera pas proposé les mêmes méthodes. Sur des sols calcaires, argileux ou granitiques, une plante ne poussera pas de la même façon, il en est de même pour l'Homme. Bien sûr la "graine" est, biologiquement parlant, la même avec ses 23 chromosomes pour le père et 23 pour la mère, mais en fonction de l'hérédité, de la génétique disent les modernes, des deux parents, l'évolution de l'être à venir sera toujours différente. Selon sa constitution, son tempérament, la toxémie héritée et la toxémie acquise, son histoire de vie sera unique.

Les dimensions psychologique et énergétique son tout aussi importantes. En effet, si l'on s'en tenait aux seuls paramètres du terrain, alors les enfants d'une même fratrie devraient évoluer de façon identique. Or, ce qui fait que chacun est unique, c'est également le contexte dans lequel il est conçu (fécondation), attendu (grossesse), arrivé (accouchement), accueilli et élevé puis a vécu personnellement les évènements de sa vie.

Une approche récente qui relie généalogie et psychologie intègre un paramètre supplémentaire qui est l'arbre généalogique et le projet familial dont nous serions porteurs. Élisabeth Horowitz, dans son livre *Se libérer du destin familial*[1], nous explique que nous subissons, bien souvent à notre insu, les évènements familiaux qui nous ont précédés d'une ou de plusieurs générations. Tant que nous demeurons sous cette influence, les conséquences peuvent être lourdes sur tous les plans et, bien évidemment, sur notre santé. Cette approche mérite d'être approfondie et intégrée dans notre évaluation de l'histoire de vie de chacun.

LES CONSTITUTIONS OU TYPOLOGIES DE VANNIER

Ce sont surtout les homéopathes qui considèrent cette approche que les naturopathes prennent également en compte dans l'évaluation du terrain.

Ce sont les **typologies de Vannier**, considérées comme la partie innée de l'être, c'est-à-dire ce qui est reçu en héritage à la conception. Ces constitutions sous-tendent tout au long de la vie, des mécanismes physiologiques et des évolutions pathologiques souvent du même ordre.

Au nombre de trois, ce sont le **carbonique**, le **phosphorique** et le **fluorique**.

[1] éd. Dervy – 2000.

- LE CARBONIQUE

Souvent de morphologie assez ramassée, il a les membres courts, les doigts épais, le visage rond ou carré. Il n'est pas très souple en général. C'est une constitution où l'on trouve une intoxication fondamentale souvent liée à une toxémie génétiquement transmise, soit la psore, soit la sycose (cf. la toxémie dans ce chap.), même en l'absence d'agression toxique ou microbienne extérieure. Il est à noter ici que le carbonique possède en général de bonnes défenses immunitaires. Si elles sont trop fortement sollicitées, cela entraîne dans un premier temps une importante quantité de déchets éliminés assez violemment par l'organisme, notamment au cours de réactions allergiques (intestin, bronches, peau). Dans un deuxième temps par un phénomène centripète, de l'extérieur vers l'intérieur, cela aura pour conséquence une sclérose des tissus (induration d'un organe ou d'un tissu). Enfant, cette constitution donne plutôt des lymphatiques (cf. Les tempéraments dans ce chap.) et plus tard, à l'âge adulte, des lymphatiques, des sanguins ou des bilieux. En fonction des tempéraments, il faudra éviter chez le sanguin soit la viande en excès, soit l'eau en excès pour le lymphatique.

- LE PHOSPHORIQUE

Plutôt longiligne, relativement souple, il ne possède pas de bonnes défenses immunitaires et puise sur ses réserves pour "tenir", ce qui engendre souvent une déminéralisation chez ce sujet. C'est souvent un hépatique (foie), qui peut donner plus tard le tempérament bilieux, mais également le nerveux. Il peut être plus facilement atteint par la toxine tuberculinique (cf. la toxémie).

Il mange, mais ne grossit pas, il peut même maigrir. Il a une tendance à l'*oxygénoïdisme* (qui brûle les protéines), ce qui l'empêche de stocker des réserves.

- LE FLUORIQUE

Souvent longiligne, il est très souple, et connaît une laxité excessive au niveau des ligaments. Il y a chez lui un processus de sclérose des tissus qui se porte principalement sur les ligaments, les os et le système cardio-vasculaire. Il risque des maladies inflammatoires et des ptoses organiques : descente d'organes au niveau abdominal. La toxémie qui atteint principalement le fluorique est plutôt la luèse (cf. la toxémie dans ce chap.). Adulte, on retrouvera des tempéraments nerveux ou bilieux dans cette constitution.

Il y aurait une constitution idéale, selon VANNIER, qui serait le SULFURIQUE, tout en harmonie et en équilibre !

Ces trois constitutions donnent une petite idée de la base anatomophysiologique du terrain, mais les tempéraments nous permettront une plus grande précision dans cette approche.

Les tempéraments hippocratiques

Hippocrate fut un des premiers à décrire très simplement quatre grandes tendances qu'il estimait être essentielles à connaître, avant toute prescription, de quelque nature qu'elle soit. *"Je maintiens que pour bien écrire sur le régime, il faut préalablement être bien instruit de la nature de l'Homme dans sa totalité, connaître ce que l'Homme est dans son origine et distinguer vraiment quelles parties constituantes prédominent en lui, car celui qui ignorerait la constitution première de l'Homme et ce qui dirige son corps ne pourrait en aucune façon faire des prescriptions utiles."*(*Œuvres d'Hippocrate*- Gardeil 1855- 23 ; II)

Ces quatre tempéraments sont le **lymphatique**, le **sanguin**, le **bilieux** et le **nerveux**.

Il est intéressant à noter ici que les anciens, quelle que soit d'ailleurs la tradition, parlaient des humeurs viciées, source de bien des maladies. Hippocrate, au travers des noms donnés à ces tempéraments, met en évidence cette notion : le sang, la lymphe, la bile (fabriquée par le foie) sont bien les humeurs essentielles de l'organisme. Quant au nerveux, l'idée d'humeur est plus subtile, faisant appel à une notion énergétique et chimique de la transmission des informations dans l'organisme.

Aussi n'avons-nous retenu que l'expression "être de bonne ou de mauvaise humeur", mais de quelle humeur s'agit-il ? Dans le langage courant ne dit-on pas, "*se faire du mauvais sang*", "*se faire de la bile*", "*être lymphatique*", "*être nerveux*" ?

Le lymphatique et le sanguin sont souvent des **brévilignes**, c'est-à-dire des morphologies plutôt courtes, de petite taille, aux membres courts, trapus, au visage rond, le bilieux et le nerveux étant eux plutôt des longilignes, grands ou donnant l'impression de l'être, membres longs, doigts longs au visage allongé ou anguleux.

- LE LYMPHATIQUE

Ce tempérament est également appelé **digestif**. Il y a ici des difficultés au niveau digestif dès le plus jeune âge, à cause de l'atonie (du grec *atonos* = relâché) de ce tempérament. Le ralentissement de cette fonction peut entraîner des troubles profonds comme nous l'avons vu plus haut et ce, relativement aux aliments ingérés. Le lymphatique est un bréviligne, avec un manque de dynamisme évident qu'il doit combattre. Il présente une peau plutôt blanche, voire diaphane, une poignée de main molle, froide et humide. Il est frileux et recherche la chaleur. Le lymphatique correspondant dans son fonctionnement, à l'enfance, il est plutôt suiveur que leader. Par contre, il est persévérant et sait garder le cap. Chez lui, les réactions sont lentes, la fatigue est souvent chronique, la relation à l'eau assez difficile. Il a tendance à retenir l'eau (**hydrogénoïde**), les échanges au niveau cellulaire se ralentissent et le niveau de la toxémie augmente par acidification de l'organisme, ce qui accentue la déminéralisation par pillage des minéraux alcalins stockés dans les os et les tissus, provoquant une fatigue de plus en plus importante.

Les maladies se manifestent en milieu et fin de vie et plutôt durant l'hiver ou le printemps. Elles sont de type inflammatoire et touchent souvent la lymphe et le système digestif ; œdème, cellulite, digestion lente avec ballonnement, colite, etc., sont le lot de ce tempérament. L'alimentation du lymphatique doit être stimulante et échauffante afin de relancer les mécanismes de la digestion. C'est un tempérament qui doit éviter de consommer trop d'aliments crus et acidifiants, les acides provoquant une déminéralisation, voire un processus de ralentissement de la croissance.

Il a besoin d'exercice et de soleil, paradoxalement l'air de la mer et surtout l'océan lui sont favorables.

L'élément dominant est l'eau.

En énergétique chinoise, le lymphatique est plutôt yin, méridien REIN/VESSIE.

- LE SANGUIN

Ce tempérament est également appelé **respiratoire**. En effet, les échanges gazeux sont importants pour cet individu bréviligne qui est plutôt orienté vers le catabolisme circulatoire et respiratoire.

Il est dynamique, sa peau est souvent rouge ou rosée, sa poignée de main plutôt tonique, humide et chaude. Il a tendance à prendre du poids et évolue vers la congestion, la surcharge ou l'obésité. C'est un réchauffé, il a souvent besoin d'air (pour respirer !), ouvre les fenêtres même en plein hiver, se découvre au lit, transpire abondamment. Il semblerait que ce tempérament tombe malade plus souvent pendant l'enfance et à l'âge adulte au printemps et plus rarement à l'automne. Il peut être impulsif et actif mais assez fatigable, c'est plutôt un meneur volontaire mais peu persévérant. Le fonctionnement du sanguin correspond à l'adolescence. S'il prend du poids, les maladies de surcharge sont prévisibles : problèmes cardiovasculaires, cholestérol (c'est souvent un insuffisant hépatique).

Nous reverrons quel est le mode alimentaire le mieux indiqué pour le sanguin (Cf. la diététique) mais il est fréquemment attiré par les aliments excitants et échauffants, viande, alcool, charcuterie, café, thé qui ne lui conviennent pas. Nous avons souvent cette fâcheuse tendance à aller vers ce qui ne nous fait pas forcément que du bien !

Le sanguin doit accomplir des exercices physiques réguliers et changer souvent d'activité.

L'élément dominant est l'air.

En énergétique chinoise, c'est un tempérament plutôt yang, méridien CŒUR/INTESTIN GRELE.

- LE BILIEUX

Egalement appelé **musculaire**, c'est plutôt un longiligne, au visage "carré", "taillé à la serpe", la mâchoire est souvent forte et anguleuse, le teint jaune olivâtre, la poignée de main puissante (elle broie quelquefois !) est chaude et sèche. Le corps est musclé, ici nous sommes dans une phase catabolique, c'est-à-dire de construction des tissus. Actif souvent en bonne santé, dynamique, autoritaire, voire coléreux, le bilieux peut rencontrer des problèmes de santé plutôt à l'âge adulte. Le bilieux dans son fonctionnement, correspond à l'âge adulte, c'est un meneur, tenace et efficace. Aucune saison ne lui est défavorable, mais c'est surtout le passage vers la chaleur qui peut être difficile pour lui, en revanche le temps humide lui convient souvent mieux. Il a du mal à éliminer, très souvent à cause d'une insuffisance hépatobiliaire importante. C'est un hépatique, et tout ce qui est de près ou de loin lié à cette fonction peut être perturbé chez lui : hépatite, indigestion de type "crise de foie", cholestérol, triglycérides, urée (urémie).

Sur le plan alimentaire, il lui faut éviter les aliments trop riches en acides gras saturés, les fritures, les viandes et les œufs en grande quantité, à cause de sa faiblesse hépatique. Des aliments frais et crus lui seront plus bénéfiques ainsi qu'une consommation d'eau plus importante que dans les autres tempéraments.

Chez le bilieux, l'exercice peut être important et prolongé, comme la marche ou la course de fond.

L'élément dominant est le feu.

En énergétique chinoise, il s'agit plus ici d'une nature yang, méridien FOIE/VB (Vésicule biliaire).

- LE NERVEUX

Également appelé **cérébral**, car chez lui les difficultés se situent plutôt au niveau du système nerveux et du psychisme. Il n'est pas hyperactif ou agité, mais plutôt réfléchi, ce n'est pas le "nerveux" (excité) dans le sens où nous l'entendons communément. C'est une constitution où la tendance, sur le plan physique, est à l'élimination, ou au manque d'élimination. C'est un sujet grand, quelquefois maigre, plutôt introverti. Il est dans la réflexion et peu dans l'action par manque d'énergie. Le nerveux correspond plutôt, dans son fonctionnement, à la vieillesse, il est volontaire mais peu persévérant. Son teint peut être gris, voire cireux, sa poignée de main est molle, froide et sèche. Il est plutôt frileux et recherche la chaleur. C'est un peu comme s'il y avait ici un vieillissement prématuré. D'ailleurs la sclérose et les problèmes rénaux sont des évolutions fréquentes chez le nerveux, que l'on retrouve chez la personne âgée en mauvaise santé.

En général, l'enfance se passe bien sur le plan physique.

La maladie apparaît plutôt vers la quarantaine et elle est souvent le corollaire de troubles ou de chocs psychoémotionnels mal gérés. Comme nous le verrons plus loin, le mode alimentaire le plus approprié pour ce tempérament est à base de glucides, importants pour ce cérébral qui a un grand besoin d'énergie. Les laitages seront à éviter, notamment à cause des difficultés d'élimination rencontrées ici. Pour le soulager sur le plan digestif, il est préférable qu'il mange en petite quantité et fréquemment.

Le nerveux doit faire de l'exercice, mais par petites doses, comme les repas. Les plages de repos doivent être plus longues que dans les autres tempéraments.

L'élément dominant est la terre.

En énergétique chinoise, c'est un tempérament plutôt YIN, méridien POUMON/G.I. (Gros intestin).

Lorsque nous évoquons les âges de la vie dans la description du tempérament, c'est pour permettre de se faire une idée du comportement en fonction de ces périodes de la vie. Mais un adulte peut être un lymphatique (enfance) et un enfant un nerveux (vieillesse).

Nous ne manifestons pas un tempérament ou un autre à 100 %, chacun d'entre nous est imprégné de ces quatre tempéraments dans des proportions plus ou moins importantes. Bien souvent deux tempéraments ressortent, et l'un d'entre eux domine à certains moments de la vie ou perdure dans le temps. C'est ce qui fait notre spécificité et nous individualise.

Le praticien doit prendre en compte ces particularités liées au tempérament au moment du conseil qu'il donnera.

Nous possédons tous en nous le potentiel de ces tempéraments et nous devons tirer avantage des ressources qui nous sont proposées. Connaître les inconvénients de chaque tempérament peut nous éviter les erreurs de parcours, être conscient des avantages, c'est ajouter des ressources que bien souvent nous ignorions.

RÉCAPITULATIF DES TEMPÉRAMENTS D'HIPPOCRATE

LYMPHATIQUE	**SANGUIN**	**BILIEUX**	**NERVEUX**
Eau	Air	Feu	Terre
Carbonique	Carbonique	Phosphorique	Fluorique
Bréviligne	Bréviligne	Longiligne	Longiligne +
Teint blanc	Teint rouge	Teint jaune	Teint gris/blanc
Adynamique	Dynamique	Dynamique	Adynamique
Passif	Actif	Actif	Passif
Digestif	Respiratoire	Musculaire	Cérébral
Froid	Chaud	Chaud	Froid
Humide+	Humide	Sec	Sec +
Frileux	Réchauffé	Réchauffé	Frileux
Lymphe-Digestif	Cardiovasculaire	Foie-Vésicule B.	Élimination – S.Nerveux
Enfance	Adolescence	Adulte	Vieillesse
Psychisme -	Psychisme ++	Psychisme +	Psychisme - -
Jouisseur	Enthousiaste	Autoritaire	Dépressif
S'adapter	Animer	Concevoir	Analyser
Suiveur	Moteur	Moteur +	Suiveur
Yin +	Yang	Yang+	Yin
Rein/Vessie	Cœur/IG	Foie/VB	Poumon/G.I.

SILHOUETTES :

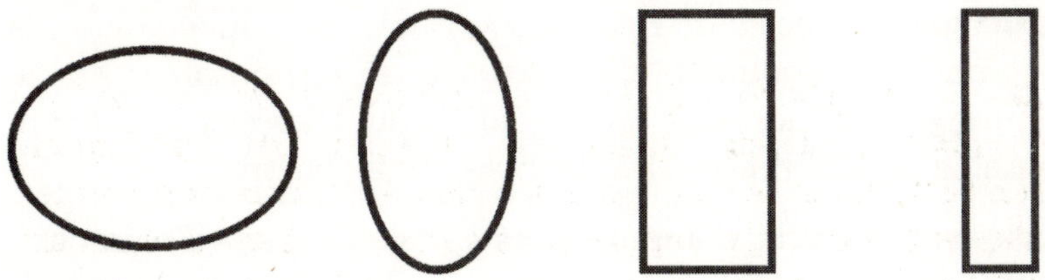

La toxémie en homéopathie

Cette notion de toxémie sera reprise au chapitre de la désintoxication, car, en naturopathie, elle désigne l'accumulation par l'organisme de toxines produites par son propre métabolisme ou par des éléments extérieurs. Ici la notion de toxémie, empruntée aux homéopathes, permet de comprendre que le corps n'est pas seulement encombré de surcharges acquises au cours de notre vie. Il conserve et véhicule aussi une information profonde liée à l'imprégnation par des toxines auxquelles nos ascendants ont été confrontés. Cette toxémie qui se transmet alors de génération en génération, se croisant forcément avec une autre forme de toxines, donnera toujours le même type de comportement et de symptômes. Il en va ainsi du tuberculinisme, dont la toxémie se manifeste souvent par des problèmes O.R.L. (oto-rhino-laryngés), bronches, sinus, etc., mais aussi par d'autres atteintes liées aux différentes manifestations de la tuberculose. Un tuberculinique n'est pas un tuberculeux, il présente des prédispositions, acquises génétiquement, à manifester des pathologies liées à ce miasme.

La psore serait une forme d'auto-intoxication aggravée dont le genre humain traînerait les séquelles depuis la nuit des temps, certains disent depuis le péché originel ! C'est donc une intoxication profonde, transmise de génération en génération, s'aggravant ou s'améliorant en fonction de l'hygiène de vie de chacun. La psore s'est manifestée, au fil des âges, par différentes maladies, notamment liées à la peau : lèpre, gale, eczéma, psoriasis (= psore).

Mais elle a ensuite pris des formes différentes sous l'influence d'autres processus morbides, pour donner le tuberculinisme par imprégnation du *bacille de Koch* responsable de la tuberculose, la sycose par imprégnation du *gonocoque* responsable de la blennorragie et la luèse par imprégnation du *Treponema palidum* responsable de la syphilis et par l'éthylisme (alcoolisme).

Lorsque l'on parle d'imprégnation, il s'agit d'une "mémoire" que nos cellules gardent de la toxémie dont nos parents ou aïeuls auraient pu connaître les effets. On sait bien que la syphilis n'est pas transmissible héréditairement de la mère à l'enfant, sauf pendant la grossesse en l'absence de traitement (syphilis congénitale), ce n'est pas pour autant que la "mémoire" de ce miasme ne se transmet pas. Nous ne développerons pas ces maladies, mais nous serons sujets, dans certaines circonstances, à exprimer plus facilement telle ou telle pathologie liée à cette toxine. Un peu comme une fragilité, une prédisposition, une sensibilité particulière que l'on retrouve dans la notion de réceptivité du terrain.

Tout cela éclaire notre compréhension des différentes évolutions pathologiques, sans pour autant empiéter sur le territoire des homéopathes qui, bien évidemment, à partir de cette analyse, prescriront des remèdes de fond. Leur intervention est précieuse puisqu'ils peuvent ainsi corriger le terrain qui manifesterait un niveau trop important de ce type de toxémie. L'intervention du naturopathe, qui sait reconnaître cette nature particulière de la toxémie, pourra être encore plus fine et ciblée, parallèlement à une thérapeutique homéopathique bien menée.

L'imprégnation par ces miasmes est caractérisée par un certain fonctionnement, tant physique que psychique, que nous allons découvrir maintenant :

- LA PSORE (DU GREC *PSÔRA* = GALE)

Elle se caractérise par une auto-intoxication profonde de l'organisme avec une tentative quasi permanente d'élimination, qui est souvent ralentie. La peau et les muqueuses prennent alors le relais, et ce sont bien souvent des manifestations cutanées qui signent cette toxémie : eczéma, urticaire, psoriasis.

Le fait de se gratter, sans raison particulière, est un signe de psore, il y a, là, une tentative inconsciente de "faire sortir" par la peau quelque chose de profondément fixé en nous. En naturopathie, la psore est à rapprocher de la toxémie due aux surcharges, notamment les déchets colloïdaux et cristalloïdaux, et les radicaux libres dont l'organisme ne peut se débarrasser.

Le psorique voit ses symptômes s'aggraver ou se reporter sur une autre partie de l'organisme lorsque l'on empêche leurs manifestations. Il s'agit d'un transfert morbide, suite à la suppression d'une élimination. C'est ainsi que l'on constate fréquemment des alternances pathologiques tout au long de la vie, comme de l'eczéma alternant avec de l'asthme, ou des troubles digestifs alternant avec des rhumatismes. Si une porte de sortie se ferme (suppression d'une élimination), c'en est une autre qui prendra le relais par un phénomène centrifuge qui tente, coûte que coûte, d'éliminer de l'intérieur vers l'extérieur ce qui est en trop dans l'organisme. Mais si l'on empêche ce processus en supprimant les symptômes, cette force devient centripète, de l'extérieur vers l'intérieur, et se retourne contre nous, donnant lieu par exemple à des rhumatismes, une forme d'auto-intoxication par des acides non éliminés.

Considérés comme des rechutes, les symptômes reviennent de manière plus ou moins régulière et périodique.

Le sujet psorique est frileux et connaît des troubles de la thermorégulation, avec des difficultés à s'adapter aux écarts de température : intolérance à la chaleur et aux grands froids. Il est souvent sujet aux troubles digestifs et manifeste une tendance à la parasitose (vers intestinaux). En règle générale, les grands émonctoires sont ralentis : intestin, poumon, rein et peau fonctionnent lentement et réduisent les chances de se désintoxiquer pour ce sujet qui en aurait bien besoin.

Lorsque la force vitale s'affaiblie et que l'organisme ne peut plus éliminer, ce terrain peut glisser vers la sycose.

Un travail de drainage approprié et bien ciblé, ainsi qu'un réglage alimentaire adapté, sont les axes principaux sur lesquels il faut travailler.

- Le tuberculinisme

On trouve ici une imprégnation par le *bacille de Koch* dans les antécédents familiaux, d'un parent ou d'un aïeul ayant eu une forme de tuberculose.

Ceci a pour conséquence une hyperactivité inflammatoire, notamment au niveau des muqueuses – ORL ou digestives – avec pourtant des défenses immunitaires amoindries. Chez le tuberculinique, on trouvera des affections ORL et digestives à la suite d'un contact brutal au froid, courant d'air froid, climatisation, eau glacée, etc. dites "*a frigore*". Ce sujet présente une extrême sensibilité au froid. Il connaît des troubles du retour veineux, jambes lourdes, veines et capillaires apparents. Même s'il élimine correctement, il n'est pas forcément amélioré dans son état général par cette élimination.

Il est très sensible sur le plan psychoémotionnel avec quelques fois une mélancolie ou une tristesse assez prononcée. Il passe assez facilement du rire aux larmes.

Un travail de soutien sur le plan immunitaire, notamment au niveau de la flore intestinale, est essentiel chez le tuberculinique.

- LA SYCOSE (DU GREC *SUKÔSIS* = TUMEUR EN FORME DE FIGUE)

Cette toxémie marque une imprégnation par le *gonocoque* (responsable de la blennorragie) et par une lente intoxication due à des agressions microbiennes, virales ou chimiques qui se sont accumulées dans l'organisme. L'organisme élimine difficilement, il a tendance à retenir l'eau – *hydrogénoïdisme* – et stocke cette toxémie dont il n'arrive pas à se débarrasser. Afin de la circonscrire, l'organisme peut "fabriquer" de petites "poubelles" appelées néoformations bénignes (tumeurs bénignes) telles que verrues, polypes, kystes, nodules froids, et fibromes (d'où l'usage du mot sycose). La sycose est considérée comme une forme de décompensation de la psore.

Le sycotique a une relation difficile à l'eau, il est sensible à l'humidité, souvent aggravé par celle-ci, par exemple au cours d'états inflammatoires ostéo-articulaires. C'est un baromètre au changement de temps vers l'humidité. Il présente quelquefois une mauvaise répartition corporelle avec infiltration de type cellulitique. Chez le sycotique, il faut combattre cette tendance à la rétention d'eau, en régulant les mécanismes de contrôle hydrique et en ayant un mode alimentaire approprié, notamment plus restrictif quant à la quantité et qualité d'eau consommée et aux aliments trop chargés en liquide (fruits, crudités...).

En aucun cas, l'usage de diurétiques ne saurait être une réponse appropriée, la réduction des apports en eau, contrairement à ce qui se pratique habituellement, et la consommation d'une eau peu minéralisée, sera beaucoup plus favorable dans ce cas (cf. l'eau). Une prise de poids, non justifiée par le mode alimentaire, exprime souvent la sycose.

On peut rencontrer un fond dépressif latent, avec une anxiété injustifiée, une difficulté à faire face par un affaiblissement de la force vitale.

- LA LUESE

Une imprégnation par le miasme *syphilitique* et souvent par l'alcool (éthylisme) est à l'origine de cette toxémie. Ici le psychisme et les difficultés psychologiques sont plus marqués que dans les autres toxines. On trouvera des caractères dépressifs avec des troubles psychiques plus prononcés.

Sur le plan physique, il y a souvent dissymétrie du corps, des anomalies de croissance, des troubles ostéo-articulaires et des troubles inflammatoires vers la sclérose ou l'ulcération. Pour le Dr Max Tétau, la luèse serait à l'origine des grandes maladies cardio-vasculaires.

Qu'ils soient physiques ou psychiques, les symptômes du luétique s'aggravent souvent la nuit.

Ici un travail axé sur le psychisme et l'équilibre minéral est essentiel, notamment en ce qui concerne des éléments comme le magnésium, le phosphore ou le lithium. Il ne faudra pas oublier un rééquilibrage des apports en acides gras essentiels (ω3).

En conclusion, nous saisissons un peu plus quelle est la nature de ce terrain si cher aux naturopathes et aux homéopathes. Décoder, approfondir, individualiser chaque cas, est primordial pour une prévention de la maladie et un accompagnement thérapeutique aux côtés du corps médical. C'est ce que le naturopathe, patiemment, chaque jour, doit mener à bien.

Il dispose également d'éléments d'évaluation en **iridologie**. Par une observation précise de l'iris, il est possible, selon les couleurs et les signes relevés, d'affiner cette approche du terrain. Une classification existe en fonction des colorations de cette partie de l'œil avec principalement des constitutions dites : allergiques, infectieuses, hépatiques, pancréatiques, hydrogénoïdes, neurogènes et glandulaires. Enfin, d'autres approches peuvent compléter cette évaluation du terrain, notamment la **morphopsychologie** qui consiste en l'observation des formes et des traits du visage. Éventuellement, des analyses biologiques comme la **Bioélectronique de Vincent** (Cf. l'équilibre acido-basique) qui donne un juste reflet de notre milieu humoral par l'analyse de trois paramètres importants : équilibre entre les acides et les bases, oxydation ou réduction et résistivité, et ce à partir de la salive, du sang et des urines.

Une fois la nature du terrain évaluée précisément, il est possible de mettre en évidence, par le biais des diathèses, les prédispositions de chacun en étudiant la réceptivité du terrain et les évolutions probables que cela peut entraîner. Grâce au travail remarquable du Docteur Jacques Ménétrier par ses recherches sur les oligoéléments et son approche de la médecine des fonctions, les diathèses permettent d'appréhender avec justesse les évolutions du terrain.

LES DIATHÈSES DE MÉNÉTRIER

- ÉVOLUTION ET RÉCEPTIVITÉ DU TERRAIN

La diathèse, du grec "diathesis : *disposition morbide, comportement physique et psychique*", est une approche essentielle pour le naturopathe. Elle permet d'introduire un principe de réceptivité et de prédisposition à la notion de terrain.

Ainsi, Ménétrier avance l'hypothèse de quatre grandes diathèses, auxquelles il ajoute une diathèse dite de désadaptation, qui sont des états intermédiaires entre la santé et la maladie.

La diathèse est une situation dans laquelle nous pouvons nous trouver à un moment ou à un autre de notre vie et qui peut être tout à fait momentanée ou se prolonger jusqu'à nous faire basculer vers la maladie. La correction de ces états diathésiques se fait par l'apport d'un oligoélément (minéral sous forme infinitésimale – cf. vitamines et oligoéléments). Cette hypothèse a été validée par une longue expérience clinique de plusieurs décennies auprès de médecins généralistes dans toute la France. *Je me souviens d'ailleurs, étant adolescent, avoir consulté à Marseille dans les années 70, un de ces médecins, qui m'avait alors prescrit des ampoules de cuivre (le souvenir du goût métallique est encore présent !) pour des douleurs de croissance, avec des résultats surprenants. J'ai ensuite régulièrement fait appel à cette méthode pour ma famille et moi-même depuis trente ans avec toujours autant de bonheur.*

La définition de la diathèse par Ménétrier est on ne peut plus explicite :

"Une diathèse s'inscrit, dans l'évolution habituelle, entre la santé et la maladie, au sens habituel du mot. Elle traduit un état de déséquilibre qui succède à l'équilibre naturel et qui précède la lésion."[2]. L'évolution du terrain s'effectue par le passage dans une diathèse, il est encore temps, avant de passer à la maladie, de tenter une action *"régulatrice, équilibrante, adaptative"* comme le dit Ménétrier, par l'apport d'oligoéléments adaptés. Tant que cet apport passe par l'alimentation et s'opère en amont du déséquilibre, il s'agit d'un travail préventif et correctif de terrain, l'action curative relevant du médecin, qui peut évidemment utiliser l'oligothérapie dans son arsenal.

En fonction de la situation, trois types d'actions seront menées :

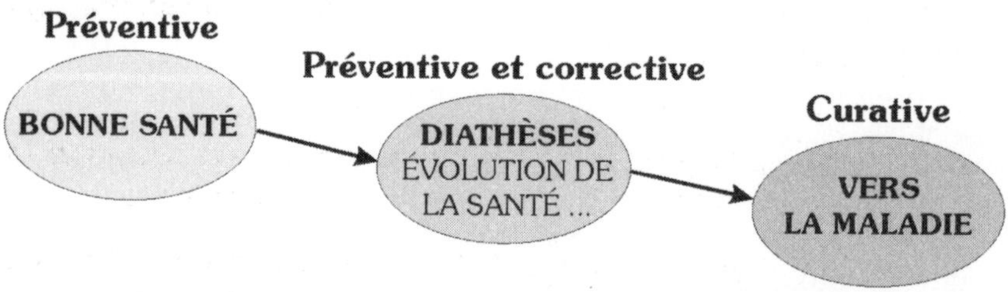

L'état idéal de parfaite santé serait la diathèse 0, qui n'existe pas, nous sommes dès notre naissance dans un processus d'évolution qui nous place plus ou moins dans une diathèse. Cela ne veut pas dire que nous allons irrémédiablement vers la maladie, nous devons rester le plus longtemps possible dans un état proche de la parfaite santé tout en tenant compte de cette évolution et des phénomènes qui la caractérisent. L'idéal étant de mourir, le plus tard possible, en bonne santé !

---

[2] J. Ménétrier- La Médecine des Fonctions-Éd. Similia.

Les deux premières diathèses (**DI** et **DII**) sont dites “jeunes”, car elles apparaissent plutôt en début de vie, avant la cinquantaine, les deux autres (**DIII** et **DIV**) sont dites “âgées” ou “d’évolution”, elles apparaissent plutôt vers la cinquantaine mais de plus en plus souvent, nous en percevons les signes chez des sujets plus jeunes. Enfin la diathèse dite de désadaptation (**DV**), est superposable aux autres, elle est en général liée à une situation ponctuelle de la vie. Pendant quelques semaines à plusieurs mois, nous pouvons rencontrer des difficultés face à des évènements qui nous affectent sur le plan psychoémotionel, ce qui peut avoir des répercussions sur notre système neuroendocrinien. C’est ce qui caractérise la diathèse V.

Les diathèses “jeunes” se manifestent de façon bien marquée, comme nous allons le voir.

LA DIATHÈSE I (DI) : énergie ↗

Elle est dite aussi : **Allergique - Hypersthénique**

C’est une diathèse jeune qui s’estompera avec l’âge, pour aller vers les diathèses d’évolution : d’abord III, puis IV. Elle peut se prolonger tardivement par une vitalité persistante. Le sujet est dominé par une énergie importante de l’orthosympathique qui représente l’activité diurne.

Cette hypersympathicotonie va engendrer chez le sujet en diathèse I un hyperfonctionnement en tout, réactions violentes et aiguës, allergies, inflammation, hyperactivité endocrinienne.

Sur le plan psychique, c’est un actif, un optimiste né, qui voit d’abord l’avantage de la situation avant d’en percevoir l’inconvénient. Il est impatient, pressé, souvent agité, s’intéresse à tout, a besoin de tout voir, d’entreprendre. C’est un leader qui a parfois du mal à finir ce qu’il a commencé. Parfois instable et peu persévérant, il réussit bien, malgré tout. Il est de nature émotive, sensible, parfois susceptible, impulsif, voire agressif, ce qui n’est pas toujours facile à gérer. Il rencontre quelques difficultés entre émotion et impulsivité. C’est un lève-tard, le réveil est souvent long et difficile, par contre il se couche tard, le soir son énergie est au maximum de son potentiel. Il est attiré par la bonne table et peut en abuser. Il a tendance à consommer des excitants, tabac, alcool, pour se maintenir artificiellement en hyperactivité.

Sur le plan physiologique, cette sensibilité du caractère se manifeste de la même façon au niveau des muqueuses et de la peau. Les tissus sont acides à cause de la production excessive de déchets métaboliques que l'organisme, étant donné son hyperactivité, n'élimine pas toujours en totalité.

Les réserves minérales sont souvent très bonnes, et c'est en principe un individu qui démarre dans la vie avec un bon capital santé. Mais l'inconvénient, c'est qu'il abuse de cet héritage et qu'il a tendance à "brûler la chandelle par les deux bouts.". Il ne sent pas la fatigue, en faisant de l'exercice ou en mouvement, il se défatigue, ce qui l'empêche de se reposer. Il dépasse souvent ses limites, qu'il ne connaît pas bien, il ne "s'économise" pas, et brutalement, s'effondre pour passer vers une diathèse III ou IV.

Nous avons vu que cette diathèse tend vers l'acidose, nous aurons donc une augmentation des déchets acides dans les tissus, qui proviennent de la désassimilation de nutriments insuffisamment dégradés. Dans cette diathèse, lorsqu'il y a déficit en certains oligoéléments comme le manganèse et les vitamines du groupe B, les déchets se sédimentent et se fixent dans les tissus. On rencontrera des réactions inflammatoires violentes et soudaines, de type allergique, des crises d'éliminations importantes notamment par la peau et les muqueuses. L'allergisation domine, le côté infectieux est moins marqué que dans la diathèse suivante.

On trouvera une certaine sensibilité hépatique (foie et vésicule biliaire) qui est souvent la conséquence des excès de cette diathèse.

D'après Ménétrier, le **Manganèse** serait l'oligoélément fondamental de cette diathèse afin de la réguler et de la stabiliser.

LA DIATHÈSE II (DII) : énergie ↘

Dite également : ***Infectieuse - Hyposténique.***

Nous trouvons ici l'inverse des caractères de la diathèse I, tout fonctionne plus lentement, au ralenti.

Sur le plan psychique, c'est un sujet méditatif, plutôt pessimiste et fatigable. C'est quelqu'un qui voit d'abord l'inconvénient d'une situation avant d'en voir les avantages, hésitant, il peut freiner la décision au point de ne pas la prendre du tout.

C'est une personne qui réfléchit puis agit. Elle a souvent du mal à se concentrer, parfois distraite, peu adaptable, elle est anxieuse et introvertie. Par nécessité adaptative, face à une situation familiale, affective ou professionnelle à laquelle elle doit s'adapter, elle passera en diathèse I. Elle aura besoin de stimulants, mais, très vite, ses réserves vitales, amoindries par cette sollicitation excessive, vont lui faire défaut et elle risquera de passer rapidement en diathèse III.

Sur le plan physique, l'individu en diathèse II est fatigable, il le sait et fonctionne à l'économie avec un rythme plutôt lent et calculé. Il est plutôt du matin, au réveil, il émerge de son sommeil progressivement et démarre bien sa journée. Il se fatigue au fur et à mesure pour arriver souvent épuisé et irritable le soir.

Souvent attiré par le sucre ou les saveurs douces, cela engendre chez lui un déséquilibre de la flore intestinale par les fermentations dues à une digestion très lente. Le milieu devient plus propice au développement des infections et c'est pour cela que la diathèse II est considérée par Ménétrier comme prédisposée aux pathologies infectieuses.

On note une certaine lenteur dans les échanges, l'organisme n'élimine pas correctement et cela favorise le développement d'un terrain infectieux.

C'est une diathèse où l'on rencontre souvent une imprégnation par la toxémie tuberculinique. Les réactions allergiques sont moins marquées que dans la diathèse précédente.

Pour Ménétrier, le **manganèse-Cuivre** est l'oligoélément régulateur de cette diathèse.

LA DIATHESE III (DIII) : énergie ↗ ↘

Dite également ***Neuro-arthritique - Dystonique***.

Les deux diathèses précédentes étaient des diathèses jeunes. La D.III est, avec la D.IV, une diathèse d'évolution. On peut y glisser normalement vers 50-55 ans dans la période de la ménopause pour la femme ou de l'andropause pour l'homme. Il n'est plus rare de constater que de jeunes personnes (avant 40 ans) se retrouvent dans ces diathèses (III et IV). Cela est certainement dû à leur hygiène de vie moderne et aux pressions psychologiques et émotionnelles qu'elles subissent de plus en plus tôt.

Sur le plan psychique, l'individu qui passe par cette diathèse est caractérisé par la dystonie neurovégétative,(cf. le système nerveux végétatif). Celle-ci se manifeste par des hauts et des bas, de l'hyperémotivité, de l'anxiété, et quelquefois des vertiges. Cette situation peut être la conséquence d'un surmenage, ou d'une situation émotionnelle forte qui perdure.

La personne en D.III est inquiète pour sa santé, elle passe d'un thérapeute à l'autre et manifeste un grand besoin d'être rassurée. Cette anxiété l'amène à somatiser (du grec *sôma* = corps), c'est-à-dire à exprimer par un symptôme physique ce qu'elle ressent sur le plan émotionnel.

Sur le plan physique, on constate une très nette baisse de vitalité et un sentiment de vieillissement, de fatigue malgré les moments de répit où l'énergie remonte. L'entrée dans cette diathèse se manifeste fréquemment par une surcharge importante de l'organisme. Les signes caractéristiques sont une prise de poids, des dérèglements hormonaux, un ralentissement des échanges avec des difficultés d'élimination, les émonctoires (intestin, rein, poumon, peau) n'assurant plus correctement leurs fonctions.

La qualité du sang est souvent altérée, il peut être surchargé en cholestérol, en lipides non solubles, qui finissent par se déposer sur les parois des artères et se sédimentent dans les tissus pour former des plaques d'athérome. La circulation sanguine est ralentie avec toutes les conséquences que cela entraîne pour la vie cellulaire.

Dans cette diathèse, il faut retenir la notion de sous oxygénation, d'asphyxie cellulaire par un ralentissement des échanges et une mauvaise qualité des humeurs (sang, lymphe, liquides intra et extra-cellulaires).

Pour Ménétrier, le biocatalyseur de cette diathèse est le **Manganèse - Cobalt**. Le cobalt sous sa forme oligoélément joue un rôle important dans la respiration cellulaire.

LA DIATHÈSE IV (DIV) : énergie ⟶

Dite également ***Anergique - Psychasthénique - Dépressive.***

C'est une diathèse d'évolution, on y parvient naturellement par glissement de la précédente diathèse III si elle n'a pas été corrigée à temps. On peut y arriver plus brutalement de la DI qui s'effondre après une épreuve physique ou psychique importante, ou par le cumul de situations difficiles à gérer dans le temps.

Sur le plan psychique, il s'agit d'une psychasthénie qui se traduit par un désintérêt et une indifférence face à la vie. L'anxiété et les états émotionnels sont accentués. Déprime, angoisse, abattement marquent cette diathèse. Certains états vont jusqu'à la démission, la dépression, un dégoût profond de la vie : "*à quoi bon*", avec éventuellement des pensées suicidaires.

Sur le plan physique, cela se traduit par un manque d'énergie important : anergie, ou incapacité à réagir à une stimulation (inverse de l'allergie), absence de réaction face à des agressions, virales, microbiennes ou quelque agent pathogène que ce soit. Fatigue, épuisement, sensation de vide, sommeil non récupérateur, fatigue musculaire, courbatures sans effort physique sont quelques-unes des manifestations du passage dans cette diathèse. Tous les symptômes ou les désordres apparus en diathèse III viennent s'aggraver ici.

Cette diathèse est le dernier stade de l'évolution diathésique, il faut à tout prix reprendre les choses en main afin de ne pas aggraver la situation. Le repos et une hygiène de vie sans faille sont très importants, afin de retrouver un certain équilibre et reconstruire ses réserves, faute de quoi le basculement vers les maladies chroniques est irrémédiable.

Dans cette diathèse, Ménétrier propose la synergie d'oligoéléments **Cuivre - Or - Argent** comme correcteur et régulateur.

LA DIATHÈSE V (DV) ou syndrome de désadaptation.

Ce n'est pas vraiment une diathèse, au sens où nous l'avons évoqué précédemment. Il s'agit d'un syndrome qui vient perturber certaines fonctions hormonales. Cette diathèse est superposable aux précédentes et ses manifestations peuvent être ponctuelles ou durables.

Ce syndrome est la conséquence d'une difficulté à s'adapter à une ou plusieurs situations de la vie, que ce soit sur le plan familial, professionnel, affectif, scolaire, mais également environnemental (climat, région, saison) ou physiologique (alimentation, polluants, produits chimiques...).

Chacun présente une capacité d'adaptation qui lui est propre, nécessaire à sa survie, mais les sollicitations de tous ordres deviennent chaque jour de plus en plus importantes et il est difficile pour certains d'y faire face. Nous appelons cette difficulté à s'adapter : la **désadaptation**.

Certaines personnes ne pourront affronter qu'une seule situation à la fois, d'autres feront face, jusqu'à un certain point, à plusieurs situations. D'autres encore ne pourront absolument pas se retrouver en difficulté et tenteront tout pour éviter la confrontation à des évènements qu'ils savent déstabilisants. Le dépassement de cette capacité d'adaptation entraîne des réactions émotionnelles qui, si elles sont excessives et mal gérées, auront des conséquences sur notre organisme. Le système neuroendocrinien étant le plus réceptif aux stimuli psychoémotionnels, il est celui qui en subira les premièrs à coups.

Sur le plan physique, la désadaptation se manifeste plus particulièrement sur deux axes endocriniens :

- Soit l'axe **hypophyse – gonade** – **surrénales** (gonades = ovaires ou testicules) avec tout un cortège de symptômes liés à un tel déséquilibre. Chez la femme, syndrome prémenstruel aggravé, irrégularité des cycles, arrêt des règles, et chez l'homme un syndrome prostatique, une indifférence ou une impuissance sexuelle (fonctionnelle).
    - L'oligoélément indiqué, selon Ménétrier, est la synergie **Zinc-Cuivre**.
- Soit l'axe **hypophyse - pancréas** caractérisé par des passages à vide ("coup de pompe"), à heures précises : 11h et 17h, avec une forte attirance pour le sucre ou les saveurs douces. Des troubles de la digestion avec ballonnements et colite droite sont, entre autres des signes que l'on retrouve dans cet axe de la désadaptation.
    - Ici le biocatalyseur le plus approprié, toujours selon Ménétrier, est la synergie **Zinc-Nickel-Cobalt**.

Dans ces deux cas, le **Zinc** joue un rôle important dans la régulation des fonctions de l'hypophyse, chef d'orchestre du système endocrinien.

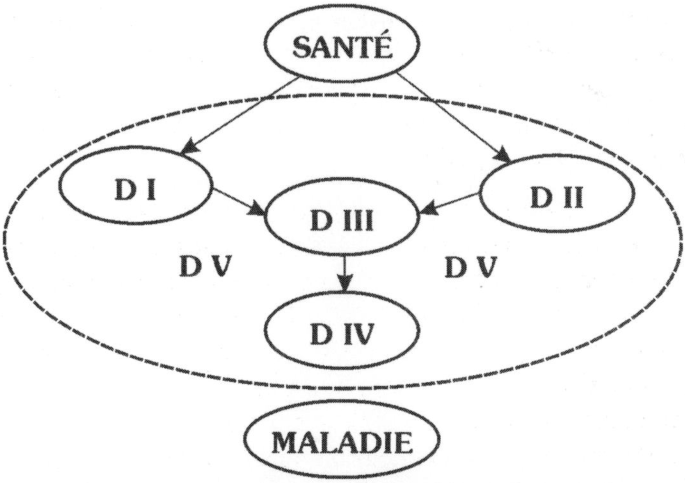

Les diathèses demandent à être approfondies afin de s'en servir comme un outil de réflexion quant à l'évolution du terrain et à sa réceptivité. Telles que nous les avons abordées, elles nous permettent de mieux situer les différents axes aux travers desquels cette évolution s'opère.

En conclusion, nous pouvons dire que l'**appréciation du terrain** associée à l'**évaluation de la diathèse** permettent de mieux cerner chaque individu et de lui donner les conseils les plus appropriés à son cas.

Connaître le fonctionnement de l'organisme, c'est un peu comme posséder une carte géographique que nous savons, théoriquement, tous lire. Mais, une fois sur place, le terrain n'est pas aussi facile à reconnaître et c'est là que commence le travail de fond, par l'observation et la juste appréciation de la réalité. Un général d'armée, après avoir perdu une bataille, a dit : "*La carte n'est pas le territoire !*", nous pourrions le transposer ici en disant que le corps humain n'est pas l'être humain. De la connaissance de l'anatomie, de la physiologie, mais également de l'évaluation de la constitution, du tempérament, de la toxémie et de la diathèse dépend notre juste appréciation de l'être humain. Son histoire de vie, ses antécédents familiaux, sa généalogie, sa place dans la société, ses aspirations, ses sentiments, sont autant de facteurs supplémentaires qu'il y aura lieu d'intégrer pour comprendre son parcours et imaginer la direction qu'il prendra.

Pour savoir où nous allons, il faut savoir d'où nous venons !

V

LES ALIMENTS

"Que ton aliment soit ton premier remède !"

Hippocrate

LES GRANDES CLASSES D'ALIMENTS

S'alimenter est une activité primordiale dont dépend le bon fonctionnement quotidien de notre organisme. Mais la nature et la qualité des aliments nous importent peu et nous ignorons, bien souvent, tout des différences qui existent entre les aliments et de l'importance de l'eau pour l'équilibre de notre milieu intérieur.

Lorsque nous pensons "sucre", bien souvent nous voyons un petit carré blanc de sucre, au mieux du sucre roux ou du miel, mais le sucre dans les aliments est présent dans une très grande partie de ce que nous consommons : céréales, pain, pâtes, riz, maïs, légumes, fruits, fruits secs, jus, soda, alcool... Et la liste est bien plus longue ! Normal, le sucre ou **glucide,** c'est le carburant, c'est l'énergie dont nous avons besoin pour que fonctionne cette merveilleuse "machine" qu'est le corps humain.

Si nous pensons **protéines**, la viande et l'œuf sont souvent les premiers aliments qui nous viennent à l'esprit. Là encore, la liste est bien plus longue : viande, volaille, poisson, fruits de mer, fromage, laitages, certaines céréales comme le riz complet ou le quinoa (cf. les glucides), les légumineuses comme les lentilles, les fèves, les pois, et encore plus si elles sont associées à des céréales, le soja et ses dérivés, certaines algues comme la spiruline et même le chocolat ! La nature a bien fait les choses, elle a tout prévu. D'autant que, sans protéines, pas de muscles, pas de tissus solides pas de structure et pas de bon fonctionnement non plus, car dans toutes les grandes fonctions de l'organisme, les protéines jouent un rôle prépondérant : processus enzymatiques, hormonaux, immunitaires, respiration cellulaire...

Enfin, si nous parlons de "graisses" nous avons souvent tendance à penser qu'elles sont nocives. Bien au contraire, les **lipides** jouent un rôle tout aussi important que les deux classes d'aliments précédentes, encore faut-il que leur qualité soit irréprochable et leur quantité raisonnable. Les lipides jouent un rôle énergétique de réserve et sont à l'origine de la fabrication de certaines hormones. Ils sont présents dans la membrane cellulaire, qui est un peu "l'imperméable" de la cellule, sa protection. Les aliments riches en lipides sont : les huiles, le beurre, les laitages entiers, les fromages, les poissons, les viandes, les œufs, les fruits oléagineux (amandes, noix, noisettes...), l'avocat, le coco.

Alors, quelle aberration que de supprimer telle classe d'aliments sous prétexte qu'elle nous "*fait grossir*" ou au contraire de ne consommer que des protéines "*pour maigrir*" ! Nous avons en nous une mémoire qui remonte à la nuit des temps et qui nous a permis de développer un instinct de survie. Si, volontairement, nous nous privons, le corps est capable de rechercher jusqu'à la moindre molécule de chaque aliment pour satisfaire ses besoins. Puis, dès que de nouveaux aliments ou de nouvelles quantités sont introduits, il a tendance à très vite les stocker, en vue d'une autre période de "disette", c'est le fameux effet *yo-yo* qu'induisent bon nombre de régimes. Le naturopathe n'aime pas parler de régime alimentaire, mais plutôt de réforme alimentaire. C'est ainsi qu'il insistera beaucoup sur la qualité d'un aliment, sur les associations et les dissociations, et sur un rééquilibrage des proportions entre les grandes classes d'aliments.

Dans nos pays occidentaux, nous consommons trop de sucres (rapides et raffinés) et trop de graisses. Les quantités sont supérieures à nos besoins réels, d'autant que la sédentarité est souvent très fréquente. Pourquoi avons-nous besoin de tant de sucres ou de tant de protéines, si nous ne dépensons pas cette énergie et que notre corps ne fait pas d'exercice ? Bien sûr, un travailleur sur un chantier, un sportif, un déménageur ont des besoins énergétiques en rapport avec leurs activités. Mais il n'est pas normal de manger comme eux, alors que nous prenons notre voiture le matin, l'ascenseur ensuite, que nous sommes assis 7 heures derrière un bureau et 2 à 3 heures le soir à la maison, sans compter les heures de sommeil.

La qualité des aliments est très importante, aussi bien par son mode de production (chimique ou biologique ?) que par sa transformation. Du riz, selon qu'il est blanc, soufflé, ½ complet ou complet, n'aura pas du tout la même valeur biologique, dans le sens premier de ce mot. Le raffinage des aliments, riz blanc par exemple, est une catastrophe, puisqu'une très grande partie des éléments nutritifs et des fibres disparaissent avec l'enveloppe du grain pour ne laisser que la partie glucidique. Nous consommons alors du "sucre", sans vitamines, sans oligoéléments, sans fibres et s'ensuivent des carences et un excès de sucre. Les huiles raffinées subissent le même sort avec des conséquences plus graves, puisqu'il y a disparition des acides gras essentiels ainsi que de la vitamine E, antioxydant majeur.

LES LIPIDES

Toujours composés de carbone, d'hydrogène et d'oxygène et, pour certains lipides complexes, d'azote et de phosphore, les lipides jouent un rôle capital. Ils constituent une réserve énergétique que nous stockons dans nos tissus et qui peut être rapidement dégradée et transformée en énergie. Un gramme de graisse donne environ neuf calories, soit le double de ce que produisent les glucides ou les protéines. Les lipides jouent un rôle important dans la composition de la membrane cellulaire, ils permettent à celle-ci de conserver son intégrité et son imperméabilité par rapport à son milieu. Cela est primordial pour la cellule qui ne doit laisser passer que ce dont elle a besoin.

Enfin, ils participent à la fabrication d'hormones et de vitamines, notamment la vitamine D, et permettent l'assimilation des vitamines dites liposolubles (solubles dans les graisses) A-D-E-K (cf. les vitamines).

Les lipides[3] sont composés d'acides gras dont la structure complexe est constituée d'une chaîne d'atomes de carbone, plus ou moins longue, aux extrémités de laquelle on trouve une fonction acide et une fonction méthyle.

Chaque atome de carbone peut assurer une liaison avec d'autres atomes s'il possède une double liaison, on dira alors qu'il est **insaturé**. C'est-à-dire qu'il n'est pas complètement **saturé** d'autres atomes (hydrogène) et qu'il peut se lier à d'autres molécules grâce à ces liaisons disponibles (doubles liaisons).

Sur un même acide gras, il peut y avoir une ou plusieurs liaisons disponibles :

- Si une ou plusieurs liaisons sont possibles, l'acide gras est dit **insaturé (AGI)**.
  - Si une seule liaison est possible, il s'agit d'un acide gras **monoinsaturé**.
  - Si plusieurs liaisons sont possibles, il s'agit d'un acide gras **polyinsaturé (AGPI)**. C'est dans cette catégorie d'acide gras que l'on trouve les fameux oméga 3, précurseur des EPA (cinq doubles liaisons) et DHA (six doubles liaisons).
- Lorsque aucune liaison n'est disponible, l'acide gras est dit **saturé**, car toutes les liaisons sont occupées par un atome d'hydrogène.

Une double liaison est, en quelque sorte, une clef disponible à un ou plusieurs points de la chaîne d'atomes de carbone qui compose l'acide gras. Elle permet d'entrer en relation et de se lier à une autre molécule, donc de devenir utile en prenant part à un processus biochimique. Dans les oméga 3, il y a trois doubles liaisons.

Les acides gras polyinsaturés les plus importants sont :

- Alpha linolénique (ω3) que l'on trouve dans les huiles de colza, noix, soja, germe de blé, dans les graines de lin et certaines plantes vertes comme le pourpier ou la mache. On les trouve également dans les poissons gras de type : saumons, thons, sardines, harengs, maquereaux et anchois.

---

[3] Consulter le petit livre pratique : « *Le bonheur est dans les huiles* », aux éditions Quintessence.

- Gama-linoleïques (ω6) que l'on trouve dans l'huile de bourrache, d'onagre, de tournesol et de carthame.

Cette notion est importante car elle permet de comprendre l'intérêt et l'inconvénient de certains lipides. Plus une graisse contient des acides gras saturés, moins elle pourra participer à des fonctions métaboliques. Son rôle se bornera à la construction de la membrane cellulaire, ce qui, bien sûr, est nécessaire, mais si elle est apportée en excès dans l'organisme, elle risque de se déposer sur les parois artérielles et provoquer des accidents cardio-vasculaires. Ces graisses se trouvent principalement dans les **viandes**, les **charcuteries** et les **produits laitiers**.

Nous devons absolument consommer des graisses composées d'acides gras insaturés, afin d'apporter à l'organisme les éléments dont il a besoin sur le plan lipidique et vitaminique. De plus, les oméga 3 et 6 jouent un rôle important, de part leurs propriétés anti-inflammatoires et leur action régulatrice du système neuro-endocrinien.

Souvent, nous avons tendance, dans l'alimentation moderne, à consommer en grande quantité des produits contenant des graisses saturées au détriment des graisses insaturées, sauf dans les pays méditerranéens ou l'huile d'olive, entre autres, est très présente. Les aliments qui contiennent le plus de graisses insaturées sont les **huiles vierges de première pression à froid**, les **fruits oléagineux** ("*olea*" dont on tire l'huile), les **poissons**, les **volailles** et notamment le **foie gras** !

Notre consommation journalière de graisses doit se situer entre 60 et 80 grammes pour un adulte de 65 à 75 kg n'ayant pas une grande activité physique. Cette ration devrait être répartie en un quart de graisses saturées tout au plus et trois quarts de graisses insaturées. À l'intérieur de ces graisses insaturées, un tiers devraient être des monoinsaturées et deux tiers des polyinsaturées. Il est nécessaire d'insister sur l'importance de consommer des lipides journellement, en les répartissant correctement et en ayant soin de ne pas utiliser des produits raffinés ou hydrogénés en ce qui concerne les huiles ou les margarines.

Liste des aliments qui contiennent des graisses, classés en fonction de la nature de leurs acides gras :

SATURÉS	MONOINSATURÉS	POLYINSATURÉS
Viandes : Du plus gras au moins gras Charcuteries Porc Mouton Volaille Bœuf Veau **Laitages** : Du plus gras au moins gras Beurre Crème fraîche Fromages à pâte dure Fromage à pâte molle Fromage blanc Yaourt Lait Œuf Graisses végétales : Graisses de palme, de coprah (noix de coco) Margarines hydrogénées	Huile d'olive vierge PPF* **En partie dans** : Autres huiles PPF Beurre et laitage Volaille Foie gras Oléagineux Margarines non hydrogénées	**Oléagineux** : Amande Arachide Courge (pépins) Noisette Noix Noix de cajou Pignon Pistache Sésame Olive (noire) Avocat Tournesol (graines) **Huiles PPF** : Argan Arachide Bourrache **(ω6) Carthame (ω6) Germe de blé **(ω3) Germe de maïs Noix (ω3) Noisette Oeillette Onagre **(ω6) Pépins de courge Pépins de raisin *** Sésame Soja (ω3) Tournesol (ω6)
* PPF : Première Pression à Froid ** Bourrache, Onagre et Germe de blé ne sont pas des huiles à usage alimentaire, elles sont utilisées en complément alimentaire. *** Attention : l'huile		Poissons : **** Du plus gras au moins gras Anchois, Sardine Saumon (sauvage) Hareng, Morue Rouget, Turbot Daurade, Bar Merlan, St Pierre Raie, Sole, Truite (sauvage)

SATURÉS	MONOINSATURÉS	POLYINSATURÉS
de pépins de raisin est quasiment toujours raffinée. **** Les poissons sont plus ou moins gras selon la période de l'année où ils sont pêchés.		

Les huiles raffinées sont obtenues par extraction à chaud (+ de 100°) et bien souvent, afin d'augmenter le rendement, par l'addition de solvants dérivés du pétrole comme l'**hexane** (hydrocarbure saturé C6 H14). Il y a modification de la nature même des acides gras par la chaleur, mais, ensuite, vient tout un cortège d'opérations de raffinage nécessaires afin d'éliminer les traces de produits chimiques (pesticides) utilisés en agriculture intensive ainsi que les solvants utilisés à l'extraction.

Rappelons ici que les corps gras ont la fâcheuse tendance à concentrer les molécules de synthèse, produits chimiques, pesticides, solvants. L'huile va donc recevoir plusieurs traitements comme le passage par un bain de soude pour désacidification, la séparation des mucilages (fibres), puis être désodorisée, décolorée, et subir de multiples lavages sous vide et sous pression... pour ensuite être recolorée ! Alors qu'une huile vierge de première pression à froid (– de 50°) est pressée et filtrée, **c'est tout**, et c'est bien là toute la différence. D'un côté un produit industriel, de l'autre un produit que la nature nous donne depuis des millénaires et que nous n'avons nullement besoin de corriger.

La chaleur et la cuisson tendent à modifier la structure des huiles et lorsqu'un certain seuil est dépassé, il y a formation de produits toxiques pour l'organisme, dont l'**acroléine** (aldéhyde acrylique), toxique pour le foie et que l'on soupçonne d'être cancérigène.

Les huiles qui résistent le mieux à la chaleur sont l'huile d'arachide et d'olive mais il ne faut toutefois pas dépasser 210 ° sous peine de voir se former des éléments toxiques. L'huile de tournesol peut supporter une élévation de température jusqu'à

160°, quant aux autres huiles, elles ne doivent pas être chauffées au-delà de 140°. La friture étant en général effectuée à 170° minimum, les huiles doivent être régulièrement changées en totalité (ne pas rajouter de l'huile) et, en principe, avant la quatrième ou cinquième friture. Plus on attend, plus l'huile se dégrade. Pour pallier ces inconvénients, il est possible d'utiliser l'huile de palme pour la friture car elle est stable jusqu'à 230°.

En tout état de cause, l'usage de l'huile chauffée ou cuite devrait rester l'exception, sa consommation crue étant le meilleur des apports en acides gras pour l'organisme.

Quant aux margarines, il y en a trois sortes.

Celles qui sont confectionnées à base de graisses animales saturées (baleine, porc) et de graisses végétales solides (coprah, palme) souvent utilisées en grande quantité par l'industrie agroalimentaire, il n'y a dans ce cas que des acides gras saturés.

Celles qui sont fabriquées à partir de graisses végétales solides et d'huiles végétales liquides qui subissent, par un procédé chimique utilisant du nickel, une saturation en hydrogène des liaisons disponibles, ce qui les rend solides. L'inconvénient de ce procédé est que les acides gras sont également saturés mais, pis encore, ces acides gras changent de structure sous l'effet de la manipulation chimique et se transforment en acides gras **trans** au lieu de **cis** qui est la forme habituelle. Selon plusieurs études menées par des chercheurs aux États-Unis et aux Pays-Bas, ces acides gras trans, qui n'existent pas dans la nature, auraient une influence certaine dans l'augmentation du nombre de maladies cardio-vasculaires. L'intérêt économique que représentent ces deux types de margarine fait qu'elles sont massivement utilisées dans une majorité de produits alimentaires industriels. Une réglementation européenne est en cours d'application pour obliger les industriels à spécifier sur les emballages la présence de ces **graisses hydrogénées**.

Il reste les margarines qui sont élaborées à partir de graisses végétales solides et de graisses végétales liquides et qui doivent leur aspect solide à de seuls procédés techniques, notamment par le maintien d'une chaîne du froid. Ce sont celles qui sont les plus acceptables dans la mesure où les huiles utilisées sont de bonne qualité (agriculture biologique), qu'elles ne contiennent pas une majorité de graisses végétales solides (palme et coprah) et qu'elles ne contiennent pas de produits de synthèse (colorants, conservateurs).

L'intérêt des margarines est relatif, étant donné la présence importante de graisses saturées qui ne sont pas souhaitables, pour peu que l'on ait déjà un apport de ces graisses dans l'alimentation quotidienne (viande, laitages...).

L'excès de consommation de graisses saturées (viandes, laitages, produits industriels), au détriment des graisses insaturées, a des conséquences directes sur notre santé. Ces dernières années, des études sur le régime "crétois ou méditerranéen" et sur le "paradoxe français" qui concerne surtout l'alimentation du sud-ouest de la France, tous deux riches en acides gras insaturés, démontrent l'impact sur la santé d'un bon équilibre dans les apports quotidiens en acides gras.

Les graisses ne font pas grossir, dès lors que leur qualité, leur quantité et leur répartition sont correctes. Les acides gras que l'on en retire permettent de constituer des réserves énergétiques indispensables. Ils préservent l'intégrité de la membrane cellulaire et renforcent sa qualité, ce qui est de première importance, notamment pour les cellules du système nerveux et du système cardio-vasculaire. Ils participent à l'équilibre hormonal, notamment chez la femme où les perturbations sont souvent plus visibles. La simple utilisation de l'huile d'onagre en deuxième partie du cycle (du 14ème au dernier jour du cycle) permet très souvent d'atténuer les effets du syndrome prémenstruel (SPM). Enfin les acides gras participent à l'assimilation et à l'utilisation de certaines vitamines (A-D-E-K). Il est important de signaler que la transformation et l'assimilation des AGPI ne peuvent s'effectuer correctement en cas de sub-carence en catalyseurs comme le zinc, le magnésium et les vitamines B6, B8 et C.

Les huiles suivantes ont tout intérêt à être consommées en alternance et surtout pour l'intérêt qu'elles représentent, chacune, dans certains problèmes de santé. Il est évident qu'elles viennent compléter l'alimentation et en aucun cas remplacer un traitement médical ou naturel :

ARACHIDE : cholestérol – ulcères.
CARTHAME : vésicule biliaire – intestin (légèrement laxative).
COLZA : qualité du sang (thrombose) – artères.
GERME DE BLÉ : fatigue – épuisement – déminéralisation.
GERME DE MAÏS : cholestérol – troubles du système nerveux.
NOISETTE : parasites intestinaux (ténia) – calculs – période de croissance.
NOIX : troubles du système nerveux – transit intestinal difficile – parasites intestinaux – calculs rénaux.
OLIVE : protection des parois artérielles – terrain diabétique – épuisement – ostéoporose (prévention) – calculs biliaires – problèmes de peau – pratiquement l'huile-miracle !
SÉSAME : troubles du système nerveux – mémoire défectueuse – surmenage intellectuel – états dépressifs.
SOJA : cholestérol – hypertension – terrain diabétique – protection du système cardio-vasculaire.
TOURNESOL : régulation du système endocrinien (hormones) – cholestérol – protection des parois artérielles.

D'autres huiles plus rares, donc plus difficiles à utiliser en cuisine, sont néanmoins très intéressantes. Elles sont présentées sous forme de compléments alimentaires, en capsules généralement dosées à 500mg ou en petites bouteilles (60 à 100 ml) et elles sont alors consommées à raison d'une à deux cuillères à café par jour. Ce sont les huiles suivantes :

ARGAN.
BOURRACHE : cholestérol et triglycérides, sécheresse de la peau, des muqueuses et chute des cheveux, terrain diabétique.
CYNARA CARDUNCULUS : terrain hépatique, régénération de la cellule hépatique, suite d'abus d'alcool, suite de traitements chimiques lourds.
ONAGRE : régulation des troubles du cycle chez la femme, irrégularité des cycles, arrêt des règles, troubles liés au syndrome prémenstruel, cholestérol, hydratant de la peau.
ROSE MUSQUÉE DU CHILI : problèmes de peau, cicatrisation, antivieillissement, couperose.
RICIN : régulation du transit intestinal (ne pas en abuser), action immunitaire, irritation et inflammation du tube digestif.

Enfin, toutes les huiles peuvent être utilisées en usage externe, elles ont la capacité de pénétrer la peau et d'être parfaitement assimilées, contrairement aux produits de synthèse, corps gras issus du raffinage du pétrole (attention à l'huile de paraffine). Ce sont les huiles d'amande douce, d'avocat, d'abricot (noyaux), de jojoba et de macadamia.

Nous mesurons ici toute l'importance que revêtent les lipides pour notre organisme.

En résumé, les LIPIDES :

- **Élaborent nos réserves énergétiques.**
- **Participent de la régulation du système neuro-endocrinien.**
- **Participent à la construction des membranes cellulaires.**
- **Jouent un rôle important par leur fonction anti-inflammatoire.**
- **Participent à la fabrication des hormones.**
- **Permettent l'assimilation et le stockage des vitamines A-D-E-K.**

LES PROTÉINES

Les protéines sont composées principalement d'azote, de carbone, d'hydrogène et d'oxygène. Comme l'organisme ne peut pas utiliser l'azote qui se trouve dans l'air, nous devons trouver cet élément quotidiennement dans notre alimentation, donc dans les aliments riches en protéines.

Les protéines sont très importantes pour notre organisme, elles jouent un rôle de structure pour nos cellules. Ce sont un peu les "briques" qui permettent la construction de nos tissus : sang, muscles, viscères. Elles participent également à de nombreuses réactions biochimiques, tant au niveau hormonal que sur le plan immunitaire. On considère que les apports moyens en protéines doivent être d'un gramme par kilo de poids, autrement dit, si vous pesez 60 kg, vous devrez apporter 60 grammes de protéines par jour à votre organisme. Mais ce chiffre peut varier en fonction de l'activité. Si notre dépense physique est importante, nous aurons besoin de plus de protéines, de 1gr à 1,5 gr par kilo de poids, par jour, pour permettre la reconstruction des tissus, alors que si nous avons peu d'activité et que nous sommes plutôt sédentaires, le besoin minimum est toujours de 1 gr par kg de poids par jour. Cette règle vaut aussi pour les personnes âgées qui ont tout autant besoin de ces protéines que les plus jeunes, ce point ne doit pas être négligé dans l'alimentation de la personne âgée.

Pour recevoir 10 grammes de protéines, il faut consommer :

Soit **50 grammes de viande**.
Soit **40 grammes de volaille**.
Soit **60 grammes de poisson**. (40 grammes de thon suffisent).
Soit **50 grammes de crustacés** (crevettes, crabes, langoustines).
Soit **50 grammes de fruits de mer** (moules, pour les huîtres 4 fois plus).
Soit **1 à 2 œufs** de bonne qualité.
Soit **50 grammes de céréales complètes + 20 à 25 grammes de légumineuses** impérativement associés au même repas.
Soit **40 grammes de soja** (moins pour les dérivés, de type tofu, ou desserts).
Soit **50 grammes d'oléagineux** (amandes, noix, noisettes, cajou, pistache). Attention, ces aliments sont également très riches en lipides !
Soit **120 grammes de fromage blanc**.
Soit **30 à 50 grammes de fromage**, les pâtes dures étant les plus riches en protéines.
Soit **2 yaourts au lait de vache**.
Soit **2 yaourts au lait de soja**.
Soit **20 grammes** (2 cuillères à soupe) de **levure de bière maltée** en paillettes.

Les protéines sont des éléments complexes et leur dégradation nécessite un travail important du tube digestif. Une protéine est composée d'acides aminés (la plus petite partie) qui forment des chaînes plus ou moins complexes. Une chaîne composée de moins de cent acides aminés est appelée peptide. Au-delà de cent acides aminés, il s'agit alors d'une protéine.

Les acides aminés sont au nombre de vingt, mais huit d'entre eux sont dits essentiels, car nous ne pouvons pas les fabriquer, ce sont là :

L.ISOLEUCINE
L.LEUCINE
L.LYSINE
L.METHIONINE
L.PHENYLALANINE
L.THREONINE
L.TRYPTOPHANE
L.VALINE[4]

Ces huit acides aminés sont dits essentiels car ils doivent être présents quotidiennement dans notre alimentation, dans des proportions précises. Il est préférable qu'ils soient assimilés ensemble afin de donner à la protéine une bonne valeur nutritionnelle.

La référence de la protéine idéale est l'œuf, qui sert de base de comparaison à toutes les autres protéines. L'avantage des protéines animales, viande, poisson, œuf, lait et fromage, c'est qu'elles sont en principe les seules à contenir ces éléments essentiels dans les proportions requises. L'inconvénient de ces aliments, c'est qu'ils contiennent beaucoup de graisses et notamment des graisses saturées qui n'ont qu'un faible intérêt pour l'organisme et qui augmentent les risques de maladies cardio-vasculaires (cf. Les lipides). De plus, les viandes issues de l'élevage industriel sont souvent plus riches en graisse et en eau, l'objectif étant d'augmenter le poids et le volume de l'animal au détriment de la qualité du muscle, pour des raisons évidentes de rentabilité. Plus une viande est grasse et moins les protéines sont assimilables.

Les végétaux et notamment les céréales, les légumineuses et les oléagineux sont également composés d'acides aminés essentiels, mais présentent l'inconvénient de ne pas tous les contenir. Pour les

[4] Le L. signifie Lévogyre (qui tourne vers la gauche), cela indique que la lumière polarisée au niveau de ces molécules tourne vers la gauche. Cette spécificité fait que la molécule est facilement reconnaissable par nos enzymes qui peuvent les assimiler, c'est un signe de vie. Lorsqu'une molécule devient D (Dextrogyre- qui tourne vers la droite) et que le phénomène est inversé, il n'y a pas reconnaissance ou difficulté à reconnaître la molécule. Même si des molécules naturelles sont dextrogyres, c'est plus souvent le cas des molécules de synthèse ou d'éléments ayant subi des transformations par cuisson ou autres procédés (four micro-onde, par exemple).

céréales, il manque la **L.Lysine**, pour les légumineuses la **L.Methionine**. L'absence de l'un ou l'autre de ces acides aminés limite l'assimilation des sept autres, c'est ce que l'on appelle le **facteur limitant**. Afin de pallier ce problème, il faut associer au cours d'un même repas, et si possible dans le même plat, ¾ de céréales pour ¼ de légumineuses. Le maillon manquant est alors présent et l'assimilation des autres acides aminés est optimisée.

Dans la cuisine traditionnelle, quels que soient les continents, on retrouve toujours des associations de ce type dans les menus quotidiens, semoule et pois chiches en Afrique du Nord, riz et lentilles en Asie du sud-est, riz et soja en Extrême-Orient, maïs et haricots rouges en Amérique. En Europe, on consommait traditionnellement, du pain (blé) et des haricots ou des lentilles en soupe, de la pâte et des fèves, des pâtes et des haricots. La consommation de viande, de volaille, de gibier ou de poisson restait exceptionnelle. Ce sont les habitudes modernes qui nous poussent à consommer de manière excessive (quotidiennement) les produits animaux.

Au cours de la digestion, la dégradation des protéines, surtout animales et dans une moindre mesure des légumineuses, engendre des déchets acides comme les purines, l'urée et l'acide urique. Le processus de dégradation des protéines sollicite fortement le tube digestif et notamment le pancréas dans sa fonction exocrine (enzymes digestives). Le foie et le rein sont mis à contribution pour l'élimination des acides ainsi que la peau qui joue un rôle de dérivation du rein (transpiration) sans oublier les articulations et les tissus qui stockent ces déchets. Toutes les protéines et surtout les déchets issus de leur dégradation sont plus ou moins acidifiants pour l'organisme.

L'avantage des protéines végétales par rapport aux protéines animales est l'absence de graisses saturées dans les aliments végétaux. Il est souvent reproché la plus faible teneur en protéines de ces aliments ainsi que le facteur limitant. La quantité n'est pas tout, c'est surtout la disponibilité et l'assimilation, ainsi que l'absence de graisses, qui en font des aliments intéressants. La richesse en minéraux, en vitamines et en fibres des végétaux est aussi un avantage, par ailleurs. Les minéraux contenus dans les céréales sont plutôt alcalins (potassium, calcium, magnésium), ce qui permet de neutraliser les acides issus de la dégradation des protéines végétales, contrairement aux produits animaux, viande notamment, qui en contiennent beaucoup moins. Rappelons que les acides aminés sont soufrés et que ce minéral est par nature déjà acide.

Certains aliments, d'origine végétale, contiennent les huit acides aminés. Il semblerait que le **quinoa**, aliment qui nous vient d'Amérique latine, contienne les huit acides aminés essentiels. Il est à tort considéré comme une céréale, car son aspect (petits grains ronds) et la façon de le cuisiner font penser aux céréales, mais il s'agit d'une plante de la famille des épinards, très riche en minéraux et protéines.

Le **soja** ou soja jaune (*Glycine max.)*est une légumineuse qui contient également les huit acides aminés. Assez peu consommé en Europe sous sa forme naturelle, on utilise de plus en plus d'aliments dérivés : laits de soja, desserts au soja, **Tofu** (fromage issu de la fermentation du lait de soja, à cuisiner accompagné de légumes), sauces de type **Shoyu** et **Tamari** en accompagnement des plats chauds ou des salades. Les "*germes de soja*" sont improprement associés au soja, il s'agit d'une légumineuse proche du haricot mungo ou encore soja vert (*Vigna radiata*), qui n'a pas la même composition, et donc pas le même intérêt. Lorsqu'il est germé, il entre dans la catégorie des légumes du fait de sa nouvelle composition. Enfin faut-il veiller à ce que le soja ne soit pas transgénique, pour les raisons que nous évoquerons plus loin. Malgré l'intérêt que peut susciter le soja, il est conseillé de ne pas en abuser en le consommant chaque jour à plusieurs reprises, comme toute légumineuse, il génère une quantité de déchets (purines) souvent aussi importante que les produits animaux.

D'autres produits, comme le **germe de blé** et la **levure de bière maltée** apportent les huit acides aminés essentiels. Ces deux produits sont utilisés en complément d'une alimentation pauvre en protéines (végétarienne), avec une quantité ne dépassant pas deux à trois cuillérées à soupe par jour de l'un ou l'autre. En général, on saupoudre les aliments, légumes, salades, yaourts avec la levure de bière maltée ou le germe de blé, sans les faire chauffer, car les vitamines du groupe B contenues dans ces compléments sont très sensibles à la chaleur.

Enfin, les **algues,** et notamment la **spiruline,** sont très riches en protéines et contiennent les acides aminés essentiels. Le peu d'habitude que nous avons de ces aliments fait que nous ne les utilisons pas ou très peu. La spiruline peut être utilisée en tant que complément, on la trouve généralement sous forme de gélules en magasin de diététique.

Liste des aliments à dominante protéique :

Animal : viandes rouges et blanches, volailles, charcuteries, poissons, crustacés, fruits de mer, œufs, laits, fromages, beurre.

Végétal : légumineuses, soja, quinoa, association céréales (3/4) + légumineuses (1/4), oléagineux, algues, levure de bière maltée, germes de blé, algues.

En résumé, les PROTÉINES :

- **Sont les matériaux nécessaires à la construction de nos cellules et de nos tissus.**
- **Participent à de nombreuses réactions biochimiques (hormones, enzymes...).**

LES GLUCIDES

Les "sucres" sont extrêmement répandus dans la nature, ils sont principalement composés de carbone, d'hydrogène et d'hydrates de carbone, d'où leur ancienne dénomination. Nous préférons le terme de **glucides** qui vient du grec "*glukus*" = doux, qui prend en compte la totalité des éléments qui constituent les sucres. L'amidon désigne la forme des sucres stockés par le végétal. Le glycogène désigne les sucres stockés dans les muscles et le foie par l'homme et l'animal.

Les différentes structures chimiques des sucres sont, de la plus simple à la plus complexe :

Les **monosaccharides** ou sucres simples, avec le glucose, le fructose et le galactose. On trouve, au sein même de la cellule, des sucres simples entrant dans la composition de l'ADN et de l'ARN, les pentoses.

Les **disaccharides,** avec le lactose, le maltose et surtout le saccharose qui n'est ni plus ni moins que le sucre blanc raffiné, beaucoup trop consommé de nos jours.

Les **polysaccharides**, avec l'amidon assimilable et la cellulose, l'hémicellulose, constituants importants des fibres végétales non assimilables.

Les **hétérosides**, ce sont des composés protéiques ou lipidiques comportant une partie “ose”, c'est-à-dire “sucre”, que l'on trouve dans les nucléotides présents dans la cellule au niveau de l'ARN et de l'ADN, les glycoprotéines et les glycolipides présents dans nos tissus. Des sucres très complexes sont également présents dans les bactéries, ce qui explique leur affinité pour le sucre et les milieux envahis par celui-ci (tube digestif, par exemple, avec une alimentation moderne contenant trop de sucres raffinés). Enfin un grand nombre d'hétérosides ont des propriétés thérapeutiques.

Jusqu'à une période récente, on avait coutume de séparer les sucres lents des sucres rapides dans une classification un peu réductrice. Les dernières données scientifiques démontrent que ce n'est pas seulement à partir de la composition d'un aliment glucidique que l'on peut le classer dans telle ou telle catégorie. Il est nécessaire de savoir si l'aliment est consommé seul, d'où une absorption rapide, ou avec d'autres aliments plus complexes qui ralentissent son absorption. Enfin selon la qualité de l'aliment, s'il est raffiné ou s'il est complet, sa vitesse d'assimilation par l'organisme ne sera pas la même. La complexité de la biochimie digestive, l'état de la flore intestinale, la qualité des aliments et les associations alimentaires font que l'on ne parle plus de sucres lents ou rapides mais d'index *glycémique*. C'est Jenkins et son équipe[5] qui mirent au point la classification des aliments par index *glycémique*, selon leur vitesse d'absorption et l'incidence qu'elle a sur l'élévation de la glycémie (niveau de sucre dans le sang).

[5] 1982, slow release dietary carbohydrate improves second meal tolerance American Journal-Clin.nutr 34 :362-6.

Ainsi, plus un aliment possède un index glycémique bas, plus le niveau de sucre (glucose) dans le sang s'élèvera lentement, sans à-coups. Cette classification est d'un intérêt majeur pour nous, car nous devons éviter de consommer des aliments à index glycémique trop élevé. En effet, si nous apportons à notre organisme un aliment très sucré et que l'absorption se fait rapidement, un pic de glycémie important surviendra. Afin de stabiliser cette situation, notre pancréas devra sécréter de l'insuline pour abaisser rapidement le niveau de sucre dans le sang. Celui-ci redescendra assez vite et souvent bien en deçà de la norme requise, ce qui provoquera une hypoglycémie réactionnelle, autrement appelée "coup de pompe". Cela générera une nouvelle demande urgente en sucre et déclenchera un processus pervers, avec des hauts et des bas énergétiques, dans nos performances physiques et intellectuelles.

Par ailleurs, des études récentes démontrent la corrélation qui existe entre la consommation d'aliments à index glycémique élevé, la faible présence en fibres et le risque d'apparition du diabète non insulinodépendant (diabète tardif ou gras)[6].

Enfin, trois études démontrent que la consommation d'aliments à index glycémique bas diminue les risques dans les maladies cardio-vasculaires, notamment par élévation du bon cholestérol (HDL) et abaissement du mauvais cholestérol (LDL) et des triglycérides[7].

Nous citons volontairement toutes ces études, parmi tant d'autres publiées dans les plus éminents journaux scientifiques de la planète, pour montrer que le monde scientifique sait bien des choses, il le fait savoir, mais il est rarement entendu, sauf si les industriels y trouvent leur intérêt.

L'index glycémique évalué sur une échelle de 0 à 100, 100 étant le plus élevé, nous permet une approche plus judicieuse de cette catégorie d'aliments si importante.

---

[6] SALMERON et coll.-1997, dietary fiber, glycemic load and risk of NIDDM in men. Diabete Care, 20 (4) : 545-550.

[7] BRAND MILLER- 1994 – importance of glycemic index in diabetes – American Journal Clinic Nutrition – 59(s):747s-752s). FROST –1999 –Glycemic index as a determinant of serumHDL-Cholesterol concentration – Lancet,353(9158):1045-1048). LUSCOMBE – 1999-European Journal Clinic Nutrition 53: 473-478.

À titre d'exemple, nous aurons, du plus bas vers le plus élevé, les index glycémiques suivants :

0 à 20 : légumes verts, salades, tomates, citrons, soja, cacahuètes.
20 à 30 : oranges, lentilles, haricots blancs, pois cassés, chocolat noir (+ de 70 % de cacao).
30 à 40 : pommes, poires, cerises, abricots secs.
40 à 50 : jus de fruits naturels (sans sucre), haricots rouges, azukis, petits pois, pâtes complètes, patates douces.
50 à 60 : pain complet (blé), pain bis, millet, sarrasin, quinoa, riz complet et toutes les céréales complètes en général, confitures sans sucre, pop-corn, chips, ignames, papayes, fruits secs : dattes, figues, raisins secs, bananes.
60 à 70 : céréales raffinées : blé, farine de blé, riz blanc, pain blanc, maïs, betterave, pastèque, glaces.
70 à 80 : pommes de terre à l'eau, céréales soufflées et sucrées (petits déjeuners) : corn-flakes, biscuits, barres chocolatées, carottes, potimarrons, chocolat au lait, frites, gaufres.
80 à 90 : purée de pommes de terre industrielle, confitures, miel, sirops de céréales (riz, blé...), sirop d'érable, sodas, boissons sucrées, rapadura, pain suédois soufflé.
90 à 95 : baguette, pain de mie, viennoiseries, pommes de terre au four, sucre non raffiné.
100 : sucre raffiné blanc.

Les glucides jouent un rôle énergétique essentiel, c'est le carburant préférentiel de notre organisme, toutes les cellules peuvent l'utiliser. Ils concourent à la fabrication de nombreux éléments indispensables au bon fonctionnement de notre organisme.

Nous l'avons vu en introduction, cette classe d'aliments est primordiale pour notre organisme. Certaines cellules, comme les globules rouges (sang) et la cellule cérébrale (cerveau), n'utilisent que du glucose. Comme notre stock est très limité, un peu dans les muscles et dans le foie, son apport régulier est nécessaire chaque jour et en proportion relativement importante par rapport aux autres aliments. Mais nous devons surtout veiller à sa qualité : en effet, il est préférable d'assimiler lentement un aliment riche en sucre afin de libérer progressivement celui-ci dans le sang, car un apport massif d'un sucre à index glycémique élevé est immédiatement utilisé et transformé, le taux de sucre dans le sang ne pouvant pas dépasser un certain niveau qui se situe entre 0,80 et 1 g de sucre par litre. Au-delà, le sucre en excès est éliminé du sang et stocké sous forme de graisses.

Depuis un siècle, la consommation de sucre est passée de 15 kg par an et par personne à 40 Kg par an et par personne, sachant qu'au XIXe siècle, la consommation par personne avoisinait les 5 kg par an. En Amérique du Nord, on atteint les 70 kg par an et par personne ! Il ne faut pas chercher trop loin la cause des dérèglements hormonaux que l'on constate dans les nouvelles générations, obésité, diabète et d'autres perturbations dues à un excès de déchets liés à la dégradation des sucres. En effet, nous consommons de plus en plus de sucre raffiné au détriment des sucres naturellement contenus dans les céréales, les légumes et les fruits, ce qui a pour conséquence fâcheuse de générer des carences dans les vitamines du groupe B. Celles-ci, notamment la B1, jouent un rôle essentiel dans la transformation et l'assimilation des sucres. L'absence de fibres (cf. Les fibres) dans ces aliments raffinés aggrave encore plus la situation, notamment sur les plans digestif et métabolique. Avant même de chercher à soigner ces maladies métaboliques, il serait urgent de mettre en place une véritable politique de prévention, et la prévention, en la matière, ne consiste pas seulement à parler des caries dentaires ! Mais, ici comme ailleurs, le discours dérange et remettrait en cause le solide équilibre de certains groupes agroalimentaires plus enclins à observer la courbe des bénéfices et des cours du sucre que celle des maladies liées à une surconsommation de cet or blanc !

Nous ne pouvons pas nous passer d'aliments riches en glucides, mais c'est de leur qualité dont nous devons nous préoccuper.

Ainsi, il vaudra mieux :

À la place des farines blanches (type 45 ou 55[8]) pour le pain, les pâtisseries, les viennoiseries, les biscuits, les pâtes, consommer des **farines bises** (type 65), **semi-complètes** (type 80),

[8] Les types de farines sont classés, en France, en fonction du résidu de minéraux restant après avoir consumé 100 gr de farine. Une farine de type 110 contient 110cg de cendres minérales, avec une petite variation de + ou –10 %. Plus une farine est raffinée, moins elle contient de minéraux, c'est le cas de la T45 utilisée pour la pâtisserie et de la T55 pour le pain blanc.

complètes (type 110) ou **intégrales** (type 150), en les introduisant très progressivement dans l'alimentation. Quitte, au début à mélanger des produits raffinés avec des produits semi-complets afin de faciliter l'adaptation du tube digestif à ce nouveau type d'aliment. Leur richesse en fibres peut perturber le fonctionnement du système digestif, qui se trouve bien souvent dans un triste état, il faudra donc procéder par paliers.

Attention : afin de donner un aspect plus rustique ou plus complet à certains pains, l'industrie agroalimentaire n'hésite pas à rajouter des colorants, ou des fibres extraites lors du raffinage, à des farines de type 55. Il est donc essentiel de savoir à partir de quelles farines sont préparés les pains que vous achetez. Les circuits de produits biologiques et les magasins spécialisés ont pour habitude d'étiqueter et de préciser les types de farine utilisés, ce qui est rarement le cas dans les circuits classiques, alors n'hésitez pas à vous renseigner et devenez un "*consom'acteur*".

À la place du riz blanc, manger du **riz ½ complet ou complet**.

À la place du sucre blanc, du sucre **non-raffiné** (et non pas du sucre "roux", bien souvent raffiné et recoloré ensuite pour plaire aux consommateurs !), utiliser du **sucre complet**, du **rapadura** qui est une poudre goutteuse contenant encore de la mélasse et extraite du jus de canne séchée puis râpée, d'où son nom brésilien de *rapadura*, du **sirop de céréales** (blé, riz...), du **sirop d'érable**.

À la place des jus industriels et des sodas, préférer les **jus frais** ou les fruits entiers de saison.

À la place des céréales raffinées, quelles que soient leurs formes (flocons, petits-déjeuners, farines, préparations de type tartes, pâtisseries, pains...), préférer les céréales **½ complètes** ou **complètes**.

Varier les céréales et ne pas consommer trop de blé (froment), car il semblerait que cette céréale, génétiquement transformée depuis quelques milliers d'années par l'homme pour des raisons de rendement, ne soit pas toujours bien tolérée.

Elle génère un phénomène de rejet plus ou moins marqué chez certains organismes avec, semble-t-il, des conséquences sur la santé qui dépassent le seul cadre de l'intolérance au gluten.

Pour le Dr Jean Seignalet[9], les céréales, mais plus particulièrement le blé, le froment et le maïs sont des aliments qui posent problème car ils ne seraient pas reconnus par notre organisme. Depuis des milliers d'années, l'homme a pratiqué des croisements (hybridation) entre les espèces pour accroître leur résistance et leur rendement. Ce faisant, la nature génétique de ces espèces s'est modifiée, notamment pour le blé qui est passé pour son espèce d'origine (*triticum monococcum* ou petit épeautre) de 7 paires de chromosomes à 21 paires de chromosomes pour le blé tendre actuel (*triticum aestivum*). Il semblerait que l'homme ne se soit pas adapté à cette modification et cela génèrerait une réaction plus ou moins importante de rejet par l'intermédiaire du système immunitaire.

Après de nombreuses expériences de suppression de cet aliment, accompagnée d'un retour à une alimentation saine et moins cuite, le Dr Seignalet fait état de nettes améliorations chez ses patients atteints de maladie grave (80 % de succès dans la polyarthrite rhumatoïde !).

Pour ma part, l'application de cette théorie dans les conseils que je donne à certaines personnes m'a permis de constater des améliorations très nettes dans les troubles courants de la digestion, dans la prise de poids, les troubles du sommeil et l'état général (fatigue, manque d'énergie). C'est un peu comme si l'organisme, n'ayant plus besoin de mobiliser une grande partie de son énergie dans cette réaction immunitaire permanente (réaction de rejet), pouvait mieux récupérer et déplacer sa force vitale vers d'autres fonctions.

Enfin, lorsque cela est possible, il faut essayer d'utiliser des aliments non transformés et non-raffinés d'une qualité biologique irréprochable.

L'apport en glucides dans notre ration journalière devrait être de 60 %, répartis en : 80 % de sucres à index glycémique inférieur à 50, 15 % de sucres non raffinés à index glycémique allant de 50 à 70 et 5 % de sucres à index glycémique supérieur à 80 %. Voir, à ce sujet, le passage sur la répartition idéale des apports (cf. la diététique).

---

[9] "L'alimentation ou la troisième médecine" éd. François-Xavier de Guilbert.

LISTE DES PRINCIPAUX ALIMENTS GLUCIDIQUES :

Sucres : blanc, roux, non raffiné, complet, rapadura, sirops de céréales, miel, melasse.

Légumes : aubergine, asperge, artichaut, betterave, blette, carotte, choux (vert, blanc, rouge, fleur, brocoli), concombre, courgette, cœur de palmier, cristophine (chou-chou), céleri, champignons, endive, échalote, épinard, fenouil, fruit à pin, fèves fraîches, giraumon, germe de soja, graines germées, haricot vert, igname, navet, oignon, patate douce, pomme de terre, potiron, potimarron, poireau, radis, salsifis, salade (verte, chicorée, cresson…), tomate.

Céréales : avoine, blé (farine, semoule couscous, boulgour), épeautre, riz, quinoa, kasha (sarrasin légèrement grillé), kamut, manioc (tapioca), millet, maïs, orge, petit épeautre, sarrasin, sorgho.

Fruits frais : abricot, acérola, ananas, arbouse, argouse, brugnon, citron, cerise, corossol, fraise, fruits rouges (framboise, myrtille, mûre, cassis, groseille…), fruit de la passion, figue, goyave, grenade, kaki, kiwi, litchi, longane, mandarine, mangue, maracuja, melon, nectarine, nèfle, orange, pamplemousse, papaye, pêche, pastèque, pomme, poire, prune, raisin, sapotille.

Amylacés : banane et châtaigne.

Fruits secs : figue, datte, raisins, abricot, banane.

Légumineuses (grains) : pois chiches, pois cassés, lentilles, haricots (blancs, rouges, noirs, azukis), soja jaune.

En résumé, les GLUCIDES

- **Fournissent de l'énergie à notre organisme.**
- **Participent à la vie de nos cellules.**

LES FIBRES

Présentes dans les végétaux, les fibres sont, la plupart du temps, des glucides complexes. Chez l'homme, elles ne sont pas attaquées par les enzymes digestives, mais dégradées partiellement par le côlon, soit 15 % de la cellulose, 50 à 80 % de l'hémicellulose et 100 % de la pectine. Cette dégradation, au niveau intestinal, est à l'origine de la fabrication des vitamines du groupe B, très importantes dans de nombreuses fonctions métaboliques d'assimilation (B1 : glucides-lipides-protides). Par ailleurs, les vitamines du groupe B agissent bénéfiquement sur tout le processus d'assimilation du bol alimentaire, c'est-à-dire sur tous les autres aliments consommés, même sur ceux ne contenant pas de fibres.

La présence de fibres dans le tube digestif est très intéressante car elles stimulent l'action mécanique de l'intestin (péristaltisme).

Lorsqu'un aliment est absorbé avec ses fibres naturelles, ce qui n'est pas le cas des céréales raffinées par exemple, l'assimilation du sucre se fera plus lentement, l'index de glycémie est alors plus bas.

Enfin, une certaine catégorie de fibres (insolubles) a un pouvoir adsorbant : elles augmentent en volume au contact de l'eau et cela procure un sentiment de satiété plus rapide que les aliments n'en contenant pas. Un repas pauvre en fibres a tendance à faire augmenter la consommation des autres aliments (protéines, par exemple) avec les conséquences que cela peut avoir ensuite sur l'organisme : production de déchets azotés et surconsommation de graisses saturées.

Une autre catégorie de fibres (solubles) se transforme en une sorte de gel, dans l'intestin, qui permet de diminuer l'assimilation des graisses et des sucres et d'emprisonner certaines toxines en quantité trop importante.

Trop souvent absents de l'alimentation moderne, les aliments riches en fibres doivent reprendre la place privilégiée qu'ils méritent. Il en résulterait un meilleur équilibre intestinal, une meilleure absorption des aliments et une réduction de la quantité des aliments consommés. La nécessité de mâcher un aliment riche en fibres augmente la sécrétion des enzymes digestives (salivaires, gastriques et pancréatiques) et améliore la digestion.

ALIMENTS RICHES EN FIBRES :

Légumineuses : de 12 à 25 % de fibres dans leur composition, et des plus riches aux moins riches :

Haricots, fèves, pois chiches, pois cassés, lentilles.

Céréales complètes : de 8 à 15 % de fibres dans leur composition si elles ne sont pas raffinées. Dans le même ordre :

Avoine, blé, épeautre, sarrasin, seigle, riz, maïs, quinoa.

Fruits secs : de 8 à 15 % de fibres dans leur composition :

Figues, raisins secs, dattes, pruneaux, abricots.

Oléagineux : de 7 à 14 % de fibres dans leur composition :

Amandes, noix, noisettes.

Légumes : de 1 à 6 % de fibres dans leur composition, contrairement à ce que l'on pourrait croire :

Haricots verts, carottes, épinards, blettes, choux, navets, potirons, salade verte, betteraves, oignons, poireaux, asperges, céleri, tomates, concombres.

Fruits : de 1 à 2 % de fibres, sauf les fruits rouges comme les fraises, framboises, cassis, myrtilles, groseilles qui en contiennent de 4 à 6 %.

Pour un apport équilibré en fibres, il est souhaitable de consommer des végétaux bien mûrs et de bonne qualité, biologiques de préférence. L'agriculture conventionnelle utilise des produits chimiques qui modifient la structure des fibres en les appauvrissant à cause d'une croissance trop rapide et d'une surcharge en eau. (Cf. chapitre : agriculture biologique).

Je ne saurai trop déconseiller la consommation de compléments et tablettes à base de fibres alimentaires qui à cause de leur concentration et leur absorption, en dehors de tout bol alimentaire classique, ne peuvent avoir qu'une action purement mécanique ponctuelle avec un risque d'irritation de la muqueuse intestinale sur le long terme. Comme nous l'avons évoqué plus haut, c'est lorsque les aliments sont consommés ensemble que le rôle des fibres revêt toute son importance.

Il est amusant de noter ici comment l'industrie agroalimentaire se joue de nous en raffinant les céréales d'un côté, et en nous revendant ensuite leurs fibres sous forme de compléments alimentaires, afin de pallier les carences en fibres de notre alimentation moderne ! rien ne se perd, tout se transforme…

Une dernière précision doit être apportée sur les jus.

Le fait de consommer uniquement des jus de fruits ou de légumes ne permet pas d'apporter ces fibres, seule une partie d'entre elles (hydrosolubles) sera présente, les autres resteront dans les déchets issus du pressage ou de la centrifugation. Dans une réforme alimentaire, les jus sont intéressants pour réintroduire, dans un premier temps, les aliments végétaux pour ceux qui ne supporteraient pas un trop grand changement. Mais, plus tard, il sera nécessaire d'introduire progressivement les aliments cités plus haut, en commençant par ceux qui sont les moins riches en fibres : fruits, légumes, pour terminer par les céréales et les légumineuses.

Si les jus ne sont pas bien supportés, il est possible de les couper au début avec de l'eau de bonne qualité comme Mont Roucous, Rosée de la Reine ou Montcalm par exemple.

En résumé, les FIBRES :

- **Améliorent la tolérance glucidique par l'abaissement de l'index de glycémie.**
- **Diminuent la sensation de faim.**
- **Facilitent le transit intestinal.**
- **Améliorent l'état du tube digestif par un drainage régulier.**
- **Participent au métabolisme des glucides, des lipides et des protides par la synthèse des vitamines B.**
- **Aident à réguler le taux de cholestérol sanguin et les triglycérides.**

L'EAU

Sans eau : pas de vie. Nous sommes composés en moyenne de 70 % d'eau, soit, pour un individu pesant 60 kg, pratiquement 40 litres d'eau !

Le sang est composé à 80 % d'eau, la lymphe à 95 % d'eau, les tissus musculaires à 75 % d'eau, et même les os en contiennent. Aucune réaction biochimique ne peut se faire sans l'eau, elle est le véhicule, le milieu, la nourriture. Tout passe par elle, ce qui arrive dans notre corps, ce qui se transforme, ce qui est transporté vers chaque cellule, ce qui est ensuite éliminé, tout nécessite la présence de l'eau. L'eau, c'est la vie, mais ce peut être la mort, si elle n'est pas renouvelée, si elle stagne, si elle ne remplit plus son rôle de dépuration, alors elle peut nous être néfaste.

Chaque jour, notre organisme a besoin d'environ 2,5 litres d'eau, mais cela ne veut pas dire exclusivement en eau de boisson. Une bonne partie de l'eau qui nous est nécessaire nous est apportée par les aliments, dans la mesure où nous consommons suffisamment de végétaux. Les aliments devraient nous apporter environ 1 litre à 1,5 litres d'eau "vitale" par jour, les 1 à 1,5 litres restants provenant de l'eau de boisson.

- L'EAU ALIMENTAIRE OU "EAU VITALE"

L'eau "vitale" est celle qui est contenue dans les aliments et qui renferme tous les nutriments particulièrement importants pour la vie, comme les vitamines hydrosolubles (groupe B et C) et les oligoéléments. La valeur énergétique, nous pouvons même dire vibratoire, de l'eau a son importance. Elle est difficilement quantifiable, elle est liée à la nature même de l'aliment, selon qu'il est cru, cuit, raffiné, transformé, sa valeur ne sera pas la même. C'est une eau hautement dynamique et biodisponible que nous apportent les aliments en fonction de leur nature.

L'ingénieur Marcel VIOLET a bien étudié cet aspect énergétique de l'eau, notamment celle qui est chargée d'électricité due à un orage ou encore l'eau qui a été exposée au soleil. Il l'appellera "eau vitale" après sa célèbre expérience avec des têtards qui donnera son nom à cette eau : "l'eau de Violet". Partant d'une eau qu'il avait fabriquée, donc chimiquement pure, ou aucun têtard ne survivait, il l'enferma dans un ballon de verre scellé en l'exposant au soleil pendant un mois. Après ouverture, les têtards à nouveau plongés dans cette eau vécurent et grandirent normalement. Pour Marcel VIOLET "L'*existence des ondes biologiques est, pour moi, désormais une certitude, et si nous n'avons pas encore découvert le détecteur qui nous permettra de poursuivre scientifiquement nos recherches, nous possédons déjà de nombreux tests qui renforcent singulièrement nos théories*". (Le secret des Patriarches – 1960). Il était déjà le précurseur des découvertes du Pr Benveniste sur la mémoire de l'eau (cf. plus bas).

Si l'aliment que nous consommons est issu de l'agriculture moderne, son eau peut conserver des traces de pesticides et de nitrates. Lorsqu'un aliment n'est pas issu de l'agriculture biologique, il est préférable de le cuire à la vapeur, afin de le "laver" de ces éléments toxiques. Il ne faut pas consommer l'eau qui a servi au cours de cette cuisson, même si par ailleurs elle aura recueilli les minéraux et oligoéléments de l'aliment.

- L'EAU DE BOISSON

Lorsque j'interroge une personne sur ses habitudes alimentaires, je lui demande ce qu'elle boit, elle me répond "de l'eau" et je lui demande alors "quelle eau ? – Cela surprend très souvent, mais selon qu'il s'agit de l'eau du robinet, d'une eau très minéralisée ou au contraire faiblement minéralisée, cela n'aura pas la même incidence sur notre organisme.

L'eau de boisson est primordiale pour sa capacité à évacuer et à drainer l'organisme plus que pour les minéraux qu'elle apporte. Contrairement à une idée reçue, fortement soutenue par la publicité et les communications aux professionnels de la santé, une eau en bouteille ne permet pas d'apporter à l'organisme tous les minéraux qu'elle contient. En effet, l'eau à la source est **ionisée**, c'est-à-dire que les molécules qui la composent sont porteuses d'une charge électrique libre négative ou positive. Une eau sous cette forme est évidemment très intéressante puisqu'elle apporte à l'organisme des minéraux utilisables grâce aux échanges électriques alors possibles avec les cellules. Dès lors que l'eau est captée, mise au contact de l'air, traitée et embouteillée, elle perd en grande partie sa forme ionisée et les minéraux qu'elle contient sont alors beaucoup moins assimilables. Une eau minérale est intéressante à la source, en cure, comme cela se pratique toujours, un verre à la main, en avalant une eau captée immédiatement, jaillissant de la terre. Rappelons-le, les indications thérapeutiques des eaux ne valent que pour des personnes malades et lorsqu'elles font une cure sur place aux thermes.

La surconsommation d'eaux très minéralisées en bouteille, par des organismes sains, n'est pas ce que l'on a fait de mieux depuis une trentaine d'année. Comme la plupart des sources d'eau minérale sont aux mains des grands groupes de l'agroalimentaire, il s'agit pour eux de s'appuyer sur les vertus médicinales de ces eaux afin d'en vendre le plus grand nombre, sans se soucier, une fois de plus, de l'impact que cela peut avoir sur la santé. Il est d'ailleurs regrettable de voir commercialiser des eaux dépassant le seuil de 2 000 mg/l (2 g) alors que ce type d'eau devrait être considéré comme un outil thérapeutique en cure thermale.

En France, une seule eau en bouteille respecte la forme ionisée, grâce à un procédé technologique qui évite tout contact avec l'air et conserve, en quelque sorte, l'eau “sous vide”, il s'agit de l'**Hydroxydase**. Sa très forte minéralisation et sa forme ionisée ne permettent pas une consommation courante. Elle est plutôt utilisée en cure à domicile pour sa capacité de détoxication (abaissement du taux de cholestérol, entre autres) et de reminéralisation, avec une influence intéressante sur l'équilibre du système nerveux (présence, entre autres de lithium et de magnésium).

L'eau chargée en minéraux difficilement assimilables n'a guère d'intérêt pour l'organisme, car ce que nous recherchons, c'est son pouvoir d'élimination. Dans ce cas, il est préférable d'utiliser des eaux très peu minéralisées. Plus une eau est pure, et donc peu minéralisée, plus sa capacité à dissoudre le milieu et à se charger en déchets est grande. Si les liquides qui baignent nos cellules retiennent les toxines, les acides ou les produits toxiques, on dit alors que leur concentration est importante. Une eau pure, donc peu concentrée, aura un effet de dilution et d'entraînement des éléments qui surchargent notre milieu, ce qui est lié au phénomène d'osmose. L'osmose étant le transfert d'un solvant (ici l'eau pure) vers une solution plus concentrée (ici le liquide extracellulaire) au travers d'une membrane (ici les capillaires du système circulatoire, par exemple). L'eau pure permet une dilution générale des liquides de l'organisme et l'évacuation des déchets hors de celui-ci, principalement par le rein (Cf. Les émonctoires).

Les eaux de boisson présentent des concentrations en minéraux très variables, allant de 19 mg par litre (Mt Roucous) à 4 774 mg par litre (Vichy St-Yorre) ! Il est donc intéressant de rechercher des eaux dont la minéralisation se situe entre 20 et 120 mg par litre. Sur les étiquettes des bouteilles, vous pourrez lire deux formules vous indiquant cette concentration : "*minéralisation totale...mg/l*" ou "*résidu sec à 180° ...mg/l*" ou encore dans certains pays "*ppm* pour : *partie par million*". Attention : une **eau de source** n'est pas toujours faiblement minéralisée.

Par ailleurs, il faut signaler une autre propriété de l'eau, la résistivité, qui est directement en relation avec le maintien de l'équilibre acido-basique (cf. équilibre acido-basique) dans notre organisme. La résistivité, qui s'exprime en ohm.mètre, est la capacité que présente un matériau à s'opposer au passage d'un courant électrique. La conductivité est l'inverse de la résistivité. Dans le cas de l'eau, plus l'eau est chargé en minéraux, plus elle est ionisable, donc plus elle est conductrice et plus sa résistivité est faible. Au contraire, plus une eau est pure (très peu d'ions minéraux), plus sa résistivité est grande et moins elle est conductrice. Cela se vérifie pour les eaux de qualité qui ont une résistivité élevée.

La minéralisation et la résistivité vont de pair. Ainsi, une eau de type Mont Roucous possède une résistivité de 45 500 ohm.mètre contre 144 ohm.mètre pour Vichy St-Yorre par exemple, et souvent moins de 100 ohm.mètre pour des eaux du robinet. Une eau dont la résistivité est élevée permet une bonne épuration de l'organisme, notamment en entraînant les déchets acides ce qui maintient un bon équilibre acido-basique, sans avoir à puiser dans nos réserves minérales basiques (os, tissus).

Retenons que la résistivité est inversement proportionnelle à la minéralisation.

LES EAUX MINÉRALES ET LES EAUX DE SOURCES

Tableau des principales eaux actuellement sur le marché, avec leur minéralisation et, lorsque cela est possible, leur résistivité et leur pH (acide ou basique, la neutralité étant à 7). Pour la France métropolitaine, les DOM-TOM, Andorre, la Belgique, le Québec, la Suisse.

Eau	Minéralisation mg/l	pH	Résistivité ohm.mètre
MONT ROUCOUS	19	6	44 500 !
ROSÉE DE LA REINE (Mont Roucous)	18	6,1	43 500
MONTCALM	23	6,6	35 700
VOLCANIA (fontaine du Berlou)	19	6,1	NC
CELTIC	46	NC	NC
VOLVIC	109	7	5 300
MONTCLAR	150	7,9	4 400
VALVERT	201	7,6	2 800
OGEU	264	NC	NC
CRISTALINE/CRISTAL ROC	259	7,7	2 600
EVIAN	309	7,4	1 700
AIX LES BAINS	312	7,7	1.700
PERVAL	318	8	1 730
THONON	346	7,3	NC
CRISTALINE BONDOIRE	365	7,6	1 870
PERRIER	465	5,5	1 370
CHANTEREINE	522	7,9	1 310
VITTEL	840	7,6	820
SALVETAT	1 030	5,8	850
WATTWILLER	1 090	7,4	720
SAN PELLEGRINO	1 109	5	NC
BADOIT	1 325	5,9	520
ARCENS	1 500	6	505
VALS	1 776	NC	NC
CONTREXEVILLE	2 144	7,2	430
HEPAR	2 580	7,3	380
VICHY CELESTINS	3 378	6,3	205
VICHY ST-YORRE	4 774	6,4	144
Corse :			

Eau	Minéralisation mg/l	pH	Résistivité ohm.mètre
SANTA LUCIA	80	NC	NC
SANTA REGINA (gazeuse)	82	NC	NC
ZILIA	107	7,5	NC
Ile de la Réunion :			
BAGATELLE- Source Blanche	110	NC	NC
EDENA –Rivière des Galets	123		
CILAOS	1 780		
Guadeloupe :			
MATOUBA	60	6,8	
CAPES (gazeuse)	363	6,9	
Martinique :			
CHANFLOR	81	7,2	
DIDIER	1 550		
Nouvelle Calédonie :			
EAU DE SOURCE (grande distrib.)	28	7,8	
Tahiti :			
VAIMATO	130	7,6	
Andorre :			
ARINSAL	100	7,2	
Belgique:			
SPA	41	5,8	
BRU	290		
VALVERT-ETALLE	301		
VOLETTE	452		
AQUAREL	490		
CHAUDFONTAINE	509	7	
Québec :			
FRISSON	116		
FLORENCE	130		
AQUAFINA	197		

Eau	Minéralisation mg/l	pH	Résistivité ohm.mètre
CHAMPLAIN	200		
NATURAL SPRING WATER-Naya	329		
ABENAKIS	14.543 record absolu !!!		
Suisse:			
HENNIEZ	206		
ARKINA	318		
GENVAL	547		
CRISTALP	708		
VALSER	1 905		
ALPENROSE	2 190		

Des mesures régulières sont faites et les données peuvent varier sensiblement d'une fois sur l'autre, ce qui peut expliquer les légères différences observées entre cette liste et l'étiquetage. Une des sources d'information utilisée ici est le site www.aquamania.net, fort intéressant car il recense un très grand nombre d'eaux dans le monde avec leurs caractéristiques.

On trouve en France principalement deux appellations : eau minérale et eau de source. La législation permet l'appellation "eau minérale" en fonction des vertus thérapeutiques qui lui sont reconnues par l'Académie de Médecine. Il s'agit de l'eau utilisée à la source, en rapport à sa composition en minéraux. Cette démarche est volontaire de la part de l'exploitant de la source qui souhaite bénéficier de cette appellation.

Les eaux de source sont, pour leur part, en général assez peu minéralisées, mais il faut tout de même vérifier l'étiquetage, la minéralisation pouvant être élevée.

Enfin, le pH (Cf. équilibre acido-basique) d'une eau devrait être légèrement acide entre 6 et 7.

Seule la minéralisation doit être obligatoirement portée sur l'emballage, il est très rare de trouver le pH et la résistivité (sauf Mt Roucous – Rosée de la Reine...)

Concernant les bouteilles, on peut regretter la disparition des bouteilles en verre, remplacées par des bouteilles en plastique (polymères synthétiques issus du pétrole), mais il semblerait que ces contenants soient assez stables. Toutefois, il est plus prudent d'éviter un trop long stockage des bouteilles, surtout à la chaleur et à la lumière.

L'EAU DU ROBINET

Selon le lieu de captage et la pollution des nappes phréatiques par les nitrates et les pesticides, la qualité de l'eau d'adduction peut varier d'une région à l'autre de façon notable. Rappelons ici que le taux de nitrates à ne pas dépasser est fixé légalement à 50mg/l pour l'eau du robinet et 45mg/l pour l'eau en bouteille. Mais l'OMS considère qu'à partir de 25mg/l il y a danger pour la santé. Actuellement les seuils légaux sont souvent franchis et nécessitent la mise en œuvre de solutions d'urgence.

Les usines de traitement de l'eau sont certainement efficaces contre les germes, mais il leur est bien difficile d'éliminer toute trace de nitrates et de pesticides. Vient ensuite le chlore utilisé pour détruire les germes, qui n'est pas sans risque. Aux États-Unis, une étude publiée dans *l'American Journal of Public Health* (1.07.92) parle du rôle possible du chlore, en excès dans l'eau, dans la genèse des cancers du rectum et de la vessie.

Il faut également signaler les risques liés à l'état des canalisations anciennes, qui ont tendance à libérer des particules de métaux lourds hautement toxiques comme le plomb, le cadmium ou le mercure.

Si nous utilisons l'eau du robinet pour la cuisine, nous ajoutons les éléments indésirables qu'elle contient aux autres produits et résidus toxiques retrouvés dans les aliments issus de l'agriculture conventionnelle. Le discours, souvent entendu, sur l'eau du robinet, est tout simplement "*qu' elle est bonne*" dans telle ou telle ville. Mais nous n'utilisons pas les mêmes références pour déterminer la qualité de l'eau. Les eaux d'adduction sont "*bonnes*" dans le sens potable du terme, c'est-à-dire qu'elles ne contiennent pas de germes dangereux et qu'elles ne dépassent pas les seuils maximums autorisés de produits toxiques comme les nitrates. C'est le minimum que l'on peut en attendre, mais cela n'est pas suffisant à nos yeux pour dire qu'elle est acceptable pour la santé.

Bien évidemment, ce tableau, un peu noir, peut être amélioré par la filtration, surtout l'osmose inverse qui repose sur le principe de l'osmose mais... inversé, on s'en serait douté ! L'eau est libérée de pratiquement toutes les particules nocives, des minéraux, des germes, des métaux lourds, des nitrates, la rendant assez proche des eaux idéales dont nous avons parlé plus haut. L'inconvénient de ce procédé est qu'une grande partie de l'eau contenant les impuretés est rejetée, donc perdue. Par ailleurs le coût de ce système de filtration reste élevé.

D'autres systèmes, comme les filtres à charbon actif, retiennent une part non négligeable des éléments indésirables, mais ils ont tendance, lorsqu'ils sont saturés, à laisser repartir certaines particules retenues aux cours des précédents filtrages. Quant aux adoucisseurs, il n'est pas recommandé de consommer l'eau qui passe par un tel système. En effet, cette eau, certes plus douce, n'est pas particulièrement filtrée, mais en plus elle contient des formes chimiques du calcaire qui sont devenues solubles et dont notre organisme n'a pas vraiment besoin. Plutôt que de laisser ces dépôts de calcaire se fixer sur les tuyauteries de la maison ou de nos machines à laver, nous courons le risque de les laisser se déposer dans notre organisme et d'affaiblir le rein qui tentera ne nous en débarrasser. Il serait raisonnable de placer, au minimum, un filtre à charbon actif après l'adoucisseur afin de réduire cette charge minérale supplémentaire due au système lui-même.

"LA MÉMOIRE DE L'EAU"

Avant de clore cette rubrique, il est indispensable de signaler qu'au-delà d'un simple élément dont l'agencement moléculaire semble totalement compris et maîtrisé, une voie nouvelle et étonnante s'est ouverte quant à la nature plus subtile de l'eau. En 1988, le Professeur Jacques Benvéniste[10], Docteur en médecine, biologiste, directeur de recherche à l'INSERM (Institut National de la Santé et de la Recherche Médicale, Unité 200 - France) et son

[10] Décédé le 10 octobre 2004 à Paris.

équipe, constatent que l'eau est capable de garder la "**mémoire**" d'un élément pour lequel elle a servi de solvant, même après avoir subi de nombreuses dilutions. Le simple fait d'agiter cette eau (la dynamisation en homéopathie) permettrait de réactiver cette mémoire et d'agir comme si l'élément initial était présent.

Autrement dit, même en l'absence du produit, l'eau qui avait dilué celui-ci serait porteuse de son information. Une controverse assez violente s'est alors installée, ses détracteurs allant jusqu'à attaquer personnellement le Pr Benveniste, fait rare dans le monde scientifique, plutôt que d'argumenter contre ses découvertes ou d'explorer plus en avant dans le sens de ses recherches. Cette hypothèse de la "**mémoire de l'eau**" ébranle notablement les dogmes établis en physique classique et ouvre la voie à une explication possible sur la façon dont agissent, entre autres, les dilutions en homéopathie, dans les élixirs floraux ou les élixirs minéraux. La base cartésienne qui soutient que tout mouvement ne se fait que par contact entre des molécules fait place ici à une approche informationnelle ou vibratoire, qui implique d'autres mouvements à distance, plus proche des théories de Newton et de la **physique quantique**. Une telle remise en cause peut avoir d'autres conséquences, si cette hypothèse se vérifie, *ce dont je ne doute plus*, il faudrait alors s'interroger sur les autres "mémoires" que l'eau serait capable de conserver, notamment sur le plan chimique ou même naturel (lisiers !) et dont nos cellules se feraient alors les récepteurs. Une eau filtrée, potable, aux normes, ne serait alors plus pour autant acceptable pour notre santé si elle transporte un autre type d'information que nos cellules pourraient recevoir et décoder. Mais sommes-nous prêts à entendre un tel discours ? Et surtout, sur le plan économique, encore une fois, l'enjeu du contrôle et de la distribution de l'eau à l'échelle planétaire est tellement colossal que la bataille, pour faire admettre une telle hypothèse, avec les conséquences possibles qu'elle implique sur la santé, risque d'être rude.

Après la fermeture pure et simple de l'unité 200 de l'INSERM en 1994 (*Le Monde du 1.03.94*) le Professeur Benveniste poursuit ses recherches dans un préfabriqué sur un parking ! (*Le Monde du 22.01.97*), tant qu'il ne travaille pas sur la "mémoire de l'eau" rien ne lui est reproché, pour le reste…

Affaire à suivre !

À lire sur le sujet un excellent livre de Michel Schiff, chercheur au CNRS[11] et dont le titre est suffisamment évocateur "Un cas de censure dans la science : la mémoire de l'eau" où il dit, entre autres, "*je ne connais pas d'affaire qui soit plus à même d'illustrer les dangers du dogmatisme scientifique... La médecine homéopathique fait appel à des solutions tellement diluées qu'il ne reste en principe plus de molécules actives. Le fait qu'un chercheur expérimenté confirme que l'eau peut effectivement se "souvenir" de contacts avec certaines molécules actives, produit des réactions extrêmes. Ces réactions ont conduit à "L'affaire Benveniste"*".

Le Dr Benvéniste est décédé sans avoir terminé ses recherches. Nous le voyons, aborder le sujet de l'eau n'est pas simple, l'eau est un enjeu majeur pour la planète dans les prochaines décennies. Plus encore que le pétrole, elle permettra à des peuples de survivre ou les entraînera vers leur dépendance ou leur perte. L'eau fait déjà l'objet de grandes convoitises, pour la puissance qu'elle conférera à ceux qui la contrôleront demain. Ne dit-on pas d'elle que c'est "l'or bleu" ?

Sur le plan de la santé, l'eau que nous consommons chaque jour doit être choisie avec soin et en connaissance de cause, son importance est grande pour notre organisme.

En résumé, L'EAU :

- **VITALE : nous apporte tous les éléments indispensables à la vie.**
- **DE BOISSON : permet une élimination correcte des déchets de l'organisme.**
- **Est plus importante par ce qu'elle permet de dissoudre et d'évacuer que par les minéraux qu'elle apporte.**

---

[11] Éd. Albin Michel.

LE SEL

Indispensable à la vie, très présent dans l'eau de mer d'où est née la vie sur notre planète, le sel fait partie de notre organisme qui en contient dans ses tissus.

Il permet de retenir l'eau de notre corps, mais sa surconsommation peut très vite devenir néfaste. Trop de sel et l'organisme retiendra l'eau de façon excessive, ainsi apparaîtront : l'œdème, les problèmes d'hypertension, les problèmes cardio-vasculaires par affaiblissement du cœur trop sollicité par une pression artérielle élevée, les surcharges pondérales (poids). Dans les pays occidentaux, la consommation est de 8 à 10 grammes de sel (raffiné = sodium pur) par jour et par personne, contre 2 à 4 grammes dont nous avons réellement besoin. Les aliments, par leur teneur naturelle en sels, couvrent déjà la moitié de ces besoins. Dans une journée, le sel rajouté devrait correspondre à l'équivalent d'une demi-cuillère à café rase (plus petit qu'une cuillère à dessert), y compris celui que l'on utilise dans les plats et les sauces, ce qui est très peu.

De plus, la qualité du sel a considérablement changé, puisqu'il est, lui aussi, raffiné. Le sel blanc n'est que du sodium à l'état pur, alors que le sel issu des marais salants est composé de plusieurs minéraux et oligoéléments indispensables, dont le potassium (qui contrebalance l'effet du sodium en libérant l'eau), le magnésium, le calcium, le soufre, le manganèse, le cuivre, le zinc, l'iode...

Ici encore, nous constatons les méfaits du raffinage. Alors que la nature fait très bien les choses en équilibrant la composition du sel, l'homme vient modifier une fois de plus cet équilibre sans se soucier de l'impact que cela peut avoir sur sa santé.

Très récemment, un chercheur, Pierre Ménéton[12] a évoqué les effets néfastes du sel et les conséquences sur la santé publique. Il démontre notamment que la simple baisse de 30 % de la consommation de sel en France réduirait très sensiblement le nombre de maladies cardio-vasculaires. "*On peut calculer qu'une réduction de 30% de l'apport en NaCl – chlorure de sodium – de 1 à 9 gr. par jour se traduirait par une diminution de 16% des*

12 Inserm U367 – Paris.

infarctus du myocarde et de 22% des accidents vasculaires cérébraux dans des pays comme l'Angleterre ou la France. Cela représente près de 20 000 vies sauvées chaque année en France..."[13]. Tout cela n'était pas du goût, sans faire de jeu de mots, des grands de l'industrie agroalimentaire qui auraient alors vu baisser notablement la vente des boissons, eau (en bouteille) et sodas dont ils sont pour la plupart propriétaires. Mais le plus intéressant c'est que cette industrie agroalimentaire est la plus grande pourvoyeuse de sel dans les préparations qu'elle distribue (plats préparés, charcuteries, panification, pâtisserie, conserves...). Le sel rajouté dans les plats préparés permet d'obtenir un poids supplémentaire, par rétention de l'eau, et ainsi de faire payer un peu plus cher au kilo, le plat en question.

Cet impact économique, aussi bien pour les boissons que pour le poids des aliments industriels, une fois de plus, n'étant pas négligeable, une tentative de déstabilisation de ce chercheur a été mise en place, heureusement l'affaire évoque au grand jour par quelques médias, a permis, pour le moment, de calmer le jeu.

Au-delà des seules maladies directement liées à la consommation excessive de sel, en naturopathie nous considérons que la "stagnation" des liquides (humeurs) dans l'organisme est très défavorable, puisque les toxines ne peuvent plus être libérées et évacuées. Il s'ensuit une viciation des humeurs, et un lent ralentissement des échanges qui aboutissent à une intoxication générale et une asphyxie de l'organisme, avec toutes les conséquences que cela peut avoir sur la santé. Maladies chroniques, puis dégénératives apparaissent par suite de la modification notable du milieu, en partie due à cet excès de sel raffiné.

C'est un peu comme si, d'un lac aux eaux pures, nous faisions de notre corps un marécage d'eau saumâtre, duquel plus rien ne peut s'échapper, la vie disparaît peu à peu.

Éviter de surconsommer du sel est primordial, mais malheureusement, pas aussi facile qu'on pourrait le croire. Tous les aliments en contiennent et surtout les aliments préparés, pain, biscottes, plats cuisinés, charcuterie, pâtisseries, conserves.

---

[13] Le chlorure de sodium dans l'alimentation : un problème de santé publique non résolu – P. Meneton – Nafas science – Volume 5 – 2001.

Réduire la consommation des aliments préparés industriellement, éviter de rajouter du sel dans les plats et n'utiliser que du sel gris, du sel marin ou de la fleur de sel, telles sont les habitudes à prendre pour améliorer notre santé et prévenir les effets néfastes du sel.

TABLEAU DES CATÉGORIES D'ALIMENTS

Du plus salé au moins salé :

Poissons séchés.
Charcuteries.
Beurres salés.
Fromages.
Conserves (olives+++).
Sauces (mayonnaises, sauces tomates, moutardes, sauces salades).
Sauces soja (shoyu, tamari).
Fruits de mer (crevettes, gambas, langoustines, crabes).
Poissons crus marinés.
Pains (blanc surtout, car la farine blanche n'a pas de goût), biscottes, galettes, biscuits secs.
Poissons frais.
Viandes.
Lait, beurre, yaourt.
Œuf.
Les légumes contiennent très peu de sel, à l'exception du céleri.
Les fruits, céréales, légumineuses n'en contiennent quasiment pas.
Les huiles végétales, pas du tout.
Certaines eaux minérales sont assez chargées en sodium (Badoit, Vals, Vichy, Hydroxydase).

En résumé, le sel sous sa forme naturelle :

- **Apporte du sodium pour retenir l'eau de l'organisme et des oligoéléments essentiels (lorsqu'il n'est pas trop raffiné).**
- **Consommé en excès sous sa forme raffinée, il s'avère dangereux pour la santé.**

L'ALCOOL

L'alcool est le résultat d'un processus naturel issu de la fermentation des sucres, mais il n'est pas du tout indispensable à notre organisme. L'homme, habitué depuis fort longtemps à consommer des alcools produits à partir de végétaux aussi différents que le raisin, le malt, la pomme de terre, la canne à sucre ou la poire, en a fait un stimulant et souvent une boisson incontournable dans ses relations sociales. Partout dans le monde, on trouve des comportements ou le passage par "le verre" est indispensable afin de nouer ou de sceller une relation. L'alcool désinhibe, il joue un peu le rôle d'un anxiolytique, et fonctionne comme les neuromédiateurs qui transportent l'information entre les cellules du système nerveux.

Malheureusement, l'alcool induit, comme le tabac, une dépendance dont certaines personnes n'arrivent pas à se défaire. Leur système nerveux ne peut plus fonctionner qu'avec l'apport régulier de molécules d'alcool et bien souvent les doses sont régulièrement augmentées. Les risques pour la santé sont alors inévitables : maladies du tube digestif, du foie, augmentation du cholestérol LDL (mauvais cholestérol), augmentation des triglycérides et donc risque de maladies cardio-vasculaires.

Par ailleurs, l'alcool empêche la bonne assimilation des protéines, des minéraux, des vitamines et aggrave l'acidose par un excès d'acide urique et de déchets acides issus de sa propre dégradation. Enfin, l'alcool est tout simplement toxique pour l'organisme, sa grande capacité à pénétrer dans tous nos tissus et surtout au niveau du système nerveux altère et détruit irrémédiablement des cellules dont les fonctions sont essentielles à la vie.

On ne saurait être trop prudent et si l'on consomme des produits alcoolisés, il faudrait se contenter de vins à tanin (rouge), moins acidifiants que les autres et qui, par leur richesse en tanin protègent, paradoxalement, les veines, sont antioxydants et anti-inflammatoires, notamment au niveau de la muqueuse intestinale. En petite quantité, il peut être acceptable de consommer l'équivalent de deux verres de vin rouge par jour, dans la mesure où celui-ci ne contient pas de sucre ajouté et d'autres adjuvants.

Les alcools forts étant, eux, à proscrire.

Le lait

Il est curieux de constater que, dès que l'on aborde le sujet du lait, cela suscite souvent des réactions vives, empreintes d'émotions.

Peur, culpabilité, inquiétudes diverses pour l'enfant, pour l'adulte, questions sur le calcium, etc....

Pourtant le lait chez le mammifère n'est qu'un aliment du début de vie, lorsque la mère allaite tout naturellement son bébé. Nous sommes la seule espèce sur terre à boire le lait d'une autre espèce, qui plus est à l'âge adulte ! Pourquoi cela ?

Il est difficile de répondre à cette question mais cette habitude, surtout dans les pays occidentaux, de consommer autant de lait et de produits laitiers, n'est que très récente. De tous temps, le lait et le fromage ont été consommés, mais en petite quantité. Les moyens de production étaient limités et les besoins très faibles, les fromages servant bien souvent d'aliment d'appoint dans les périodes où il ne restait plus grand-chose à manger. Grâce à sa conservation assez longue, il permettait à certains peuples, notamment les pasteurs, de survivre. La surconsommation de lait surtout depuis les années 50, n'est pas étrangère au développement de certaines formes d'obésité que nous constatons de plus en plus dans la population occidentale et chez les plus jeunes. En effet, le lait de vache est principalement composé de protéines (3 fois plus que le lait humain), dont une des caractéristiques est de permettre au veau de multiplier par cinq son poids en six mois ! Une des protéines du lait, la **β-lactoglobuline** est un facteur aggravant de l'allergie chez l'homme, le simple fait d'arrêter les produits laitiers améliore souvent notablement les états allergiques.

Par ailleurs, la richesse en acides gras saturés (70 %), inutiles pour l'homme dans de telles proportions, augmente les apports caloriques de façon non négligeable. Enfin, les produits laitiers consommés avec du sucre ou des préparations sucrées augmentent la part de glucides à index glycémique élevé dans la ration alimentaire quotidienne.

Bien sûr, le lait de vache est très riche en calcium et autres minéraux mais également très riche en sodium (70 à 75 mg pour 100 gr contre 15 à 18 mg pour 100 gr pour le lait humain), ce qui n'est pas idéal, comme nous l'avons évoqué plus haut. Concernant le calcium, qui semble être au centre des préoccupations de ceux qui préconisent une importante consommation de lait, il n'est pas démontré que la consommation de lait ou de produits dérivés serait la seule et unique chance de maintenir le niveau de calcium nécessaire à l'organisme. Dans le monde, les disparités de consommation de produits laitiers, donc les apports très différents en calcium nous montrent que des populations comme les Japonais, qui ne consomment quasiment pas de lait et dont les principales sources de calcium se trouvent dans les céréales, ont beaucoup moins de problèmes d'ostéoporose et nettement moins de cancers du sein. Certains chercheurs soupçonnent le lait d'être un des facteurs de risque du cancer du sein et des ovaires, que l'on observe moins souvent chez les peuples qui consomment moins de lait[14].

Par ailleurs, le calcul simpliste qui consiste à ne prendre en compte que les apports alimentaires journaliers, imposant d'ingérer un minimum de calcium, est loin d'une réalité bien plus complexe. En effet, le calcium est absorbé par l'intestin de façon très variable en fonction des besoins du moment et par adaptation du métabolisme. Ainsi, une femme enceinte, allaitant, ou un enfant en pleine croissance, seront capables d'absorber une plus grande quantité de calcium tiré des aliments, quelles que soient la nature et la quantité de ceux-ci.

D'autres facteurs concourent à l'assimilation du calcium, notamment la présence de vitamine D, de vitamine C et de phosphore, ainsi que l'activité physique et l'ensoleillement (Vit D). Il faut noter, enfin que nous disposons de nos propres réserves de calcium qui se trouvent principalement dans nos os et qu'un mécanisme de régulation via deux hormones, la calcitonine et la parathormone (cf. le système endocrinien), veille à réguler les apports en calcium et la fixation de celui-ci.

---

[14] *Galactose consumption and metabolism in relation to the risk of ovarian cancer. "The Lancet" july 1989.*

Par ailleurs, il y a beaucoup d'aliments riches en calcium et qui ne présentent pas les inconvénients du lait. Dans la nature, nous pouvons observer certains animaux totalement végétariens qui ne semblent pas souffrir de carence, malgré leur taille et l'imposant squelette qui les soutient (éléphant, girafe, bovins...).

Bien souvent la question posée est : "*par quoi remplacer le lait ?*", mais est-il vraiment nécessaire de le remplacer, dès lors que l'alimentation est équilibrée, que les aliments sont variés et ne sont pas raffinés ?

Dans le cas où le lait reste encore un besoin, qu'il est difficile à remplacer pour des raisons sociales, il faudra plutôt choisir des fromages et des dérivés du lait de brebis ou de chèvre, qui présentent moins d'inconvénients. Par ailleurs, il existe des laits végétaux, notamment le lait d'amande, le lait de riz ou d'avoine et le lait de soja (beaucoup plus agréable à consommer qu'avant), qui sont tout à fait intéressants sur le plan nutritionnel. Une plus grande digestibilité, des acides gras polyinsaturés et une grande richesse en minéraux en feront de bons substituts au lait de vache. Normalement, la mère devrait allaiter au moins jusqu'à quatre mois ; si cela pause des problèmes et qu'une intolérance au lait de vache est repérée, il faudra se faire aider d'un diététicien ayant une approche alternative, capable de conseiller des laits végétaux sous le contrôle d'un médecin compétent dans ce domaine. En Espagne, au cours de la guerre civile, on raconte que des médecins ont sauvé beaucoup d'enfants grâce aux laits végétaux, et notamment celui d'amande, car il n'y avait quasiment plus de lait de vache.

Seuls les laits fermentés, yaourt, kéfir (*képhyr*, boisson lacto-fermentée du Caucase), petit-lait, lait caillé, restent quelquefois intéressants pour rééquilibrer la flore intestinale, par l'apport en ferments lactiques qu'ils procurent. Ces aliments sont plus légers et plus facilement digérés car ils se trouvent déjà dans une phase de fermentation, dans un processus de "prédigestion" dû aux bactéries qu'ils contiennent.

L'arrêt progressif du lait de vache et de ses dérivés, dans la mesure où une alimentation correcte est respectée, ne peut qu'être bénéfique sur le plan de la santé. Les déchets importants que génèrent ces aliments doivent être éliminés par l'organisme, qui sécrète inlassablement des mucosités par le tube digestif, la langue, la peau, les bronches, le nez, le vagin. Cette situation s'installe dans la chronicité et c'est ce que, en naturopathie, nous avons pour habitude de nommer "colles", par analogie à leur nature colloïdale. (Cf. la toxémie – les colles). Il est surprenant de constater une amélioration rapide de certains troubles, comme des sinusites chroniques, des eczémas gras, suintants, des troubles digestifs, des allergies, dès lors que l'on arrête la consommation de lait.

Il y aurait bien d'autres commentaires à faire sur le lait et nous ne saurions trop vous conseiller un excellent livre sur le sujet, au titre évocateur : "Le lait, une sacrée vacherie ?" du Dr Nicolas Le Berre[15].

Liste de quelques aliments riches en calcium souvent bien plus assimilable que celui qui est contenu dans le lait :

Pour 100 gr de :	teneur calcium :
Sésame	1300 mg
Spiruline	920 mg
Chou	429 mg
Sardine en conserve	380 mg
Amande	255 mg
Soja	250 mg
Sardine fraîche	230 mg
Noisette	225 mg
Crevette	200 mg
Figue sèche	180 mg
Yaourt	150 mg
Lait de vache	**132 mg**
Les fromages vont de 180 mg à 1260mg pour le Parmesan	
Blé	90 mg
Abricot sec	80 mg
Yaourt soja	68 mg
Œuf	54 mg

[15] Éd. Charles CORLET 1990.

Même si cette référence est insuffisante, comme nous l'avons évoqué plus haut, il est actuellement recommandé un apport journalier de 800 mg de calcium pour un adulte.

Et la vache, dans tout cela ?

Il y a 30 ou 40 ans, elle donnait environ 2 000 litres de lait par an et paissait tranquillement dans nos pâturages. Maintenant, une vache produit 8 000 litres de lait par an (4 fois plus) et l'objectif serait, pour les années à venir, de lui faire produire 10 à 12 000 litres par an ! De vraies usines… À méditer !

En résumé, LE LAIT :

- **Est l'aliment du nourrisson.**
- **Il peut être utile dans des cas de dénutrition importante.**
- **Il n'est pas indispensable à l'adulte qui se nourrit correctement.**

LES VITAMINES ET LES OLIGOÉLÉMENTS

Dans tout ce que nous consommons, il y a toujours une présence plus ou moins importante de **vitamines** et/ou d'**oligoéléments**. Comme nous l'avons vu, chaque catégorie d'aliments joue un rôle plus spécifique dans l'organisme, mais les vitamines et les oligoéléments qui, pourtant sont en plus petite quantité, sont essentiels dans les processus de la vie. Leur présence est nécessaire au bon déroulement de toutes les fonctions métaboliques, à toutes les transformations, les échanges, donc à la vie de nos cellules.

Vitamines et oligoéléments sont des **biocatalyseurs**, c'est-à-dire que leur présence est indispensable au déclenchement d'une réaction chimique qui engendre ensuite des processus énergétiques essentiels. Ainsi, à chaque seconde, notre organisme produit ces réactions puissantes grâce aux vitamines et aux oligoéléments.

- LES VITAMINES

Les premières vitamines furent découvertes, il y a environ un siècle. Le mot fut créé autour de la notion chimique d'amine (pour la B1) et de la notion de vitalité ce qui donna "vit-amine". Cela permet de comprendre l'importance de ces catalyseurs dans la notion de vitalité et d'aliment vivant (voir plus bas).

Au fur et à mesure de leur découverte, on leur attribua une lettre : Vitamine A, B, C...

Il y a deux types de vitamines, celles qui sont solubles dans l'eau : **hydrosolubles** et celles qui le sont dans les graisses : **liposolubles**.

Les **vitamines hydrosolubles** : groupe **B** et **C,** ont l'inconvénient de ne pouvoir être stockées, puisque nous les perdons par l'eau circulante qui est éliminée par la sueur et les urines. Nous devons les renouveler journellement afin de ne pas en manquer.

Les **vitamines liposolubles** : **A – D – E – K** sont stockées dans les graisses et nous sont, pour la plupart, apportées par des aliments riches en acides gras.

LES VITAMINES HYDROSOLUBLES : B – C

Vitamine	Actions	Sources
B1	Métabolisme des glucides, lipides, protéines. Système nerveux.	Céréales complètes. Légumineuses, levure de bière. Graines germées, foie, poisson, œufs.
B2	Énergie, respiration cellulaire, fixation du fer.	idem B1.
B3 (ou PP)	Respiration cellulaire, cholestérol, triglycérides.	idem B1+ lait + abats.
B4	Immunité, globules blancs.	idem B1
B5	Métabolisme général, immunité, énergie.	idem B1 + poisson + jaune d'œuf + champignons.

LES VITAMINES HYDROSOLUBLES : B – C		
Vitamine	**Actions**	**Sources**
B6	Système nerveux, métabolisme des lipides et des protéines. "Antidépresseur".	Légumes verts, levure de bière, germe de blé, jaune d'œuf, lait, foie, céréales complètes, banane.
B8 ou H	Système nerveux, métabolisme des lipides et des protéines. Croissance.	Levures, céréales complètes, graines germées (céréales), gelée royale, jaune d'œuf, oléagineux (noix) Chocolat (cacao 75 %).
B9	Sang (globules rouges), co-facteur de la B12.	Levure de bière, germe de blé, champignons, légumes verts, foie, abats.
B12	Sang (globules rouges), métabolisme des protéines des glucides et des lipides. Très importante pour le noyau de la cellule.	Viande, foie, poissons, œuf, lait. levure de bière, huîtres, palourdes. Attention : pas de B12 dans le végétal.
C	Immunitaire, antivirale, antibactérienne, antioxydante. Protection des autres vitamines, cofacteur de l'absorption du fer.	Tous les fruits et fruits rouges, agrumes, légumes verts.

LES VITAMINES LIPOSOLUBLES : A – D – E – K		
Vitamine	**Actions**	**Sources**
A β-carotène	Vision, antioxydante, anti-infectieuse, peau. Détoxiquante du foie, anti-œstrogène.	Légumes verts, jaune orangé. Fruits, jaune d'œuf, beurre, abats, poisson, crustacés.
D	Fixation du calcium, du fluor, du phosphore, déminéralisation, spasmophilie.	Concentration dans la peau > soleil, germe de blé, champignon, poissons gras, beurre, jaune d'œuf.

LES VITAMINES LIPOSOLUBLES : A – D – E – K		
Vitamine	**Actions**	**Sources**
E	Puissant antioxydant. Action sur la peau, le muscle. Sang (protection des globules rouges). Protection de la membrane cellulaire.	Huiles de première pression à froid, oléagineux, légumineuses, beurre, jaune d'œuf.
K	Antihémorragique, participe à la coagulation.	Flore intestinale. Légumes verts, huiles de première pression à froid. Œuf, pomme de terre, choux, foie.

Nous le voyons ici, les vitamines jouent un rôle essentiel dans toutes les grandes fonctions de l'organisme, elles ne doivent pas nous manquer et notre alimentation doit y pourvoir quotidiennement.

Mais ici encore, de la qualité de l'aliment, de sa transformation et de son mode de cuisson dépendront les apports en vitamines.

Les vitamines du groupe B sont détruites au-dessus de 120°, la vitamine C à 60°, les autres sont sensibles à la lumière et, pour la plupart, s'oxydent à l'air. Elles sont donc toutes très fragiles et la vitamine C, qui s'oxyde à l'air, est certainement la plus fragile. Les aliments qui en contiennent doivent être consommés rapidement et être stockés, même au froid, le moins longtemps possible, sous peine de perdre tout intérêt.

Les céréales raffinées, dont on a enlevé l'enveloppe, perdent ainsi une grande partie de leur valeur nutritionnelle, tant au niveau des vitamines que des oligoéléments.

Pour les vitamines liposolubles, il en va de même, les huiles doivent être vierges et de première pression à froid, si l'on veut en tirer le meilleur pour notre santé.

▪ LES OLIGOÉLÉMENTS[16]

Les premières découvertes datent de 1819. Coindet mit en évidence le lien qu'il y avait entre le goitre et la carence en iode. Puis Sutter, en 1900, étudia le rôle du cuivre et du manganèse dans l'arthritisme. Drouin et Barbet découvrirent l'intérêt de l'or et de l'argent dans les processus infectieux. Enfin, Marchi, en 1925, fit un lien entre la teneur en magnésium des eaux de boisson et l'apparition des cancers.

D'autres chercheurs comme Robinet (1930), Delbet (1932) et Dupont (1939) confirmèrent l'hypothèse selon laquelle plus la teneur en magnésium est élevée dans les eaux de boisson d'une région donnée, plus la fréquence des cancers baisse. Robinet alla même jusqu'à publier une carte de France où il releva le taux de magnésium dans l'eau comparé au nombre de cancers, mais il ne fut pas plus écouté que les autres. Même si on sait maintenant que le cancer a des origines *multifactorielles*, ces hypothèses auraient été intéressantes à vérifier et à exploiter.

Mais c'est à partir de 1932 que Jacques Ménétrier envisagea les possibilités immenses des oligoéléments comme biocatalyseurs et régulateurs de terrain (cf. Les diathèses de Ménétrier) en thérapie. Ces travaux, confirmés par des années d'observation en cabinet auprès de médecins pratiquant l'oligothérapie, ont permis de mieux comprendre l'intérêt de ces minéraux et métalloïdes présents en si petite quantité dans l'organisme. Ce sont des catalyseurs dont le rôle est à la base de toute réaction biochimique.

Le principe de la catalyse repose sur l'introduction dans une enceinte contenant deux corps chimiques susceptibles de réagir entre eux, d'une troisième substance étrangère (le catalyseur) qui provoque une réaction sans y participer elle-même, tout en restant intact après la réaction.

Pour illustrer cela, imaginons une pièce fermée qui contient de l'air et dans laquelle on laisse s'échapper un gaz. Rien ne se passe tant que l'on n'introduit pas une étincelle dans l'enceinte. Si l'on allume la pièce, la moindre étincelle (le catalyseur) déclenche une réaction (violente) et l'énergie dégagée peut souffler le bâtiment.

[16] Du grec *oligo* qui veut dire petit.

Dans notre organisme, en présence de ces catalyseurs que sont les oligoéléments, des réactions simples ou complexes se produisent en permanence. Un peu comme les bougies d'un moteur à... explosion. Pas de bougies, pas d'énergie, le moteur ne fonctionne plus !

Le catalyseur agit comme déclencheur ou accélérateur d'une réaction, il permet ainsi de réguler et corriger des fonctions déficientes. Il est remarquable de constater qu'il n'est pas nécessaire d'avoir une quantité importante d'éléments minéraux ou métalloïdes pour obtenir cette réaction mais que quelques traces suffisent. Ici, on ne comble pas une carence, comme par exemple lors d'une supplémentation en calcium, mais on apporte quelques traces infimes d'un élément.

Nous devons trouver quotidiennement ces oligoéléments dans notre alimentation et, comme pour les vitamines, de la qualité de l'aliment et de la variété des apports, dépendra le bon fonctionnement de notre organisme. Jacques Ménétrier parlait de la **médecine des fonctions** pour définir ce qu'était l'oligothérapie, postulant que :

"1 - La réceptivité aux maladies dépend du terrain.
2 - Cette réceptivité est en rapport avec les échanges organiques : oxydoréduction et équilibre acide-base en étant les principales manifestations. (cf. chapitre : L'équilibre acido-basique)
3 - Cette réceptivité et donc le terrain évoluent en fonction de l'âge, de l'hérédité, de l'ancienneté de la maladie, ou des facteurs exogènes (extérieurs).
4 - Il est possible de modifier cette évolution en agissant sur les échanges organiques.
5 - Il est possible d'influencer ces échanges grâce à certains oligoéléments."

Nous avons voulu démontrer l'importance des oligoéléments par une approche thérapeutique de terrain, sachant que toute alimentation équilibrée et saine fournira ces précieux éléments. Tout apport supplémentaire en oligoéléments relève du conseil d'un praticien.

LISTE ET RÔLE DES PRINCIPAUX OLIGOÉLÉMENTS :		
oligoélément	**Rôle et action**	**Source**
*** ARGENT (Ag)**	Terrain infectieux.	Uniquement sous forme de minerais.
*** CALCIUM (Ca)** en tant que catalyseur	Terrain dit spasmophile. Crise de tétanie. Action sur la transmission nerveuse au niveau des muscles. Coagulation du sang.	Laitages (voir restrictions) légumineuses, céréales, fruits secs, fruits oléagineux.
CHROME (Cr)	Régulation pancréatique (insuline). Terrain pré-diabétique. Métabolisme des glucides, synthèse des protéines.	Levure, céréales complètes, viandes, fromage.
COBALT (Co)	Régularisation du système nerveux (ortho et parasympathique), régulateur des états spasmodiques et de la tension artérielle sur. Synthèse de la vitamine B12.	Levure (B12), céréales complètes légumineuses, jaune d'œuf, poissons, crustacés.
CUIVRE (Cu)	Renforce l'immunité, croissance, sang, anémie (en complément du fer). Potentialise l'activité de la vitamine C. Processus inflammatoires. Régulation de certaines fonctions hormonales. Régulation de certaines fonctions du foie (cholestérol).	Céréales complètes, fruits secs, algues, poissons, foie, crustacés, champignons, soja et dérivés.
***FER (Fe)** en tant que catalyseur	Transport de l'oxygène vers les cellules. Anémie. Terrain infectieux. L'absorption du fer animal est plus importante que pour le fer végétal, néanmoins certains végétaux en contiennent plus.	Œuf, viandes, légumineuses, céréales complètes, cacao, soja.

LISTE ET RÔLE DES PRINCIPAUX OLIGOÉLÉMENTS :		
oligoélément	**Rôle et action**	**Source**
FLUOR (Fl)	Fixation des minéraux, notamment calcium et phosphore. Squelette et dentition. Terrain dit spasmophile. Attention, les eaux trop fluorées peuvent engendrer la fluorose (calcification des articulations).	Poissons, crustacés, céréales complètes, légumes racines.
IODE (I)	Régulation thyroïdienne, système nerveux, Système cardio-vasculaire	Crustacés, algues, poissons, sel marin non raffiné, jaune d'œuf, germe de blé, oignon.
*** LITHIUM (Li)**	Régulation du système nerveux central. États nerveux et psychosomatisation. Rein, élimination des métaux lourds et de certains acides de l'organisme.	Légumes racines (betterave, carottes...), céréales complètes, poissons, crustacés, fruits de mer, algues.
*** MAGNÉSIUM (Mg)** en tant que catalyseur	Indispensable à la vie, intervient dans quasiment toutes les fonctions métaboliques. Rôle antiallergique, anti-inflammatoire, antistress. Métabolismes des glucides, lipides, et protides. Stimule la phagocytose (destruction des microbes par les globules blancs). Participe à la formation d'anticorps. Rôle immunitaire important. Régulateur thermique et sédatif nerveux (spasmophilie). Rôle protecteur des vitamines. La transpiration accélère la fuite du magnésium.	Fruits secs (abricot+++) Oléagineux (amandes, noix). Légumineuses, céréales complètes. Chocolat (cacao), sucre non raffiné, Rapadura.

LISTE ET RÔLE DES PRINCIPAUX OLIGOÉLÉMENTS :		
oligoélément	**Rôle et action**	**Source**
MANGANÈSE (Mn)	Respiration cellulaire, terrain allergique, Régulateur du système endocrinien (reproduction). Assimilation des lipides. Système immunitaire. Vieillissement des cellules (anti-oxydant).	Fruits rouges (myrtilles +++), oléagineux, céréales complètes, champignons, légumes racines, feuilles.
NICKEL (Ni)	Activateur des enzymes salivaires et pancréatiques ayant une action sur les sucres pendant la digestion et au cours de l'assimilation. Action hypoglycémiante. Favorise la fixation du fer. Régule le niveau d'adrénaline (états de stress).	Légumineuses, céréales complètes, crustacés, fruits de mer, légumes verts (feuilles) et aromates (persil, coriandre…).
*** OR (Au)**	Stimulation de l'activité cellulaire. Immunité. Protection du système cardio-vasculaire Cicatrisation. Ani-inflammatoire.	Levure de bière maltée, malt, orge, foie
PHOSPHORE (P)	Système nerveux central, fonctions cérébrales. Mémoire. Stockage de l'énergie cellulaire. Métabolisme du calcium. Intégrité de la membrane cellulaire.	Oléagineux +++ (noix, noisettes). Céréales complètes, fruits secs, poissons, crustacés, fruits de mer, fromages (parmesan+++).
POTASSIUM (K)	Métabolisme de l'eau. Élimination de l'eau. Régulation des fonctions surrénaliennes. Défatigant musculaire. Connexions nerveuses avec les muscles (crampes). Équilibre acides/bases.	Levure de bière, soja, cacao, fruits secs (banane séchée +++), légumineuses, légumes, fruits, céréales complètes, champignons.

LISTE ET RÔLE DES PRINCIPAUX OLIGOÉLÉMENTS :		
oligoélément	**Rôle et action**	**Source**
SÉLÉNIUM (Se)	Antioxydant majeur. Système reproducteur. Évite le vieillissement prématuré des cellules.	Graines germées, céréales complètes, levure de bière, sésame (graines), œuf, viandes, ail, oignon, échalote, poissons.
*** SILICIUM (Si)**	Le “ciment” du minéral. Fixation de tous les minéraux. Terrain sycotique (verrue, kystes...). Cicatrisation, reconstruction des tissus abîmés (os,peau, veines, artères). Phanères : ongles-cheveux. Tissus lésés (fractures, opérations, esthétique!)	Céréales complètes, légumineuses, prêle, ortie, bambou tabashir, légumes racines.
SOUFRE (S)	Fonctions hépatobiliaires(foie et vésicule biliaire). Détoxication de l’organisme (terrain psorique). Terrain allergique. Peau, poumon, tissus. Terrain arthritique. Respiration cellulaire.	Œuf, légumes racines (radis noir, navet), ail, oignon, asperges, cresson. Viandes (acides aminés soufrés).
ZINC (Zn)	Fonctions endocrines (hypophyse et gonades : ovaires-testicules). Rôle important dans la nutrition : l’absorption des glucides et des protides au niveau du tube digestif est influencée par la teneur en zinc des aliments. Stockage de l'insuline. Reproduction cellulaire. Régulation de l'équilibre acido-basique (via l’hypophyse). Système immunitaire. Antioxydant.	Jaune d’œuf, crustacés, fruits de mer (huîtres +++), céréales complètes, légumineuses, légumes frais, levure de bière, oléagineux.

** Ces minéraux ou métalloïdes ne sont pas considérés comme oligoéléments, mais agissent parfois comme des catalyseurs. Leur apport se fait en quantité plus importante (pondérale) car ils jouent également un rôle de construction (calcium, silicium par exemple) sauf pour l'argent, le lithium et l'or.*

D'autres oligoéléments sont également présents dans notre organisme et bien souvent proposés en oligothérapie. Leurs fonctions sont très spécifiques et parfois mal connues.

Ce sont : l'aluminium, le bismuth, le bore, le molybdène, le vanadium, le platine, le germanium…

En résumé, les vitamines et les oligoéléments :

- **Sont essentiels à la vie.**
- **Participent à toutes les grandes fonctions de notre organisme en tant que catalyseurs.**
- **Contribuent à la construction, la protection et la vie de nos cellules.**
- **Doivent être apportés quotidiennement dans notre alimentation.**

Afin de clore la première partie de ce chapitre, je vous propose une classification générale des aliments en fonction de leur intérêt pour notre santé. Chacun de nous étant unique, il y a lieu d'ajuster ce classement et de rester souple, à l'écoute de nos besoins et de nos désirs.

LISTE RÉCAPITULATIVE DES ALIMENTS SELON L'INTÉRÊT QU'ILS PRÉSENTENT POUR NOTRE SANTÉ

Il est bien évident que la qualité des aliments, leurs provenances et leur mode de conservation, ainsi que leur mode de cuisson, influent sur cette classification.

TRÈS FAVORABLE	MODÉRÉMENT	DÉFAVORABLE
OLÉAGINEUX : Amandes, arachide, avocat, courge (pépins), noisette, noix, noix de cajou, olive, pistache, sésame, pécan, tournesol (graines), margarines non hydrogénées, huiles de première pression à froid, poissons sauvages. **CÉRÉALES COMPLÈTES :** Riz, millet, sarrasin, kasha, kamut, épeautre, petit épeautre, manioc, avoine, orge, sorgho, seigle **LÉGUMES DE SAISON :** Haricot vert, pomme de terre, patate douce, carotte, artichaut, choux (vert, blanc, rouge, fleur, brocoli) igname, betterave, courgette, fruit à pin, navet, potiron, potimarron, giraumon. **FRUITS FRAIS DE SAISON :** Pomme, poire, abricot, pêche, fraise, raisin, orange, mandarine, kiwi, papaye, mangue, ananas, lichi, longane, nèfle, arbouse. **DIVERS :** Quinoa, algues. Eaux peu minéralisées. Pain au Kamut, Épeautre, Seigle. Sorbets maison. Glaces lait de soja. Jus de fruits frais sans conservateurs.	Beurre. Porc. Volaille. Veau. Foie gras. Yaourt – kéfir. Petit-lait. Fromages chèvre et brebis. Blé (farine, semoule couscous, pipil, boulgour, pâtes). Pain complet blé Maïs, oeuf bio Margarines non hydrogénées Poissons sauvages Miel Sucre non raffiné, complet, rapadura Sirops de céréales, sirop d'érable **AMYLACES :** Banane et châtaigne. **FRUITS SECS :** Figue, datte, raisin sec, abricot, banane. **LÉGUMINEUSES (GRAINS)** : Pois chiches, pois cassés, lentilles, haricots (blancs, rouges, noirs, azukis), soja jaune. Sel de mer. **FRUITS DE MER :** Crevettes, gambas, langoustines, crabes. **CRUSTACÉS :** Moules, huîtres, coques, coquilles St Jacques. **DIVERS :** Lait de soja. Dérivés du soja : Tofu, shoyu, tamari. Vin rouge de bonne qualité (1 verre/repas). Bière, occasionnellement. Levure de bière maltée (2 c.	Charcuteries. Mouton. Fromages lait de vache. Margarines industrielles. Palme et coprah. Céréales raffinées. Pain blanc. Pains industriels. Viennoiseries. Pâtisseries industrielles. Sucre blanc raffiné. Sucre roux (caramélisé). Sel raffiné. Eaux minéralisées. Eaux du robinet. Conserves. Hamburger. Sodas. Alcools forts, apéritifs. Vins blancs, rosés. Œufs en batterie. Sucreries, bonbons. Glaces industrielles. Confitures Industrielles. Poissons d'élevage. Produits fumés et salés.

TRÈS FAVORABLE	MODÉRÉMENT	DÉFAVORABLE
	à soupe/jour) ou germe de blé . Épices et plantes aromatiques. Vinaigre. Glaces artisanales ou maison. Confitures maison (sucre non raffiné).	

Les fruits et légumes “exotiques” cités ici sont destinés à nos amis d’outre-mer ou aux personnes vivant dans les pays tropicaux. Il est certain qu’il est préférable de manger les produits du lieu où l’on habite plutôt que d’en importer. À l’importation, les aliments subissent de nombreuses manipulations et traitements afin d’être conservés et être exempts de germes.

QUALITÉ DES ALIMENTS

- ALIMENT VIVANT OU ALIMENT MORT ?

Nous pouvons dresser des listes d’aliments, mais comme il vient d’être indiqué plus haut un aliment peut être favorable pour notre santé et sa consommation encouragée, mais si sa nature est modifiée par le mode de production, la transformation industrielle, la conservation et ensuite la cuisson, ses qualités peuvent être altérées. Nous ne bénéficions alors plus de la qualité espérée.

L’aliment vivant est celui que nous consommons le plus près de sa forme initiale, et qui n’a subi aucun traitement.

Un légume, un fruit, une céréale, un poisson, une viande, dès lors qu’ils sont consommés rapidement après la récolte, la pêche ou l’abattage, auront un plus grand intérêt, par les vitamines et les oligoéléments qu’ils contiennent, par rapport à un même aliment qui aura été traité pour être conservé, par adjonction de produits chimiques, de sel, d’antibiotiques ou par irradiation. Ces produits chimiques (cf. annexe 1 : additifs alimentaires) ont la fâcheuse tendance d’inhiber les processus naturels de transformation pour éviter leur dégradation, en agissant sur ce qu’il y a d’important au sein même des aliments : les minéraux et les vitamines. C'est alors que nous disposons d'aliments, certes, faciles à conserver, mais débarrassés de leur qualité première, et dont la vie s'arrête. Même la conservation la plus simple, par le froid, n'arrête pas ces processus, ils sont seulement ralentis, mais, comme certaines vitamines sont solubles dans l'eau, l'aliment conservé au froid, tend à perdre rapidement ce type de vitamines par évaporation. On sait, par exemple, qu'une salade fraîchement cueillie, mais conservée au réfrigérateur, perd après 48 heures, près de 50 % de sa teneur en vitamine C. Enfin la cuisson modifiera notablement la structure et l'agencement de certaines molécules, comme l'amidon ou les acides gras. Elle entraînera une disparition de nombreuses vitamines qui résistent mal aux températures élevées, tout en provoquant une perte conséquente de minéraux par dilution, notamment au cours des cuissons à l'eau ou à la vapeur.

Le raffinage (céréales, sucre, huiles), en enlevant les parties les plus riches d'un aliment, ne fait que l'appauvrir. Les oligoéléments disparaissent bien souvent en totalité, et l'aliment se transforme en se simplifiant et devient dénué de tout intérêt nutritionnel.

L'aliment vivant est celui qui favorise les processus de vie (*vitamine*), nous permettant de puiser dans ce que la nature nous donne de meilleur, pour qu'à notre tour nous l'utilisions au mieux afin de soutenir la vie de chacune de nos cellules.

La qualité de l'aliment tient donc à trois aspects : son mode de **production** (chimique ou biologique), les processus de **transformation** qu'il subit (raffinage, conservation, irradiation) et enfin le type de **cuisson** qui lui sera appliqué. (cf. Les modes de cuisson).

L'AGRICULTURE BIOLOGIQUE

Loin d'être une mode, elle devient à l'évidence une nécessité :

Pour l'Homme, qui doit revenir à la raison et ne plus transformer la Terre en une vaste usine à produire, d'un côté en excès dans les pays riches et de l'autre en se préoccupant peu du reste des habitants de la planète.

Pour la Terre, que l'on épuise depuis un siècle par l'agriculture conventionnelle soutenue par les produits chimiques. Elle ne peut plus fournir ce qu'on lui demande, faute d'une richesse naturelle de ses sols en minéraux, perdue à la suite de son exploitation à outrance. Il faut alors "l'enrichir", par des engrais chimiques, "protéger" les plantations affaiblies par un manque de minéraux (magnésium notamment) et "traiter" la production afin de la conserver et de la transporter. On ne parle plus de paysan, mais "d'exploitant agricole". En effet, nous exploitons la terre et les problèmes d'approvisionnement deviennent de plus en plus difficiles à résoudre, à tel point que les manipulations génétiques vont bon train afin d'assurer une productivité plus grande et surtout assurer à quelques grands monopoles mondiaux la maîtrise de l'approvisionnement en graines et en plants. Si l'une de ces sociétés peut breveter une plante après l'avoir manipulée génétiquement (**OGM**), elle lui appartient, elle en détient la propriété et donc le pouvoir de vendre ou non à tel ou tel producteur, mais surtout elle peut imposer sa loi économique dans ce qui est essentiel à l'homme pour sa survie : sa nourriture. C'est un pouvoir exorbitant et une injure à la vie, comment peut-on breveter le vivant ?

Par ailleurs, un des dangers des OGM, dont personne ne peut garantir l'innocuité – par manque de recul dans le temps –, c'est que notre organisme ne reconnaît pas du jour au lendemain une molécule qui n'existe pas habituellement dans la nature. Certains chercheurs pensent que cela peut induire des réponses immunitaires à différents niveaux, que l'on ne peut évaluer pour le moment.

C'est peut-être pour éviter toutes ces dérives que les précurseurs de l'agriculture biologique, qui pressentaient cette évolution, se sont toujours farouchement battus.

L'agriculture biologique n'est pas un retour en arrière, c'est une approche qui a pris naissance dans les années 30 afin de s'opposer à la modernisation, et ensuite, à la politique de productivité mise en place après la dernière guerre dans le monde agricole. Partant d'un mouvement de pensée plutôt philosophique, elle s'est ensuite structurée autour d'objectifs et de critères bien précis :

- Production respectant l'environnement, la biologie des sols, la rotation des cultures, les écosystèmes des zones de production, et n'utilisant pas de produits chimiques et de synthèse, notamment pour les engrais, les désherbants, les pesticides et les insecticides.
- Utilisation de fertilisants toujours naturels, comme le compost - fermentation naturelle de matières organiques animale et végétale - et d'oligoéléments, comme le manganèse, le cuivre, la silice, le fer.
- Protection des plantations par des préparations naturelles éprouvées depuis longtemps comme la poudre de roche, les algues, les dilutions homéopathiques et par la fabrication de pièges mécaniques utilisés afin de neutraliser ou de repousser les insectes.
- Respect des cycles lunaires et des saisons, afin de renforcer les plantations, surtout en *bio-dynamie*[17].

Au-delà de la seule agriculture, l'élevage biologique entre dans le même cadre, avec, en plus, le respect de l'animal. Il lui est laissé un espace vital naturel et il est nourri de produits conformes à son espèce (pas de farines animales pour des ruminants !) issus de l'agriculture biologique, le plus souvent produits sur le lieu d'exploitation. Viandes, laitages, fromages, œufs ne subissent pas les mêmes traitements que pour la production conventionnelle. Pas d'antibiotiques ou de produits de synthèse, en cas de maladie, les animaux sont soignés par l'homéopathie ou la phytothérapie, seuls les vaccins obligatoires sont autorisés. L'absence de stress, l'alimentation naturelle et le choix d'espèces plus rustiques, n'ayant pas subi de croisements importants, expliquent la bonne résistance aux maladies de ces élevages.

Des associations comme ***Nature et progrès*** ont mené un long combat pour que soit reconnue l'agriculture biologique et ce n'est que récemment qu'elle a pris un essor considérable à la suite des scandales retentissants de ces dernières années, en matière d'alimentation.

---

[17] Agriculture biologique qui prend en compte ces aspects et intègre le travail de la terre dans une dimension universelle. Cette approche est d'inspiration anthroposophique. *Rudolf Steiner.*

La vigilance est de rigueur, ici comme ailleurs il existe des abus, mais le contrôle strict et le cahier des charges européen, qui régit l'agriculture biologique, sont les garants de la qualité proposée.

Depuis 1991, une réglementation européenne est entrée en vigueur afin d'harmoniser la production biologique en Europe. En France, l'agriculture biologique est contrôlée, puis certifiée par les organismes comme : **Ecocert, Qualité France, Socotec**. Le producteur dûment certifié est alors libre de demander, ou non au Ministère de l'Agriculture l'autorisation d'utiliser le logo AB afin de l'apposer sur ses produits. Il faut donc s'assurer, pour tout produit qui prétend être biologique, qu'il est bien certifié par un des organismes cités plus haut et que la mention est clairement portée sur l'emballage. La biodynamie dont l'exigence de qualité est très élevée, possède son propre label "**Demeter**" qui répond à un cahier des charges rigoureux, ce qui ne dispense pas les producteurs qui choisissent ce mode de production d'être certifiés par un organisme agréé.

Pour la Suisse, il s'agit de **Bio Suisse**.

Quel avantage peut-on tirer à consommer "BIO" ?

La qualité de l'aliment bio, souvent mise en avant par les pionniers de l'agriculture biologique, mais jamais démontrée scientifiquement, commence à être confirmée maintenant, grâce à l'étude **Abarac 2000,** menée conjointement par le Professeur Henri Joyeux (chirurgien, cancérologue, nutritionniste – Montpellier) et le Docteur Mariette Gerber, sous l'égide de l'INSERM.

Les résultats communiqués en 2004[18] par cette équipe font état de la supériorité des aliments cultivés ou élevés en agriculture biologique sur les produits issus de l'agriculture conventionnelle et raisonnée.

Par exemple :
"Pêche jaune, variété Gladys :
2 à 3 fois plus de bétacarotène dans le lot de pêche A.

[18] Résultats sur : www.professeur-joyeux.com.

Produit toxique dans agriculture raisonnée (tous les lots) et dans un lot pour l'agriculture conventionnelle.

Huile d'olive :

Présence anormalement élevée de vitamine E dans les lots agriculture raisonnée et agriculture conventionnelle (ajouts non officiels de tocophérol (Vit E).

Plus d'acide oléique dans les lots agriculture biologique."

Ils démontrent déjà la supériorité qualitative (composition en oligoéléments et vitamines) des produits issus de l'agriculture biologique sur ceux produits de manière conventionnelle et ceux qui sont issus de l'agriculture raisonnée (un peu moins de produits chimiques qu'en agriculture conventionnelle !).

Le goût est préservé, il nous rappelle les fruits et légumes de nos jardins, arômes et texture (moins d'eau) sont nettement plus agréables. Quant à la viande, elle est, au dire des amateurs, beaucoup plus goûteuse. Tout cela est bien logique, car la richesse des sols, l'absence de produits qui "gonflent" l'aliment d'eau et de graisse, et le temps de maturation, sont des atouts en faveur des produits "bio".

Les produits biologiques sont rarement raffinés, même si cela est autorisé dans le cahier des charges. Étant donné la demande grandissante, une tendance, ces dernières années, voit se multiplier des produits biologiques raffinés. Cela est dommage, puisque ceci va à l'encontre de ce que nous préconisons quant à la qualité alimentaire. Mais, pour une majorité d'entre-eux, ils sont complets, donc qualitativement plus intéressants comme nous l'avons vu au chapitre des glucides et des lipides.

La production biologique respecte un cahier des charges quant au mode de production et au mode de transformation. Lors de la fabrication d'un plat, d'une conserve, d'un biscuit ou d'un pain, les ingrédients utilisés doivent être issus de l'agriculture biologique pour pouvoir faire mention de cette qualité.

Il est souvent opposé aux produits "bio" leur prix élevé. Certes, ce type de production nécessite un autre mode de fonctionnement qui diminue les rendements à l'hectare. Une main-d'œuvre plus importante et plus qualifiée est nécessaire, notamment pour des passages réguliers avec intervention mécanique et non chimique.

Pas de désherbant chimique, c'est donc mécaniquement que l'on opère ! Par ailleurs, en agriculture biologique, il y a des pertes de production plus importantes et, comme la politique de subvention est fixée à l'hectare, la plupart des producteurs "bio", ayant de petites unités, ne bénéficient pas des mêmes subventions que les grandes exploitations. Il est donc normal que le produit soit un peu plus cher. Toutefois, l'augmentation du nombre de producteurs et la multiplication des circuits de vente permettent d'accéder à ce type de produit plus facilement qu'avant et à un moindre coût.

Par ailleurs, si l'on considère que ces aliments sont souvent plus nutritifs, moins d'eau dans les légumes, plus de fibres dans les céréales non raffinées, moins de graisses et d'eau dans les viandes, la quantité consommée peut être notablement réduite. Si vous mangez des pâtes complètes ou même du riz semi-complet, vous ne consommerez pas en quantité son équivalent raffiné, car le sentiment de satiété (grâce aux fibres) apparaîtra plus vite. Au cours de la réforme alimentaire, il y aura un rééquilibrage des aliments : consommer moins de produits animaux et de laitages au profit des végétaux, même s'ils sont sensiblement plus chers que leurs équivalents conventionnels, aura également un effet de rééquilibrage du budget.

L'incidence non négligeable sur notre santé de la consommation d'aliments de qualité est aussi à mettre au crédit des produits "bio" : moins de fatigue, moins de maladie, moins de soins. Bien sûr, cela ne se quantifie pas quotidiennement, mais, sur le long terme, ceci s'avère intéressant aussi bien pour nous en tant qu'individu, que pour la société qui voit s'envoler les dépenses d'assurance-maladie et qui pourrait trouver ici un moyen d'améliorer la situation.

Il faut accepter de payer un peu plus cher pour notre qualité de vie et notre santé. Nous dépensons souvent tellement pour des raisons plus futiles ou pour notre confort immédiat. Il s'agit ici d'investir sur le long terme.

Enfin, l'impact sur notre environnement n'est plus à démontrer. Les catastrophes écologiques que nous subissons de plus en plus fréquemment sont en partie dues aux modifications d'envergure que nous avons fait subir aux sols depuis cinquante ans : démembrement des parcelles pour en faire de vastes plaines de production, appauvrissement des sols qui deviennent imperméables comme de la terre glaise et ne laissent plus passer l'eau de ruissellement, avec pour conséquence les inondations brutales et longues que nous connaissons ; appauvrissement des nappes phréatiques exploitées pour alimenter des cultures très gourmandes en eau, comme le maïs, petite céréale des contrées désertiques d'Amérique centrale, qui est devenu une "éponge" à force de manipulations et qui réclame toujours plus d'eau ; pollution de ces mêmes nappes phréatiques par les lisiers des élevages intensifs, comme le porc ; pollution de l'air par l'épandage massif de produits phytosanitaires qui peuvent provoquer des cancers chez les agriculteurs. Ce serait un des facteurs supplémentaires qui pourrait induire la survenue de certains cancers chez ceux qui consomment les aliments issus de ces productions. La liste est bien plus longue et cela devrait déjà nous inciter à réfléchir sur les choix que nous faisons en matière d'alimentation.

— *Je suis toujours surpris de la grande attention que l'homme porte au choix du carburant et du lubrifiant qu'il met dans son véhicule alors que, pour lui-même, il se soucie peu de la qualité de ce qu'il avale !* —

En résumé, consommer BIO c'est :

- **Consommer vivant, BIO = VIE.**
- **Manger sainement.**
- **Préserver sa santé.**
- **Apprécier le goût des aliments.**
- **Protéger la planète.**
- **Soutenir les petits producteurs.**
- **Protéger le patrimoine naturel et ne pas laisser breveter le vivant.**
- **Refuser le monopole de grands groupes agroalimentaires.**

ÉNERGÉTIQUE ET ALIMENTS

Pour clore ce chapitre sur les aliments, nous devons aborder une notion plus subtile que la tradition orientale en général et chinoise (taoïste) en particulier prennent en compte dans la façon de s'alimenter. Depuis plusieurs milliers d'années, la notion d'énergétique est très présente dans ces traditions qui mettent en avant le lien intime qui existe entre l'Univers et l'Homme, situant celui-ci comme le lien privilégié entre le "ciel" (énergie céleste) et la "terre" (énergie tellurique).

L'Homme prend part aux échanges permanents d'énergie qui sous-tendent toute vie. Il échange en recevant et en donnant, transformant la matière en énergie au travers des fonctions et des grands systèmes qui le composent. Bien difficile à percevoir ou à mesurer, cette énergie n'est vraiment observable que dans ses effets. La fatigue, comme "l'énergie" que nous ressentons lorsque nous nous sentons bien, sont bien les effets directs de ces échanges et la manifestation de cet aspect énergétique.

Dans la tradition taoïste, souvent difficile à saisir pour un esprit occidental, la nature énergétique est figurée par le célèbre symbole *Tai-Qi* du ***Yin*** et du ***Yang***. Cette énergie est un mouvement permanent, un échange, une nature subtile faite d'oppositions et de complémentarité. Un cercle partagé en deux par une ligne sinueuse figure le mouvement et l'interpénétration de deux forces. Deux couleurs : rouge pour le yang et blanc pour le yin, symbolisent cette nature de l'énergie.

Mais un détail important, la présence d'un petit cercle de la couleur opposée dans chaque moitié du cercle signifie que chacune de ces forces contient en elle-même la nature de l'autre. Malgré la complexité apparente du symbole, il exprime simplement, mais plus sûrement que nous ne savons le faire en occident, la notion d'énergie. Notre culture a tendance à opposer : négatif et positif, blanc et noir, chaud et froid. La tradition orientale semble compléter et unifier.

Il s'agit de définir la nature de ces deux aspects de l'énergie et non de les opposer. Dans le masculin, il y a une part de féminin, dans le froid une part de chaud, etc.

NATURE ET ASPECTS DU YIN ET DU YANG	
Yin	**Yang**
Féminin	Masculin
Passif - calme	Actif - agité
Hypo	Hyper
Froid	Chaud
Nuit	Jour
Lunaire	Solaire
Automne-hiver	Printemps-été
Eau	Feu
Intérieur	Extérieur
Vide	Plein
Aigue	Chronique
Rond	Anguleux

Il est facile de classer en deux aspects cette notion de yin et de yang, mais nous verrons qu'il faut mettre en rapport entre eux les aliments, les êtres vivants, le minéral pour les comparer et évaluer leur nature dans un contexte donné. Dans cette approche, on ne dira jamais ceci est yang, cela est yin, mais l'on comparera un élément par rapport à un autre. Ainsi, les légumes sont plus yin que les légumineuses, mais plus yang que les fruits.

Dans l'alimentation, il est souhaitable de rechercher un équilibre entre ces deux aspects et de compléter par l'aspect manquant si cela est nécessaire. Si notre alimentation est trop yin (alcool, excitants, sucres, graisses), il conviendra d'introduire des aliments plus yang (poisson, œufs, céréales, aliments salés naturellement). Pour les saisons, il conviendra de consommer des aliments plus yin (fruits, légumes) au printemps et en été et des aliments plus yang (légumineuses, céréales, légumes racines) en automne et en hiver. Mais la nature n'a-t-elle pas fait les choses dans ce sens ?

CLASSEMENT DES DIFFÉRENTES CATÉGORIES D'ALIMENTS SELON LEUR NATURE : DU PLUS YIN AU PLUS YANG (du haut vers le bas et de gauche à droite)

Yin

Alcools	Apéritifs – digestifs – vins - bière
Stimulants	Café – thé
Huiles	Noix – arachide - olive - tournesol – sésame - sucres : blanc non raffine –miel - rapadura
Fruits	Oléagineux (amandes, noix…)- acides – sucres.
Légumes	"Aériens" (tomate, aubergine, concombre) - "sols" (salades, choux, courge, potimarron, giraumon) - "racines" (carotte, navet, igname, radis, salsifis, patates douces)
Légumineuses	Fèves – soja - tofu – haricots – pois chiches – lentilles.
Céréales	Quinoa - maïs – seigle – riz – millet – blé – avoine – sarrasin.
Laitages	Yaourt – fromage blanc – beurre – lait de vache – fromages – lait de chèvre - lait de brebis.
Crustacés - Fruits de mer	Huîtres – moules – crevettes – langouste – homard.
Poissons	Truite – sole – saumon – sardine – thon.
Viandes	Porc – veau – bœuf – mouton – lapin – volaille - gibier : lièvre – sanglier – volatiles (canard, faisan, perdrix…).
Œufs	
Épices	
Sauces	Gomasio (sésame et sel en poudre) – shoyu – miso – tamari .
Sels	Sel de mer non raffine – sel blanc.

Yang

En résumé, les alcools, stimulants, huiles, sucres (raffiné) sont très yin.

Les fruits, légumes, légumineuses et céréales sont équilibrées entre yin et yang. Enfin les laitages, crustacés, fruits de mer, poissons, gibiers, charcuteries, œufs, épices, sauces, sels sont très yang.

Pour illustrer ce que nous disions plus haut, dans une catégorie d'aliments, par exemple les laitages, le fromage blanc est plus yin que le lait de brebis, il n'en reste pas moins vrai que le fromage blanc est yang par rapport au yaourt ou aux céréales en général.

Ce classement présente un inconvénient lorsqu'on entre plus en profondeur dans la diététique chinoise, c'est que certains aliments, céréales notamment, peuvent être yin mais avoir une action yang. Nous n'avons voulu donner ici qu'un aperçu de cette approche très intéressante de la tradition millénaire extrême-orientale.

En fonction de notre nature (cf. les tempéraments d'Hippocrate), il conviendra d'adapter notre alimentation afin qu'elle nous permette de rééquilibrer les désordres énergétiques que nous subissons lorsque nous rencontrons des difficultés d'ordre physique ou psychoémotionnelles.

Ainsi, un lymphatique (plutôt yin) évitera de consommer trop d'aliments yin qui, selon la médecine traditionnelle chinoise, augmente et aggrave l'humidité dans le corps. Mais il n'ira pas non plus dans l'excès inverse qui consisterait à consommer trop de sel avec les conséquences fâcheuses que l'on connaît (rétention de l'eau).

Par contre, un sanguin (plutôt yang) évitera de consommer en excès des aliments trop yang qui aggraveraient le feu de ce tempérament. Il aura tout intérêt à rechercher des aliments plus yin qui atténueront cet excès, l'eau (Yin) n'éteint-elle pas le feu (Yang) ?

Être sensible à cette notion permet de rééquilibrer l'alimentation en réduisant les apports excessifs en aliments trop yin ou trop yang au profit des aliments plus équilibrés se trouvant au centre du tableau. Nous verrons d'ailleurs, au chapitre suivant, que cette approche énergétique rejoint les propositions faites en naturopathie quant à l'équilibre des apports entre les catégories d'aliments classiques.

Que les puristes de la médecine traditionnelle chinoise me pardonnent de ne pas développer tous les aspects de l'approche diététique dans cette tradition, mais cela pourrait faire l'objet d'un ouvrage complet, et le propos ici était de sensibiliser chacun à cette dimension si particulière de l'aliment. Celui qui souhaiterait approfondir cette approche aura tout loisir de le faire en puisant dans une littérature de plus en plus abondante et accessible ou en se formant dans les écoles qui dispensent des cours en médecine traditionnelle chinoise (MTC).

En résumé, la nature énergétique des aliments permet :

- **D'équilibrer notre dimension énergétique.**
- **D'être en harmonie avec notre environnement.**
- **De vivre en suivant le rythme des saisons.**

Maintenant que nous avons une notion plus précise de ce qu'est l'aliment, nous allons envisager la meilleure façon de l'utiliser par la diététique.

VI

LA DIÉTÉTIQUE

> *"Les moyens diététiques et hygiéniques naturels constituent l'essentiel de toute thérapeutique, parce qu'ils sont le mieux appropriés à la vie physiologique des tissus, à l'entretien des forces vitales, au renforcement des défenses organiques et à l'évolution de l'Homme"*
>
> Dr Paul CARTON (Traité de médecine naturiste 1924)

De cette définition du père de l'*hygiénisme* et inspirateur du courant *naturopathique*, il ne reste, en ce qui concerne la diététique, qu'une vague notion de régime où la restriction calorique semble l'emporter sur tout le reste. Tout juste si quelque comptage, standardisé par classe d'âge et catégorie d'aliment, permet une approche plus sélective de l'alimentation. Mais, en grande partie, la démarche actuelle en diététique reste très mécaniste et quantitative.

Le Grand Larousse en cinq volumes donne cette définition : "*Partie de la médecine et de l'hygiène qui s'occupe d'adapter le régime alimentaire aux besoins particuliers des individus.*" Mais on ne parle pas ici de la qualité alimentaire et l'on peut lire ensuite : "*La diététique s'est enrichie des connaissances relatives d'une part à la valeur énergétique des aliments, mesurée en calories, d'autre part aux vitamines et aux oligoéléments, qui sont des facteurs indispensables de la nutrition*". La notion énergétique revêt ici son sens habituel où l'on calcule la "puissance" de l'énergie dégagée par un aliment lors de son utilisation par l'organisme et non sa valeur dynamique et sa capacité à renforcer notre force vitale, comme nous l'avons vu en énergétique. Il est fait mention des vitamines et des oligoéléments dont les apports sont évalués sur une échelle standardisée journalière et en fonction du poids de l'individu. Mais aucune différenciation n'est vraiment effectuée entre un élément ou un autre en fonction de chaque individu et de ses besoins.

LA DIÉTÉTIQUE EN NATUROPATHIE – UNE "*DIÈTE-ÉTHIQUE*"

Notre approche de la diététique en naturopathie relève plus du bon sens dans l'observation de la nature, de la connaissance de chaque individu, de ses besoins et du respect des rythmes des saisons que d'un simple comptage mathématique des apports. La qualité alimentaire et les associations correctes des aliments entre eux viennent compléter cette démarche qui est un des piliers de la naturopathie. Nous pourrions risquer ce jeu de mots en disant qu'il s'agit pour nous d'une véritable "**diète-éthique**".

Parler de régime induit souvent une notion restrictive que nous n'aimons pas employer lorsque nous devons conseiller des changements alimentaires. Le terme de **réforme alimentaire** est plus souvent employé et il convient mieux, car il exprime un changement, lent mais durable, qui doit permettre à chacun de trouver le mode alimentaire qui lui correspond le mieux.

Dans la période moderne récente, beaucoup se sont employés à mettre en place des régimes aussi variés les uns que les autres, des plus extravagants aux plus techniques, avec les succès souvent passagers et les échecs cuisants que l'on connaît.

Avant même d'envisager un changement, nous devons faire l'inventaire de nos habitudes alimentaires quotidiennes et évaluer l'état d'esprit dans lequel nous nous trouvons sur le plan *psycho-émotionnel*. L'attirance pour certains aliments ou saveurs, ainsi que nos comportements vis-à-vis de la nourriture, sont souvent le reflet des états émotionnels que nous traversons. Ainsi, ne modifier que l'alimentation sans essayer de remonter aux véritables causes qui perturbent notre comportement, mène bien souvent à l'échec.

Si une personne est attirée par la saveur douce, le sucré, et qu'elle a une attitude compulsive (boulimique) à l'égard de ce type d'aliments, rien ne sert de lui supprimer les aliments sucrés. Il vaudra mieux lui apporter progressivement des glucides de meilleure qualité dans son alimentation et rechercher la cause de ce déséquilibre qui peut être dû aussi à une mauvaise gestion de ses apports alimentaires qu'à une situation conflictuelle qui perdure (désadaptation ? cf. diathèse V de Ménétrier)[19].

Quelle est la tendance générale de notre alimentation ? Quelles catégories d'aliments dominent dans la composition de nos repas : glucides, protéines, graisses, laitages, légumes, crudités, céréales ? Comment sont répartis nos repas dans une journée ? Quelles sont les quantités consommées à ces repas ? Mangeons-nous avec plaisir ou pour faire plaisir à notre entourage ? Modifions-nous nos repas en fonction des saisons, des lieux où ils sont pris ? Quelles sont les saveurs qui nous attirent le plus : salées, sucrées, acides, amères, épicées ? Autant de questions qui nous permettent de mieux évaluer la qualité et la pertinence de nos choix en matière d'alimentation.

Mais avons-nous vraiment le choix ?

CERVEAU ET ALIMENTATION : DÉSIR, PLAISIR, RAISON

Nous devons intégrer deux notions fondamentales de notre comportement face à l'alimentation : le **désir** et le **plaisir** et c'est ensuite que la **raison** peut nous aider à gérer les situations difficiles face aux déséquilibres alimentaires.

Ces aspects de notre fonctionnement prennent naissance dans ce que nous possédons de plus profond et de plus ancien dans notre parcours tout au long de l'évolution de l'humanité : le cerveau. Il se compose de trois parties :

1. Le plus profond, appelé "**cerveau reptilien** ou **archaïque**", est détenteur du programme génétique lié à la **reproduction** de l'espèce et à sa survie. De là viennent nos **pulsions**, nos **désirs**, nos **envies**, nos comportements liés à la notion de survie dans la société. "*Faire ma place, m'intégrer au groupe, à la société, marquer mon territoire, mon foyer*" et, pour cela, manger et boire.

[19] Cf.: Cerveau et alimentation.

Ce cerveau nous relie aux débuts de l'histoire de l'Homme, où le seul objectif était de survivre. Depuis, rien n'a vraiment changé, les agresseurs n'ont plus le même aspect, mais leur présence est quotidienne. Contraintes sociales, professionnelles, culturelles, familiales font qu'à un moment nous ne nous sentons plus maître de notre destin et que l'impression de combattre – c'est rarement une impression – nous envahit en permanence. Ce combat, c'est celui de la survie, "*me laisser dominer ou dominer l'autre ?*". Notre cerveau archaïque se "souvient", dans ses gènes que tout combat se gagne aussi par la nourriture. D'ailleurs, à bien y réfléchir, n'est-ce pas pour cela que nous combattons, finalement ?
L'inconvénient de cette partie du cerveau, c'est qu'elle n'est pas contrôlable : les envies, les pulsions se manifestent sans que nous puissions y faire grand-chose et aucun apprentissage n'y est possible.

2. Une autre partie, intermédiaire, du cerveau, appelée "**cerveau limbique**", est liée aux notions de **plaisir** ou de **déplaisir**. Ici nous allons trouver le siège des émotions, "*j'aime, je n'aime pas, c'est bon, c'est mauvais*", et, en fonction des expériences, nous allons apprendre et pouvoir choisir. Nous nous souvenons et nous répétons ou évitons les situations agréables ou désagréables. Mais la force du cerveau précédent, archaïque, est souvent plus importante et il nous est difficile de résister, malgré l'expérience acquise, ce qui peut expliquer nos erreurs alimentaires répétées.

3. Reste le cerveau supérieur, appelé "**cerveau cortical**", où nous trouvons le siège de la réflexion. À la différence des deux parties précédentes, nous ne trouverons pas, ici, l'énergie, le moteur de nos actions ou de nos comportements. Cette partie du cerveau analyse, informe, propose, invente, synthétise. C'est grâce au cerveau cortical que nous pouvons apporter des solutions face aux évènements que nous vivons de façon trop émotionnelle ou impulsive. Il nous permet de réduire la charge émotionnelle et de calmer nos impulsions. Nous maîtrisons ainsi les effets pervers des situations qui engendrent bien souvent des désordres dans nos comportements alimentaires.

Il n'est peut-être pas rassurant de constater que nous sommes aussi dépendants de nos pulsions et de nos émotions, qui semblent avoir disparu chez tout homme civilisé, mais qui, à bien y réfléchir, sont présentes, endormies, refoulées et se manifestent quelquefois avec violence. Être civilisé, c'est se connaître pour mieux vivre avec les autres et ne plus percevoir ce sentiment d'insécurité dans lequel nous baignons trop souvent et qui génère l'impression incontrôlable d'être en état de survie. C'est donc un travail sur nous-mêmes que nous devons entreprendre, dès lors que nous engageons une réforme de notre hygiène de vie et de nos habitudes alimentaires.

Conscients des éléments qui précèdent, nous devons garder à l'esprit que tout changement ne peut s'effectuer qu'en intégrant ces notions de plaisir, de déplaisir, de pulsions, de désir, avec lesquelles nous devons cohabiter. Les maîtriser ou les refouler ne peut avoir que des conséquences désastreuses sur notre équilibre, tant physique que psychique, il vaut mieux les gérer et réformer en douceur les habitudes prises auparavant.

RÈGLE DES 60-20-20 OU DES 5 X 20

Il existe, en naturopathie, une approche générale de la répartition des aliments qui est ensuite individualisée en fonction de chacun.

Elle s'appuie sur la répartition alimentaire traditionnelle de toutes les sociétés dont l'agriculture est à la base du fonctionnement social.

C'est le cas d'une grande majorité de populations. L'Homme, à ses débuts, était chasseur et cueilleur, puis pasteur et enfin agriculteur en se sédentarisant pour constituer des groupes sociaux. Les groupes particuliers de chasseurs, de pasteurs ou de pêcheurs n'ont évidemment pas ce mode alimentaire traditionnellement lié à l'agriculture, mais par leurs échanges avec les autres groupes, ils rééquilibrent leur alimentation. Le pêcheur vend son poisson à l'agriculteur qui lui vend ses céréales.

Cette règle des 60-20-20 repose sur l'observation de l'alimentation traditionnelle, certains diront "ancestrale".

La **règle des 60-20-20** propose une répartition, en pourcentage, des deux grandes classes d'aliments : glucides et protides, en différenciant cette dernière entre protéines animales et végétales. La répartition idéale dans une journée est de :

60 % de glucides,
20 % de protéines animales,
20 % de protéines végétales.

On s'aperçoit ici que l'aliment d'origine végétal domine et qu'il correspond à 80 % de la ration pour 20 % d'origine animale.

En saison chaude, on peut réduire les apports en protéines animales à 10 % et augmenter les apports en glucides, notamment fruits, crudités, à 70 %, ce qui donnera une formule de type 70-10-20. Pendant la saison froide, l'apport en protéines végétales peut être augmenté jusqu'à 40 % en réduisant les apports en glucides, ce qui donnera la formule 40-20-40.

Exprimée autrement la formule 60-20-20 donnera **5 x 20**, soit :

20 % de légumes crus (crudités, salades),
20 % de légumes cuits (feuilles, racines),
20 % de fruits frais ou de fruits secs (trempés),
20 % de protéines animales : poisson, œuf, viande, volaille, laitages,
20 % de protéines végétales : céréales (3/4) associées aux légumineuses (1/4), soja et ses dérivés, oléagineux, algues.

Nous ne citons pas directement les lipides, puisqu'ils s'intègrent naturellement à ce schéma au travers des différents apports, en oléagineux (huiles ou graines) et produits animaux, laitage, beurre, œuf, viande et poisson. Afin de couvrir nos besoins en acides gras insaturés (végétal et poisson), il faut consommer en moyenne l'équivalent de 3 à 4 cuillères à soupe par jour d'huile végétale, ou moins si l'on consomme du poisson gras ou des graines oléagineuses.

Afin de s'habituer à ces proportions, il est souhaitable, au début, de peser les aliments pour se rendre compte de ce que représentent ces pourcentages.

Il faut savoir que nous consommons chaque jour en moyenne 1,4 kg de nourriture pour un sédentaire et 2,5 kg pour un actif.

Bien souvent, ces quantités sont largement dépassées et sont trop importantes par rapport à nos besoins.

Cela donnera concrètement :

Chez le sédentaire		**Chez l'actif**
280 grammes	légumes crus	500 grammes
280 grammes	légumes cuits	500 grammes
280 grammes	fruits frais ou fruits secs	500 grammes
280 grammes	Protéines animales : poisson, œuf, viande, volaille, laitages.	500 grammes
280 grammes	Protéines végétales : céréales (3/4) associées aux légumineuses (1/4), soja et ses dérivés, oléagineux, algues	500 grammes
1 400 grammes (1,4kg)	**TOTAL**	**2 500 grammes** (2,5kg)

Pour les fruits secs, il faut considérer le poids après trempage, pour les céréales et les légumineuses, il s'agit d'un poids sec avant trempage ou cuisson.

Nous donnons une illustration concrète de ces répartitions, mais il est bien évident que nous ne tomberons pas dans le piège d'une standardisation que nous dénonçons par ailleurs. Un actif de 50 kg ne consommera pas la même quantité d'aliments qu'un actif de 80 kg, il faut, à l'évidence, adapter cette règle à notre anatomie et à notre activité. Cette répartition harmonieuse dans une journée répond aux besoins de base de la physiologie humaine, il y aura lieu de l'adapter en fonction des situations, enfance, adolescence, convalescence, grossesse, allaitement, travail sédentaire, travail physique, mais également en fonction des saisons.

Tempéraments hippocratiques et alimentation

Par ailleurs, il convient d'introduire une répartition plus fine des aliments, en fonction des tempéraments hippocratiques que nous avons étudiés en introduction.

Ainsi, nous aurons pour chaque tempérament une orientation différente :

LE LYMPHATIQUE : Pour lui, l'alimentation doit être stimulante, échauffante et légèrement épicée, afin de relancer les mécanismes de la digestion. C'est un des tempéraments où la viande, en petite quantité, ne nuirait pas trop, sauf le porc et les charcuteries trop salées aggravant les phénomènes de rétention d'eau dans l'organisme. Le lait doit être évité pour sa difficulté à être digéré, surtout chez ce tempérament digestif lent. Les fromages et les laitages fermentés (yaourt, kéfir), en petite quantité, sont acceptables car "prédigérés", donc plus facilement assimilables. Par contre, il ne doit pas trop consommer de crudités et surtout pas de fruits contenant trop d'eau (tomate, melon, pastèque, concombre...), ainsi que les aliments acides ou acidifiants (cf. l'équilibre acido-basique) surtout chez l'enfant. Ce tempérament ayant une tendance naturelle à aller vers l'acidose (acidification du terrain). Les légumes verts, les fruits, notamment la banane, les pommes, les châtaignes riches en potassium, doivent être consommés quotidiennement.

LE SANGUIN : Pour lui, les aliments qui réchauffent et augmentent, par leur quantité, le seuil de toxémie, tels que viande, charcuterie, thé, alcool, café, lait (et non les laitages) sont à proscrire. Il est pourtant fréquemment attiré par ces aliments. Le sanguin devrait consommer des légumes verts (la chlorophylle active le catabolisme), c'est un respiratoire, il a besoin de cet élément essentiel pour fonctionner. L'usage ponctuel, en cure, d'une algue comme la chlorella peut lui être bénéfique en cas de surcharge pondérale. Les crudités, les œufs et les laitages sont à consommer avec modération.

LE BILIEUX : Il lui faut éviter la viande et les œufs en grande quantité, sa sensibilité hépatique ne supporte pas une surcharge en aliments gras et trop riches en protéines. Il doit plutôt s'orienter vers les crudités, les légumes, les fruits et tout aliment qui “rafraîchit”. Les céréales et les légumineuses modérément consommées sont une bonne base alimentaire pour lui, à l’exception du sarrasin trop échauffant. Les huiles végétales de première pression à froid ainsi que les oléagineux seront régulièrement apportés dans son alimentation, notamment celles qui agissent favorablement sur le foie, comme l’huile d’olive et l’huile de carthame. Quant à la consommation d’eau, elle doit être plus importante ici qu’ailleurs, le bilieux a besoin d’apaiser le “feu” permanent qu’il connaît et l’eau est le plus sur moyen d’agir dans ce sens.

LE NERVEUX : Le mode alimentaire le plus approprié pour ce tempérament repose sur des apports plus importants en glucides comme : les féculents, les céréales, les sucres à index *glycémique* bas (cf. les glucides), les fruits, sauf ceux qui sont trop acides. Cela permet d’apporter l’énergie nécessaire à l’organisme en général et au système nerveux en particulier qui dans ce tempérament, est très sollicité. Un aliment à proscrire est le lait et les laitages à cause des difficultés d’assimilation et d’élimination que rencontre le nerveux. Quant aux protéines, il doit, bien sûr, en consommer, mais les trouver plutôt dans le végétal par les associations céréales-légumineuses, le soja et ses dérivés ; dans l’animal, par les poissons, les volailles et les viandes blanches. Il ne peut se permettre une surcharge en produits trop intoxicants car sa difficulté majeure provient du manque d’élimination. Afin de ne pas mobiliser trop d’énergie pour la digestion, il est souhaitable qu’il mange souvent et en petite quantité (trois repas légers et deux en-cas, par exemple), mais, bien sûr, pas de “grignotage”.

DIATHÈSES ET ALIMENTATION

De la même façon, nous considérons que l’alimentation sera différente selon que l’on se trouve dans une diathèse ou une autre[20]. Ainsi la **diathèse I**, dite hypersthénique-allergique, tend vers l’acidité, il est donc souhaitable ici de réduire les aliments trop acidifiants, les excitants et les protéines en excès. Cette diathèse, dont le métabolisme est rapide et les réactions violentes (de type

[20] cf. chapitre : Le terrain, les diathèses.

allergique), présente l'inconvénient de stocker les déchets générés par la transformation des aliments et leur utilisation par l'organisme. Les déchets de type acides, les plus fréquemment rencontrés, sont d'origine protéique (acide urique notamment). Nous verrons plus loin quels sont les inconvénients de l'acidose.

Dans la **diathèse II**, dite hyposthénique-infectieuse, on devra veiller à ce que les aliments soient variés, et consommer des produits riches en vitamines et oligoéléments, les fruits, légumes, et céréales, ainsi que les huiles de bonne qualité, seront bénéfiques, notamment sur le plan immunitaire. Le paradoxe ici, est que l'individu qui se trouve dans cette diathèse a besoin de glucides pour lui fournir l'énergie qui lui fait souvent défaut, mais il doit prendre garde à ne pas en consommer trop et surtout pas de sucres raffinés. Le ralentissement de la digestion entraînera immanquablement des fermentations intestinales avec, pour conséquence, l'aggravation de l'état de la flore, ce qui favorisera le développement de bactéries et engendrera des débordements infectieux.

Pour la **diathèse III**, dite dystonique, qui est une évolution des deux précédentes, l'alimentation revêt encore plus d'importance. Ici, l'organisme subit le contre-coup d'une trop forte sollicitation dans les diathèses précédentes, il fonctionne avec des hauts et des bas (dystonie). Les risques d'être confronté aux désordres métaboliques de l'âge mûr sont plus importants ; cholestérol, diabète, hypertension, triglycérides font souvent leur apparition au cours du passage dans cette diathèse. La réforme alimentaire doit être envisagée sérieusement, notamment en fournissant des glucides de bonne qualité avec un index *glycémique* bas, afin d'étaler leur assimilation et éviter les à-coups énergétiques.

Les aliments vivants, frais, riches en fibres, fruits, légumes, céréales, seront consommés régulièrement afin de favoriser le transit, permettre la synthèse des vitamines du groupe B et apporter les autres vitamines hydrosolubles nécessaires. Les huiles de première pression à froid, pour leur richesse en acides gras insaturés, devront impérativement être consommées, notamment les huiles d'olive, de sésame, de carthame, de noix pour leurs actions sur le système nerveux, le foie et l'axe cardio-vasculaire Il faudra éviter les excès de protéines animales, comme les viandes grasses, les fromages et le beurre, trop riches en acides gras saturés. Les poissons gras des mers froides, ainsi que les crustacés et les fruits de mer pourront être mangés régulièrement pour la qualité de leurs acides gras polyinsaturés (Ω 3) et leurs richesses en oligoéléments. La consommation d'alcool, de café, de thé devra être contrôlée et réduite au minimum, afin d'alléger le travail du foie qui filtre ces produits toxiques. Cela évitera de stimuler artificiellement le système nerveux qui ne répond plus correctement et ne remplit plus ses fonctions de recharge énergétique. Dans la diathèse III, il y a surcharge de l'organisme qui élimine plus difficilement, aussi faut-il réduire les apports inutiles et augmenter les aliments susceptibles de renforcer les fonctions d'élimination et de régulation du système nerveux.

Pour la **diathèse IV**, dite asthénique, il s'agit d'une aggravation des dysfonctions rencontrées dans la diathèse précédente, l'organisme et ses grandes fonctions sont pris en défaut. Il est nécessaire de bien équilibrer les apports et de veiller à ce que des protéines et des glucides de bonne qualité soient journellement apportés afin d'éviter des pertes conséquentes dans la qualité des tissus et dans les réserves énergétiques.

Ici plus qu'ailleurs, il sera important de consommer des aliments riches en vitamines et oligoéléments, comme les céréales, les légumineuses, les fruits secs, les oléagineux, les fruits, les crudités, ainsi que les huiles de carthame, sésame, germe de blé, tournesol, noix, colza et, bien sûr, olive, protectrices des parois artérielles et de la cellule nerveuse.

Il est toujours plus intéressant d'ajuster au mieux nos apports alimentaires en fonction de notre tempérament, de notre diathèse, et tout cela devra être pris en compte dans la réforme alimentaire.

Une approche récente fait apparaître un facteur nouveau qui explique pourquoi, malgré toutes les règles alimentaires connues, nous sommes quelquefois attirés par tel ou tel type d'aliments, sans que cela n'ait de véritable incidence sur notre santé. Il s'agit du groupe sanguin, qui, il faut bien le dire, n'intéressait, jusqu'à aujourd'hui, que les biologistes.

GROUPE SANGUIN ET ALIMENTATION – DÉCOUVERTES RÉCENTES

Un chercheur américain, le Dr. Peter J. d'Adamo, à la suite des travaux de son père James d'Adamo, naturopathe D.N. (J. Bastyr University de Seattle - USA), proposa une théorie basée sur l'alimentation et les groupes sanguins. Avancée dans les années 70, cette hypothèse fut vérifiée aussi bien sur le plan préventif que curatif et donna lieu à un livre passionnant sur cette nouvelle approche : "4 groupes sanguins – 4 régimes" (éd. Michel Lafon).

C'est en observant, grâce à l'anthropologie et la biologie, la chronologie de l'apparition des groupes sanguins au cours de l'évolution de l'Homme, qu'il a été possible d'établir un premier lien entre mode de vie, affinités alimentaires et groupe sanguin. Ainsi, le premier groupe qui serait apparu sur terre, lorsque l'homme préhistorique arriva au sommet de la pyramide alimentaire, est le **groupe O** (comme Origine). Cet Homme, plutôt chasseur et cueilleur, présentait une grande capacité d'adaptation et se nourrissait de plus en plus de viande, ce qui explique, selon d'ADAMO, que ce groupe, encore de nos jours, est l'un de ceux qui supporte le mieux les protéines animales. Par contre, il devrait consommer modérément des céréales et des légumineuses. Sur le plan comportemental, le groupe O aurait tendance à être autonome, meneur et assez solitaire.

Puis l'Homme se sédentarisa et se mit à cultiver, et le **groupe A** (comme Agriculteur) apparut dans une période qui se situe entre 40 000 et 10 000 ans avant J.C. La tendance alimentaire naturelle de ce groupe est au végétarisme, il va ou devrait aller vers une alimentation riche en légumes, céréales, légumineuses et réduire les protéines animales. Le porteur du groupe A est plutôt sociable, communicant, avec un besoin marqué pour les échanges.

Le groupe qui apparut plus tard, entre 10 000 et 3 500 avant J.C., fut le **B**, au sein des pasteurs nomades de l'Asie. L'alimentation devient plus équilibrée, omnivore, avec une capacité d'adaptation plus grande que les autres groupes et une consommation plus importante de laitages, due à leur condition de pasteur. Sur le plan comportemental, le groupe B est adaptable, équilibré et capable d'inventer, de créer, il aime se déplacer, c'est un peu le nomade.

Enfin, entre 900 et 500 avant J.C., apparaît le plus récent de tous, le **groupe AB**, pour l'homme moderne. Il est capable de tout manger, mais sans excès, son système immunitaire est bon, mais paradoxalement souvent pris en défaut car il est assez "ouvert". Il doit veiller à une hygiène de vie stricte afin de ne pas être dépassé par des agressions extérieures : microbes, pollution, stress. Ce groupe reste assez rare, il est résistant, actif et adaptable, reflet des qualités nécessaires à la survie de l'homme moderne.

J'ai souhaité aborder ce sujet afin d'interpeller le lecteur et ceux qui pratiquent la naturopathie, pour montrer que tout ne doit pas rester figé sur des schémas anciens, considérant que tout est acquis et qu'aucune autre voie n'est envisageable. Ce serait retomber dans des systèmes dogmatiques et sectaires que nous reprochons nous-mêmes à ceux qui nous dénigrent.

Pour le naturopathe qui veut bien se remettre en question, l'approche par les groupes sanguins est très enrichissante. Elle explique pourquoi certaines personnes peuvent finalement bien mieux supporter des aliments carnés que d'autres ou pourquoi les laitages et les fromages sont bien tolérés par une catégorie de la population. Cela oblige à revoir ses classiques en naturopathie et remet en question l'idée que la viande et les laitages sont systématiquement à réduire, voire à bannir. Ici encore, l'intuition, l'écoute de ses besoins doivent être pris en compte pour mener au mieux un changement dans les habitudes alimentaires.

Ne s'agissant que d'une information dans le cadre de ce livre, il est vivement conseillé, à ceux qui s'intéressent à cette question, de lire le livre d'Adamo, qui va beaucoup plus loin dans les aliments compatibles, neutres ou incompatibles avec chaque groupe sanguin.

Il n'est pas toujours aisé de repérer notre tempérament ou la diathèse dans laquelle nous évoluons, l'aide d'un hygiéniste, d'un naturopathe peut être nécessaire. Cela n'empêche pas d'engager une réforme alimentaire sur la base des éléments de physiologie et de diététique que nous avons évoqué jusqu'à maintenant.

LA RÉFORME ALIMENTAIRE

Tout bouleverser, passer d'une alimentation variée carnivore à une alimentation végétarienne, voire végétalienne, du jour au lendemain, n'a pas beaucoup de sens et risque quelquefois d'avoir très rapidement des conséquences sur notre état général. Nous verrons plus loin quelles sont les différentes approches proposées en matière de diététique alternative, mais avant d'intégrer dans la durée un mode alimentaire nouveau, il convient de passer par des étapes incontournables, afin de ne pas aller à l'échec lors d'une réforme en profondeur.

Lorsque nous mangeons “normalement”, c'est-à-dire comme la plupart de nos concitoyens, habitués à des aliments raffinés, préparés industriellement, lorsque nous supportons le très sucré ou le très salé, lorsque notre alimentation contient une dominante de corps gras saturés et de protéines animales, des laitages et des fromages en excès, un peu d'alcool, des excitants et une eau très minéralisée, l'organisme tente de s'adapter. Le corps peut manifester sa difficulté à faire face, par des réactions physiques très diverses. Difficultés à digérer, à récupérer, à se reposer, à éliminer, à se défendre contre les agressions virales et microbiennes, difficultés face aux sollicitations psychologiques et aux situations de stress. L'alimentation doit normalement nous soutenir, elle ne doit pas être un facteur supplémentaire de désadaptation.

Dès lors qu'une prise de conscience intervient quant à l'importance de l'alimentation et de nos modes de vie sur notre santé et que nous souhaitons changer nos habitudes, il est nécessaire de commencer par inventorier les aliments que nous consommons au quotidien.

Sont-ils de bonne qualité, pas de raffinage, pas de conservateurs, pas de colorants, pas d'antibiotiques (viandes, poissons), pas de produits chimiques et de pesticides utilisés dans leur production ?

Quelle est la répartition entre les catégories d'aliments ? La proportion entre glucides, protéines et lipides est-elle proche de celle qui nous est proposée plus haut ? Quelle est la répartition dans les apports au sein d'un même groupe (glucides : fruits, céréales, légumes...) ? Quelles saveurs nous attirent le plus : salées, sucrées, acides, amères, épicées ?

Quelles sont les quantités ingérées chaque jour ? A-t-on véritablement besoin de ces quantités en fonction de notre activité ?

On pourrait imaginer un tableau, comme celui qui suit, où il serait intéressant de noter tout ce qui est consommé dans une journée, tant sur le plan de la qualité (le riz blanc n'aura pas la même valeur que le riz complet) que de la quantité :

	Petit-déjeuner	**Matinée**	**Midi**	**Après-midi**	**Dîner**
Légumes crus					
Légumes cuits					
Fuits/secs/frais					
Protéines végétales[21]					
Protéines animales					
Huiles et oléagineux					
Laitages/fromages					
Eau					
Alcools					
Autres boissons					
Café, thé,					

Ce tableau peut être étendu à une semaine complète, afin de prendre en compte les différences entre les repas et les habitudes prises au travail, à la maison, en week-end ou lors de sorties au restaurant par exemple.

De cette première évaluation, nous pourrons également observer si, au cours de nos repas, plusieurs catégories d'aliments

[21] Dans les protéines végétales, il faudra inclure les céréales et les légumineuses.

entrent en concurrence et procéder ainsi à un ajustement ultérieur des associations entre aliments.

La première condition du changement est liée à notre volonté, souhaitons-nous changer ? Cela ne doit pas entraîner de frustration, mais plutôt un enthousiasme et une envie de découvrir une autre façon de se nourrir. L'envie, le plaisir, la curiosité, la joie seront autant d'impulsions garantes de la pérennité dans le changement.

La deuxième condition est de bien s'informer sur les possibilités de trouver les produits, approvisionnement quotidien ou hebdomadaire, magasins, marchés, supermarchés spécialisés dans les produits biologiques et la diététique, afin de ne pas "courir" après ces produits et d'abandonner, faute d'une bonne organisation.

Enfin, la troisième condition, lorsque l'on vit en famille, est de s'assurer que les changements que nous allons introduire dans notre foyer ne seront pas de nature à engendrer des conflits. Nous pouvons être convaincus de la nécessité de modifier un mode de vie en général et un mode alimentaire en particulier, mais cette conviction n'est pas forcément partagée, au début, par tous les membres du foyer. Il vaut mieux dans ce cas, plutôt que d'imposer, informer, expliquer et mettre en œuvre pour soi-même les premières réformes. Si les conséquences des changements sur nous-mêmes sont observables après quelque temps, si la curiosité pousse les petits comme les grands à vouloir goûter, tester les nouveaux aliments, ce sera là un moyen bien plus efficace d'amener la famille vers de nouvelles habitudes.

Une fois ces conditions remplies, et l'inventaire de nos comportements alimentaires terminé, il est nécessaire d'établir les priorités et l'ordre dans lequel nous interviendrons.

Avant même de changer la qualité des aliments, il est souvent plus important de modifier la répartition entre catégories d'aliments. Si nous consommons trop de viande (midi et soir, par exemple) et très peu de poisson ou d'œufs, il est possible de ramener la prise de viande à une fois par jour. On remplacera la deuxième prise par un poisson, des fruits de mer ou des œufs. Une période d'un mois peut être envisagée pour ce premier changement.

Pour d'autres, c'est l'excès de glucides, au détriment des protéines, qui posera problème. Ainsi, nous aurons des personnes qui consomment beaucoup de pâtes, riz, féculents, pain, légumes, et très peu de viande, de poisson, d'œuf ou même de soja. Dans ce cas, il y aura lieu d'introduire une source de protéines chaque jour à l'un des repas, soit protéine végétale, ce qui semble plus facile pour une telle personne (association céréales-légumineuses, soja et dérivés...), soit protéine animale en proposant prioritairement et dans l'ordre : les poissons, les produits de la mer, les œufs, les volailles et un peu de viande.

Dans tous les cas, il faut tendre vers un équilibre des aliments entre eux et se rapprocher de la répartition des 5 x 20 en modifiant légèrement les quantités, en plus ou en moins selon les besoins.

Une fois ces premiers ajustements réalisés, on passera à une approche qualitative des produits consommés.

Avant toute chose, il est un premier changement que nous devrons réaliser en remplaçant toutes les eaux de boisson et les eaux de nos préparations thé café, par des eaux très peu minéralisées. Comme nous l'avons vu plus haut, l'eau n'a d'intérêt que par ce qu'elle emporte en drainant l'organisme et non par ce qu'elle apporte. L'eau nous accompagne dans un changement d'alimentation, elle fluidifiera le sang, la lymphe et les liquides extracellulaires dans lesquels baignent nos cellules. Ainsi, les échanges s'opéreront mieux, et nos changements alimentaires futurs n'en seront que plus bénéfiques.

Ensuite, le premier geste et, de loin, le plus facile à réaliser, est de remplacer toutes les huiles raffinées et les margarines hydrogénées, par des huiles vierges de première pression à froid, biologiques de préférence. C'est, en effet, un aliment de base qui, malgré les faibles quantités ingérées, est primordial afin de garantir l'intégrité de nos cellules (membrane cellulaire), le fonctionnement hormonal, le transport et le stockage des vitamines liposolubles (A.D.E.K.) et les réserves énergétiques. Varier les huiles et consommer dans la même semaine au moins trois à quatre huiles différentes est un premier objectif. Trois à quatre cuillerées à soupe par personne et par jour, complétées par l'équivalent d'une poignée d'oléagineux sont suffisantes pour couvrir nos besoins quotidiens en acides gras insaturés. Réduire les graisses animales – beurre, crème, fromage, viandes grasses – au profit des huiles végétales est un acte de prévention à long terme. Nous n'avons guère besoin de plus de 10 grammes de beurre par jour !

À ce stade, le sel raffiné doit être remplacé par du sel de mer gris pour les raisons évoquées plus haut. Sa richesse en oligoéléments permet des apports non négligeables qui n'en seront que plus bénéfiques pour l'organisme, alors que le sel raffiné présente l'inconvénient de retenir les liquides dans nos tissus sans nous apporter de biocatalyseurs.

Ensuite, les sucres doivent être revus quant à leur qualité et à leur quantité, il s'agit avant tout de supprimer le plus possible tous les sucres raffinés – sucre blanc, desserts sucrés, pâtisseries industrielles, bonbons, viennoiseries, sodas – pour les remplacer par du sucre non raffiné, du rapadura, du miel, du sirop d'érable et par des biscuits et gâteaux, à base de sucres complets. Dans ce même ordre d'idée, pour ceux qui ont l'habitude de boissons sucrées – sodas, cocktails – il est nécessaire de passer aux jus de fruits naturels, sans sucre ajouté. Il faudra éviter les édulcorants de synthèse dont les molécules chimiques donnent un goût sucré aux aliments tout en leurrant l'organisme qui continue à sécréter des hormones comme l'insuline alors qu'il n'y a pas véritablement de sucre dans le sang.

Lorsque l'on aura bien avancé dans ces premiers changements, il sera possible d'introduire très progressivement des céréales semi-complètes, puis complètes, afin de remplacer les céréales raffinées et leurs dérivés.

Ainsi, le riz blanc, les pains blancs, les pâtes blanches, les biscuits, biscottes, les farines pour la pâtisserie et les préparations salées (quiches, tartes salées, pizzas…) seront remplacés par du riz semi-complet, des pains semi-complets, des pâtes semi complètes, des biscuits et des biscottes complètes ou à base d'autres céréales comme l'épeautre, le seigle. La farine blanche sera éliminée au profit de la farine bise, de type 65, que l'on pourra ensuite remplacer par une farine plus complète.

À ce stade, l'organisme, qui n'est plus habitué depuis longtemps à des aliments aussi complets, riches en fibres, peu réagir avec quelques conséquences sur le transit intestinal, provoquant parfois des ballonnements, des colites, et une accélération du transit. Ceci est normal, il ne faut pas abandonner, mais simplement alterner les aliments raffinés utilisés auparavant avec les nouveaux aliments récemment introduits. On pourra également mettre à profit cette période pour essayer de nouvelles céréales comme l'épeautre, le seigle, le quinoa, le kamut, le sarrasin, souvent moins riches en gluten ou en fibres (quinoa) et atténuer ainsi les effets du changement. Il sera aussi possible de mélanger très progressivement les différents types de farines de blé, ainsi une préparation pour pâte à tarte pourra, au début, ne contenir qu'un quart de farine bise, puis la moitié, puis les trois-quarts jusqu'à ce qu'elle soit bien tolérée. Ensuite, on pourra reproduire la même progression avec une autre farine plus complète, de type 85, en variant les proportions de la 65 à la 85, comme cela aura été fait précédemment.

On pourra procéder de la même façon pour les pâtes, que l'on mélangera, en prenant soin de les cuire séparément (les pâtes à base de farine blanche cuisent plus vite que les pâtes semi complètes). Pour peu qu'elles aient la même forme et une sauce en accompagnement, les enfants et les maris ou ... les épouses ne s'en apercevront même pas ! Pour mener à bien ce changement, il faudra plusieurs semaines, voire deux à trois mois. Il est souhaitable de mettre en œuvre ces modifications très doucement afin de ne pas perturber trop fortement l'organisme, et renoncer ensuite à toute réforme.

Après ces premiers pas où les huiles, les sucres et les céréales auront été remplacés avec succès et que l'habitude sera prise, il pourra être envisagé une période de changement plus fondamental sur le plan qualitatif : rechercher des aliments sains, issus de l'agriculture biologique ou *biodynamique*. Que ce soit pour la viande, les œufs, les laitages ou les légumes, les céréales et les fruits, une meilleure qualité des nutriments apportés à l'organisme évitera de surcharger celui-ci en éléments toxiques comme les résidus de pesticides, les antibiotiques, les dioxines, ou les additifs de synthèse servant à la coloration, au goût ou à la conservation.

À ce moment, la réforme est bien engagée, il s'agit ensuite de franchir le pas en éliminant progressivement les aliments trop toxiques comme les viandes en excès, l'alcool, les excitants comme le café ou le thé et revenir à des consommations plus raisonnables.

Tous ces changements constituent la mise en oeuvre de la première phase d'une réforme alimentaire, elle peut durer plusieurs mois à un an. Il ne faut pas qu'elle engendre de la frustration mais, au contraire qu'elle apporte une satisfaction profonde et un mieux-être indéniable pour celui qui aura su mettre en place de tels changements. La santé en général s'en ressent, le sommeil, l'énergie quotidienne, l'humeur et l'état psychologique seront bien différents au fur et à mesure que cette nouvelle façon de se nourrir prendra place dans notre vie.

Une deuxième phase pourra alors être envisagée, notamment sous un aspect plus "biocompatible".

LA THÉORIE DU Dr SHELTON – DISSOCIATIONS

Les grandes classes d'aliments n'ayant pas les mêmes compositions chimiques, leur digestion et leur assimilation par l'organisme ne suivent pas le même processus de dégradation.

C'est ce que le Dr Herbert M.Shelton a démontré, dans les années 30 à 50, en étudiant la biochimie des aliments et leur décomposition au cours de la digestion. Le Dr Shelton, ce grand représentant du courant hygiéniste nord-américain, a posé les bases de la théorie des associations et dissociations alimentaires. Après avoir soigné, pendant des années, des patients considérés comme perdus par la médecine officielle et après avoir vérifié le bien-fondé de sa théorie, le Dr Shelton n'a eu de cesse de répéter combien il était important de bien connaître les associations alimentaires néfastes pour notre digestion et, par conséquent, pour l'assimilation des nutriments. Pour lui, en naturopathie, dans le cadre préventif, il s'agit de proposer une meilleure répartition journalière des différents types d'aliments.

Les glucides sont digérés en milieu alcalin, comme nous l'avons vu dans la physiologie digestive, et les protéines dans un milieu acide. On comprend déjà ici que ces deux grandes catégories d'aliments ont quelques difficultés à cohabiter au cours d'un même repas. Il convient, d'une manière générale, d'éviter de trop mélanger des aliments aussi opposés, tant sur le plan de leur composition que de leur parcours au cours de la digestion.

Il est préférable de choisir une dominante d'une classe d'aliments pour un repas. Soit il est composé principalement de glucides et il comporte des crudités, des légumes ou des céréales seules, soit il est composé principalement de protéines et il contient une seule source de protéines : œuf, viande, poisson, soja et dérivés ou association céréales + légumineuses. Dans ce cas, il est souhaitable qu'il y ait une seule source de protéines au cours du repas afin de ne pas mélanger plusieurs protéines ensemble, beaucoup plus difficiles à digérer. Toutefois, il a été constaté que la présence d'une petite quantité de glucides sous forme de légumes ou de pain au cours d'un repas protéique favorisait les processus de digestion des protéines. On peut raisonnablement associer l'équivalent de 10 % de glucides avec des protéines.

En dehors de ces deux grandes classes d'aliments très incompatibles, le Dr Shelton proposait d'éviter certaines associations comme les fruits acides (tomate, oranges, kiwi, pamplemousses) avant des protéines. Cela peut paraître paradoxal, puisque les protéines sont digérées en milieu acide, mais le fait de consommer une salade de tomate avant un plat de viande ou une sauce tomate acide en même temps, modifie le niveau d'acidité de l'estomac (pH – cf. chapitre : l'équilibre acido-basique). Celui-ci, dont le milieu est extrêmement acide, reçoit des aliments déjà acides, les capteurs qui se trouvent dans l'estomac relevant un milieu acide ne transmettent pas d'information et le pH de l'estomac ne se modifie pas. Les sécrétions d'acide chlorhydrique sont alors insuffisantes, ce qui ne permet pas de déstructurer correctement les protéines. Dans ce cas, les aliments acides ont un peu joué le rôle de leurre. Plus loin, dans la partie basse du tube digestif, des putréfactions se produiront, car les protéines y séjourneront trop longtemps faute d'avoir été "attaquées" dans l'estomac.

Ces mêmes fruits acides, associés à des aliments glucidiques comme les farines, le pain, les pâtes, les féculents, peuvent avoir d'autres conséquences sur la digestion. Un aliment acide modifie le pH de la bouche qui est alcalin (basique). Comme les glucides commencent à être digérés dans la bouche (enzymes salivaires et mastication), si son pH est modifié artificiellement par un aliment acide, cela ralentit le processus de digestion. Les conséquences immédiates seront des fermentations dans la partie basse du tube digestif, avec ballonnements et gêne dans l'abdomen.

Que ce soit pour les fermentations ou les putréfactions, ces deux phénomènes engendrent invariablement des modifications de la flore intestinale.

Nous proposons, pour éviter ces problèmes, de consommer les fruits, surtout acides en dehors des repas, vers 10-11 heures du matin ou 16-17 heures. Le cas de la tomate et des sauces tomate est particulier dans la mesure où il est difficile de consommer ces aliments aux heures proposées. Il est donc souhaitable de ne les consommer qu'avec des repas légers, de crudités ou de légumes verts et d'éviter de les associer aux céréales, légumineuses, pâtes ou féculents. Pour certaines personnes, cet inconvénient n'existe pas, mais pour d'autres, lorsqu'elles ont fait l'expérience de la suppression ou de la dissociation de tels aliments et qu'elles en tirent un net confort sur le plan digestif, il est préférable qu'elles conservent ces habitudes.

Une autre association pose problème, il s'agit des corps gras en excès consommés avec des protéines ou des laitages. Par exemple, du fromage, du beurre, de l'huile avec de la viande ou des œufs. En effet, tout corps gras en excès – *"ça baigne dans l'huile ! ou dans le beurre !"* – a tendance à former une gangue de graisse autour des protéines. Ainsi "protégées", elles sont beaucoup moins attaquées par les acides ou les enzymes chargées de les digérer.

Le lait consommé pendant un repas va coaguler dans l'estomac et la fraction de graisse qu'il contient va provoquer le même phénomène.

Les conséquences, au niveau digestif, seront identiques à celles qui ont été évoquées plus haut lorsque les protéines sont incorrectement dégradées.

Enfin, le Dr Shelton recommandait de consommer seuls les melons, les pastèques et les concombres qui perturbent notablement la digestion, chez une majorité de personnes, quel que soit l'aliment qui y est associé.

Chacun, en fonction de sa sensibilité adaptera ces propositions. Dans les grandes lignes, moins on mélange d'aliments au cours d'un même repas et plus on tend vers une dissociation des grandes classes d'aliments, plus on améliorera la digestion et l'assimilation des nutriments. Sans que cela ne devienne obsessionnel, il est intéressant de constater les améliorations observées dès que l'on applique un minimum cette règle.

Pour résumer les règles de base de la dissociation proposées par le Dr Shelton :

ÉVITER D'ASSOCIER AU COURS D'UN MÊME REPAS :

Glucides	et	protéines
Protéines	et	protéines
Acides	et	protéines
Acides	et	glucides
Lait, laitages	et	protéines

Consommer melons, pastèques, concombres seuls

Deux autres aspects sont à introduire progressivement, ils ne concernent plus les aliments mais le moment de les consommer dans la journée et tout au long de l'année.

Chronobiologie journalière

Elle est basée sur l'observation, en médecine chinoise, des rythmes journaliers du passage de l'énergie dans les grands méridiens. Il est ainsi possible de connaître de manière plus fine les moments les plus propices à telle ou telle fonction de l'organisme. L'énergie qui circule dans tel méridien pendant une période horaire précise aura une influence sur tel organe, ou viscère, qui se trouve sous sa dépendance et ses fonctions en seront stimulées. L'intérêt de connaître ces rythmes est de manger aux moments les plus favorables et de laisser à l'organisme des périodes sans aliments, où les grandes fonctions d'élimination doivent s'opérer.

Ainsi, nous aurons la représentation suivante, dans laquelle la journée de 24 heures est séparée en quatre quarts qui correspondent à des périodes de six heures pendant lesquelles certaines fonctions dominent.

On constate également, par les flèches, que les phases d'assimilation se situent dans les douze heures du jour et les phases d'élimination dans les douze heures de la nuit.

Les noms des méridiens sont indiqués à l'extérieur du cercle, à proximité des heures qui les concernent. Il s'agit, ici, de l'heure solaire, à laquelle il convient de rajouter, selon les pays ou les saisons, 1 heure en hiver, 2 heures en été (en France, par exemple).

CHRONOBIOLOGIE
(Heure solaire*)

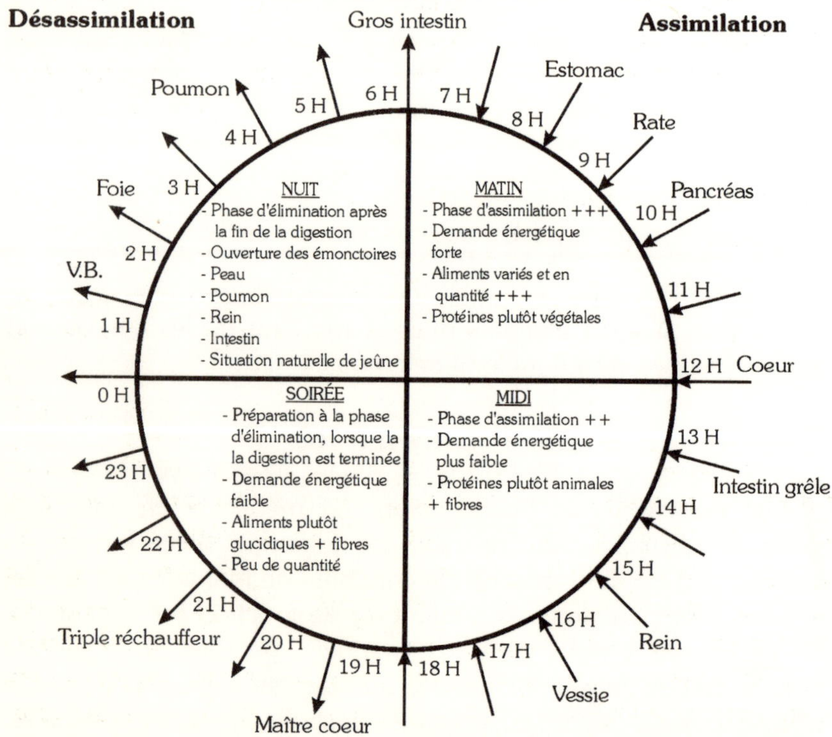

Un dicton populaire nous rappelle que ces notions étaient connues depuis longtemps : "*petit-déjeuner de roi, déjeuner de prince, dîner de mendiant*". Dans l'idéal, le petit-déjeuner devrait être le repas le plus important de la journée, suivi du déjeuner de midi, le repas du soir devant être le plus léger et pris le plus tôt possible en soirée (18-19 heures – heure solaire), afin de permettre au tube digestif de se mettre au repos et à l'organisme de procéder à l'élimination des toxines. C'est une des clefs du rééquilibrage alimentaire et le simple fait d'introduire ces nouveaux rythmes peut améliorer notre état général. Ainsi, le sommeil est de meilleure qualité, la récupération plus importante, l'énergie de la journée plus grande et les fonctions digestives plus performantes.

À bien y regarder, il s'agit de remettre "les pendules à l'heure" et de revenir aux rythmes naturels de tout organisme vivant. Nous travaillons, pour la plupart d'entre nous, pendant la journée et nous nous reposons la nuit, pourquoi faudrait-il mettre du carburant dans une voiture qui ne roule pas (le soir) et partir faire de la route sans faire le plein (le matin) ? La logique et l'observation de la nature, l'écoute de nos besoins et l'attention que nous portons à notre corps sont autant d'atouts qui nous permettront de réussir toute réforme alimentaire.

LE RYTHME DES SAISONS

> *"Le mouvement naturel du QI (énergie) est la germination au printemps, la croissance en été, la récolte en automne et la conservation en hiver ; l'Homme devrait adapter son activité à ce mouvement".*
>
> Ling Shu, 44[22].

Nous avons vu combien la notion d'énergie est chère à la tradition orientale. L'interaction entre l'Homme et son environnement, les saisons et les aliments, a pour vecteur cette énergie. Elle se manifeste par les effets qu'elle génère sur les rythmes biologiques et naturels, cycles journaliers, lunaires, saisonniers. Chacun de nous possède une affinité avec une saison ou une autre. Par exemple, nous nous sentons bien en été ou en hiver, moins bien en automne, cela dépend de ce que nous percevons à ces périodes, cela dépend de l'énergie que nous recevons ou que nous perdons à ces moments.

Respecter le rythme des saisons, c'est accepter l'harmonie naturelle et suivre au mieux le mouvement énergétique auquel l'Homme s'est adapté depuis des millénaires. Depuis un siècle ou deux, nous tentons de maîtriser ces rythmes en cultivant des

[22] Cité par E.Marié in *Précis de Médecine Chinoise* – Éd. Dangles.

aliments très variés tout au long de l'année (les tomates en hiver !), et en menant nos activités à l'encontre de ces rythmes. Ainsi, l'hiver est un moment de repos, les animaux, comme les végétaux, se replient et récupèrent, alors que nous travaillons intensément. L'été, c'est le moment où tout est prêt à être récolté, nous voyons grandir les plantes et les animaux.

Nous devrions faire le plein de vitalité et travailler, comme le faisaient nos ancêtres, dans les champs au moment des moissons. C'est le contraire qui se produit, nous prenons des vacances ! Il n'est pas étonnant ensuite que l'automne et l'hiver ne nous soient plus très favorables.

Même si les temps changent, même si notre société moderne nous permet de profiter encore plus des loisirs et d'un bien-être souvent illusoire, il serait plus raisonnable de revoir nos rythmes de vie. L'homme a sa place dans la nature, dans son environnement et même s'il le modifie depuis toujours et qu'il tente de le modeler à l'image de ses aspirations et de ses besoins, il est des lois immuables qu'il doit respecter.

RESPECTER LE RYTHME DES SAISONS C'EST :

AU PRINTEMPS

- Se préparer a l'été avec une activité modérée.
- Nettoyer son organisme (drainage et monodiète).
- Consommer par exemple :
  - des légumes verts – des graines germées,
  - des céréales comme le blé, le millet,
  - des poissons semi – gras,
  - de la viande d'agneau (pour les consommateurs de viande).

EN ÉTÉ

- Avoir une activité intense aux moments de la journée ou cela est le plus facile : matin, fin de journée et soirée.
- Reconstruire ses réserves, consommer des aliments riches en vitamines :
  - des crudités, des salades, des fruits bien mûrs,
  - des céréales comme l'orge, le seigle, le riz, le quinoa,
  - des poissons maigres,

- o des viandes blanches ou des volailles,
- o des huiles vierges.

EN AUTOMNE

- Avoir une activité qui peut être encore importante, mais qui prepare a l'hiver.
- Nettoyer l'organisme et se désintoxiquer (2ème période de l'année ou cela est possible.)
- Consommer des aliments plus riches en minéraux : des légumes fruits (courgette – potiron – aubergine) et des fruits de saison (raisin – baies – châtaigne).
  - o des céréales comme le riz – le maïs,
  - o des poissons semi – gras,
  - o de la viande comme le veau.

EN HIVER

- Ralentir ses activités, prendre des vacances pendant les mois de décembre et janvier.
- Reconstruire ses réserves fondamentales.
- Consommer des aliments riches en minéraux, protéines, acides gras (un peu d'acides gras saturés dans les contrées froides) :
  - o des légumes racines et feuilles (pomme de terre – patate douce - carotte - betterave - choux),
  - o des fruits secs - oleagineux – amylacés (châtaigne – banane)
  - o des céréales : épeautre - avoine - sarrasin avec des légumineuses : lentilles - pois – fèves – soja,
  - o des poissons gras,
  - o des laitages et des fromages avec modération,
  - o de la viande de bœuf.

Respecter ces rythmes saisonniers est un pas important pour préserver notre équilibre énergétique. C'est reprendre notre place au sein de notre environnement, en harmonie avec les lois de la nature.

ALLER PLUS LOIN DANS LE CHANGEMENT

À ce stade, la réforme alimentaire pourrait être considérée comme suffisante et elle l'est pour beaucoup d'entre nous. L'individualisation reste nécessaire, ce sera le fruit d'un travail effectué conjointement avec un naturopathe, qui répondra avec précision à chaque demande.

Certaines personnes souhaitent pousser le changement plus loin en supprimant les apports en protéines animales. Elles deviennent alors **végétariennes** avec quelques variantes. Soit elles ne suppriment que la viande, la volaille et la charcuterie tout en gardant le poisson, les œufs et les laitages, soit elles éliminent tous les produits animaux pour ne garder que les sous produits animaux comme les œufs et les laitages. Certaines iront jusqu'à supprimer tout type d'aliment issu de l'animal, œufs et laitages compris, elles deviennent alors **végétaliennes**.

Ces changements radicaux font partie d'une troisième phase dans laquelle chacun est libre de s'engager. *C'est mon cas depuis bientôt trente ans, je suis végétarien (œuf et quelques rares fois du fromage de brebis ou de chèvre), avec une période végétalienne de dix ans, au tout début.*

L'expérience commande ici de faire quelques recommandations aux personnes qui souhaiteraient prendre cette voie.

L'Homme, étant donné son tube digestif, est omnivore (qui se nourrit d'aliments très divers), avec une tendance plus marquée à la digestion des végétaux, des céréales, des fruits, des légumes et des légumineuses. Il ne peut se contenter de ne manger que des aliments carnés, car son tube digestif est trop long. Celui des carnivores exclusifs (félins, par exemple) est nettement plus court, ce qui évite la putréfaction des protéines car elles ne peuvent séjourner longtemps à l'intérieur du tube digestif. L'Homme n'a pas non plus le tube digestif d'un ruminant, plus long et plus complexe, qui permet la digestion par fermentation des glucides et des végétaux. Qu'il soit dit au passage combien c'est une hérésie de nourrir des vaches ruminantes avec des protéines animales (farines animales) alors que leur organisme n'y est pas préparé. Enfin, l'homme n'a pas non plus de jabot qui lui permettrait de stocker des graines et des céréales crues, afin de déclencher un processus identique à la germination.

L'Homme, compte tenu de son histoire et sa socialisation, a pu passer du chasseur-cueilleur qu'il était au début, au pasteur et agriculteur qu'il est devenu ensuite, par une longue adaptation aux aliments qu'il a rencontrés tout au long de son évolution. Jusqu'à un siècle en arrière, sa survie dépendait plus des récoltes, moissons et laitages que de la viande et des produits animaux qui n'étaient qu'accessoires. On se souvient encore du temps, pas si éloigné, où la viande était consommée le dimanche ou lors des jours fastes, consacrant des fêtes religieuses ou rituelles. L'animal n'a jamais été un élément de base de l'alimentation pour l'homme. La domestication des animaux a d'abord permis de rendre moins pénible les travaux des champs, de fournir de la laine, du lait et, accessoirement, de la viande.

Les cinquante dernières années ont vu augmenter considérablement la production d'animaux destinés à la consommation, dans les pays occidentaux, à tel point que certains pays se sont retrouvés en surproduction, allant même jusqu'à abattre des cheptels entiers pour réguler le marché ! Pendant ce temps, les pays les plus pauvres avaient tout juste de quoi nourrir leur population. Nous allions même jusqu'à importer les productions végétales de ces pays pour nourrir nos propres animaux : soja, manioc, maïs. Pour nourrir nos cheptels, il faut une quantité considérable de céréales qui seraient bien mieux employées à nourrir des populations défavorisées qui ne mangent quasiment pas de viande et dont la nourriture de base se résume à quelques céréales ou légumes racines.

Enfin, il faut rappeler les conditions particulièrement abominables dans lesquelles sont élevés ces animaux. Il n'y a même plus de respect pour ces bêtes considérées comme des marchandises. Les élevages en batterie, des volailles par exemple, se font sur quelques **centimètres carrés** avec des tapis roulants et des lumières. Elles s'allument toutes les heures pour simuler "*une journée d'une heure*" avec le tapis roulant en fonction pour permettre une petite activité, puis arrêt du tapis et noir complet pendant une heure pour simuler la nuit. Dans une journée de 24 heures, l'animal aura "vécu 12 jours" !

Pour toutes ces raisons, il peut être légitime de ne plus vouloir consommer d'animaux et de devenir végétarien. Souvent, d'autres motivations sont nécessaires, elles peuvent être d'ordre religieux ou culturel, mais c'est souvent la meilleure connaissance de la nature des aliments carnés et des conséquences sur notre santé qui peuvent motiver un changement aussi radical.

Végétarisme

Le Docteur Carton a été l'un des premiers à préconiser le régime végétarien hypotoxique pour soigner ses malades. Lui-même fut guéri d'une tuberculose pulmonaire, alors qu'on le donnait pour perdu, grâce à un changement complet d'alimentation. Passant des excès de la suralimentation hyperprotéinée que la diététique de l'époque prônait en pareil cas (12 œufs par jour et quelques bols de sang !) à une alimentation majoritairement végétarienne.

La viande et les produits animaux, charcuterie, volaille, poisson, sont, certes, riches en protéines, mais ont l'inconvénient d'apporter des acides gras saturés, à l'exception des poissons, et de solliciter fortement l'organisme pour la digestion, l'assimilation, et l'élimination des déchets de type acides. Plus la consommation de produits carnés est élevée, plus les risques pour la santé sont importants à terme. Toutefois, certains organismes supportent mieux ce type d'aliment, comme nous l'avons évoqué pour les groupes sanguins (groupe O notamment).

Si, au bout d'une réforme alimentaire, il est envisagé de passer à un mode d'alimentation végétarienne, des précautions doivent être prises.

Premièrement, on ne peut passer d'une alimentation omnivore ou majoritairement carnée à un régime végétarien strict du jour au lendemain.

Dans un premier temps, il faut progressivement réduire, et dans l'ordre, la consommation des charcuteries, du gibier, des viandes, des volailles, puis des crustacés, des fruits de mer, et enfin du poisson. Cette réduction peut s'envisager sur plusieurs mois, en fonction de l'objectif à atteindre. S'il s'agit d'un changement définitif, il est préférable de prendre son temps et d'étaler cette période de transition sur plusieurs mois, voire sur une année. Rappelons-nous que le but, ici, n'est pas de supprimer les protéines de notre alimentation, ce qui serait préjudiciable à notre santé, mais de changer la source de ces protéines. Il faut donc, pendant cette période de transition, introduire ou augmenter les autres sources de protéines. Ainsi, il est nécessaire d'intégrer régulièrement l'association céréales (3/4) avec légumineuses (1/4) au cours du même repas pour éviter le facteur limitant (cf. chapitre : les protéines), de renforcer la consommation d'œufs de bonne qualité, et, pour ceux qui le souhaitent, de continuer très modérément à utiliser les laitages (fromage de brebis ou de chèvre). Le soja et ses dérivés (tofu, préparations à base de soja, desserts) ainsi que les sauces comme le tamari et le shoyu seront des compléments intéressants, tout comme la levure de bière maltée, surtout si elle contient de la vitamine B12.

Il ne faudra toutefois pas abuser du soja et de ses dérivés qui restent riches en purines, déchets acidifiants pour l'organisme.

Dans une semaine, il peut être envisagé la répartition suivante, à raison d'un repas à dominante protéique par jour :

- Céréales + légumineuses 2 à 3 fois par semaine.
- Œufs (2) 2 à 3 fois par semaine.
- Soja et dérivés 2 à 3 fois par semaine.
- Fromage de brebis/chèvre 1 à 2 fois par semaine.

Les œufs et certaines préparations sucrées à base de soja peuvent aussi êtres envisagés au petit-déjeuner. Les autres apports en protéines sont plus intéressants à midi que le soir pour une majorité d'entre nous.

À chaque repas, il peut être envisagé de compléter les apports en protéines avec les sauces soja et la levure de blé.

Bien sûr, ce schéma est l'aboutissement d'une réforme définitive. Pendant la période de transition, certains jours comporteront de la viande ou du poisson.

Pour les enfants, il est souhaitable de ne pas opérer un tel changement avant l'âge de 16 ans, sauf si l'on est valablement conseillé et suivi par un praticien compétent.

Au début, le corps peut réagir à ce type de modification alimentaire et cela est bien logique. Si nous accumulons pendant des années des éléments toxiques dont notre organisme se libère avec difficulté, lorsqu'il est mis en situation de le faire, il ne s'en privera pas. Ainsi, les toxines accumulées seront éliminées par les grandes portes de sortie que sont nos émonctoires, intestin, rein, poumon et peau avec quelquefois des difficultés passagères. Des crises d'élimination sont possibles et le naturopathe sera le meilleur conseiller pour accompagner ces périodes, qui, si elles sont bien gérées, ne présentent aucune difficulté particulière.

Il est indéniable que le régime végétarien bien compris et mis en œuvre avec une certaine rigueur, notamment dans l'apport en protéines, génère une énergie importante. Il n'est plus nécessaire de mobiliser une grande partie de nos forces pendant des heures afin de digérer des aliments aussi complexes que la viande. Cette énergie est alors mobilisée vers d'autres systèmes, neuro-endocrinien, ostéoarticulaire pour mener à bien d'autres fonctions que la digestion. Des sportifs de haut niveau, dont on peut mesurer les résultats sur la ligne d'arrivée, optent de plus en plus pour cette approche alimentaire et visiblement en tirent un bénéfice certain.

Le végétal est vivant, la viande n'est pas, comme nous le croyons, un aliment absolument essentiel à la vie, c'est, rappelons-le quand même, un aliment mort, en décomposition.

Certains disent que nous devenons ce que nous mangeons, et que la consommation excessive de viande rend agressif, à vérifier. Voulons-nous être des moutons, des porcs, des vaches ou des volailles ?

Végétalisme

Henry-Charles Geffroy fut également une grande figure du courant hygiéniste. Après la dernière guerre mondiale, survivant des camps, très affaibli, H.-C. Geffroy se relève de cette douloureuse expérience grâce à un régime plus draconien que celui du Dr Carton, en éliminant de son alimentation tout produit et sous-produit animal. Plus de laitages, plus d'œufs, seuls les aliments issus du règne végétal sont consommés. Le blé complet, sous toutes ses formes, est très régulièrement employé, pour H.-C. Geffroy cet aliment est très proche, dans sa composition, de notre milieu interne. Les travaux entrepris depuis, par le Dr Seignalet n'avaient pas encore vu le jour et l'on ne soupçonnait pas les perturbations que pouvaient entraîner la surconsommation de blé.

Un courant de pensée se développe alors avec le **végétalisme**, les livres et les publications de H.-C. Geffroy sont diffusés et, dans les années 50/60, des magasins à l'enseigne de la **Vie Claire** s'ouvrent à son initiative.

Cette approche, que j'ai moi-même connue et expérimentée dans les années 70, me semble très intéressante mais, quelquefois, un peu trop extrême. Sans remettre en question la doctrine de Mr Goffroy, que je respecte, je pense que le végétalisme est un outil thérapeutique ponctuel qui permet à des organismes très affaiblis ou intoxiqués de se relever, en leur donnant les moyens nécessaires à leur rétablissement, sans pour autant mobiliser toute leur énergie. La mise en pratique quotidienne du végétalisme semble difficile à bien des égards, et présente certains risques de carence. Socialement difficile à réaliser, *j'ai pu le constater pendant dix ans*, il est encore plus délicat à mettre en œuvre lorsqu'il s'agit de notre santé. Aucune erreur n'est permise, chaque jour, les bonnes associations doivent être respectées, les compléments alimentaires naturels apportés (levure de bière) et les écarts absolument évités. Le végétalisme est un puissant outil de désintoxication et de revitalisation, il doit être apprécié et utilisé à sa juste valeur.

MACROBIOTIQUE

Une approche inspirée de la tradition orientale, issue des théories de Georges Oshawa, a donné naissance à la **Macrobiotique**. Ce regard particulier sur l'alimentation a permis d'intégrer des notions d'énergétique (yin-yang) et de donner une dimension plus élevée à la nourriture, notamment sous un aspect spirituel, dans le sens de l'élévation de l'esprit. Les orientaux, dans leur culture, ne dissocient pas le physique, de l'énergétique et du spirituel, tout doit être considéré selon notre environnement immédiat, le monde où nous vivons, et l'Univers. Cette dimension, particulière à la macrobiotique, demande un investissement personnel où il appartient à chacun de s'engager ou non selon ses objectifs.

Toutefois, on peut dire que la macrobiotique a apporté à l'occident la connaissance d'aliments nouveaux, comme les algues, le soja et ses dérivés, et a permis de souligner l'importance des céréales comme le riz. Cette approche a introduit la prise de conscience et le respect de l'aliment au moment de son ingestion, notamment par la mastication qu'il est conseillé d'effectuer de nombreuses fois.

Dans les années 60, la rigueur imposée par cette doctrine a pu engendrer quelques frustrations chez certains de ceux qui s'étaient engagés dans cette voie. Le caractère, quelquefois un peu dogmatique de cette approche et les dissensions que cela a pu provoquer parfois, ont réduit son influence. Toutefois, les successeurs d'Oshawa, en Amérique du Nord, et parmi eux Michio Kushi, continuent la propagation de la macrobiotique notamment pour son intérêt thérapeutique.

Ici encore, il me semble que cette méthode peut être intéressante ponctuellement, comme outil de détoxication de l'organisme et surtout de revitalisation (riz complet). Son application au quotidien est envisageable, surtout dans sa dimension énergétique, et afin d'apporter une plus grande conscience de l'aliment. Mais elle doit s'intégrer aux autres aspects de la diététique, dans l'optique d'un changement plus global, comme nous l'avons abordé jusqu'ici.

LA MÉTHODE KOUSMINE

Enfin, comment ne pas terminer avec la méthode du Dr Catherine Kousmine, qui a effectué un travail extraordinaire de synthèse sur l'hygiène alimentaire, afin d'agir sur des pathologies lourdes et difficiles à soigner. Sa profession de médecin lui a permis de vérifier, sur de nombreux malades, l'impact d'une hygiène alimentaire sérieuse prenant en compte la qualité des aliments, leur répartition et les processus de digestion. Sa méthode, qui pourrait servir de conclusion à ce chapitre, se résume en cinq points, connus comme les *5 Piliers de la santé* (éd. Jouvence 1993) :

- **RÉTABLIR UNE VÉRITABLE HYGIÈNE ALIMENTAIRE** : moins de sucre, moins de graisses, moins de protéines. Plus de céréales, de légumes, de fibres et plus d'acides gras insaturés.
- **RÉÉQUILIBRER** les vitamines, les oligoéléments et les minéraux dans l'organisme.

- **CONSERVER** un bon équilibre acido-basique.
- **VEILLER** à une bonne hygiène intestinale et à conserver une flore intestinale correcte.
- **ÉLIMINER** la toxémie profonde, qu'elle soit générée par l'organisme ou provoquée par des produits de synthèse.

Il ne s'agit pas seulement d'un mode alimentaire, mais bien de la mise en œuvre de toute une méthodologie essentielle au maintien d'un bon équilibre de notre santé. Hors du cadre thérapeutique dans lequel exerçait le Dr Kousmine et les médecins qui pratiquent sa méthode actuellement, son approche nous permet de garder à l'esprit l'essentiel de ce que nous recherchons, dans l'aboutissement d'une réforme alimentaire bien menée.

Tout changement d'habitude nous pose souvent un problème qui est lié au temps d'adaptation à la nouvelle situation, il en est de même dans la réforme alimentaire. Toucher à l'aliment, c'est toucher à notre survie et, tout simplement, à notre vie. Nous ne sommes pas toujours préparés à cela et nous mettons quelquefois la barre trop haut dès le départ.

Pour certains, ce sera le moteur même de leur démarche, pour d'autres cela les arrêtera très vite. Nous devons trouver le rythme qui nous convient le mieux et ne pas appliquer telle ou telle méthode si nous n'y adhérons pas. Il nous faut l'adapter à nos propres besoins et nous sentir bien dans ce que nous entreprenons. Le **plaisir** et la **joie** de s'engager dans une nouvelle voie, dont nous avons **conscience** qu'elle est, importante pour nous, doivent être les principaux moteurs d'une telle démarche.

LES ÉTAPES D'UNE RÉFORME ALIMENTAIRE RÉUSSIE

1. PRÉALABLE :
- Inventaire des habitudes alimentaires.
- Répartition des apports habituels en quantité et qualité.

2. CONDITIONS :
- Volonté, conviction, enthousiasme.
- Pratique, approvisionnement.
- Adhésion de l'entourage, ne rien imposer.

3. MISE EN ŒUVRE :

1ère PHASE :

- Rééquilibrer les apports entre glucides - protéines - lipides.
- Diversifier les apports dans une même catégorie d'aliments.
- Se rapprocher de la règle des 60-20-20 ou des 5 x 20.
- Changer l'eau de boisson (moins minéralisée).
- Changer les huiles et les margarines pour des hppf[23] vierges.
- Remplacer le sel raffine par du sel gris de mer.
- Remplacer les sucres raffinés par des sucres complets.
- Remplacer progressivement les céréales raffinées par des céréales semi-complètes et complètes.
- Varier les types de céréales et réduire le blé
- Changer la qualité des aliments et passer au biologique.
- Réduire les excitants, les alcools et la viande.

2ème PHASE

- Associations – dissociations selon shelton.
- Respecter la chronobiologie journalière.
- Respecter le rythme des saisons.

3ème PHASE OPTIONNELLE – ALLER PLUS LOIN

- Végétarisme.
- Végétalisme.
- Macrobiotique.
- Kousmine.

Quelques conseils pratiques sont nécessaires afin d'optimiser ces changements, d'une part sur les erreurs à ne pas commettre dans la préparation des repas et d'autre part sur les conditions à éviter au cours des repas.

LES ERREURS À NE PAS COMMETTRE DANS LA PRÉPARATION DES REPAS

Quelques points sont à respecter pour la préparation des repas afin de prendre des habitudes qui nous seront bénéfiques, avec le temps, dans la mise en œuvre d'une réforme alimentaire :

- ÉVITER LES REPAS AVEC TROP DE MÉLANGES
  Cela entraîne = Digestion compliquée, lente et laborieuse.

---

[23] HPPF : huile de première pression à froid.

- ÉVITER DE SURCHARGER EN MATIÈRES GRASSES

  = Ralentissement de l'évacuation des aliments hors de l'estomac.

- ÉVITER DE BOIRE EN MANGEANT

  = Dilution des enzymes digestives.

- ÉVITER DE TERMINER PAR UN DESSERT SUCRE

  = Fermentations, flatulences.

- ÉVITER LES FRUITS EN FIN DE REPAS

  = Difficulté à digérer (pour certaines personnes).

  Il est préférable de les consommer avant ou à distance des repas.

- ÉVITER DE BOIRE TROP DE LAIT

  = Retarde la digestion des autres aliments (caillage dans l'estomac).

  Possible en petite quantité ou pour le trempage des céréales.

- ÉVITER L'ASSOCIATION DE GRAISSES + ALIMENTS A INDEX GLYCÉMIQUE ÉLEVÉ

  = Forte sollicitation du pancréas, stockage des graisses et des sucres en graisse.

- ÉVITER L'ASSOCIATION ACIDES + GLUCIDES (EX : JUS D'ORANGE + GÂTEAU OU SAUCE TOMATE + PÂTES)

  = Mauvaise insalivation avec modification du pH salivaire.

  = Irritation des muqueuses.

- ÉVITER LES EXCÈS DE SUCRES RAFFINÉS (LES REMPLACER)
  = Fermentation ++.

- ÉVITER LES EXCÈS DE PROTÉINES (SURTOUT ANIMALES)
  = Putréfaction ++

Se souvenir qu'une seule source de protéines au même repas est préférable.

Afin de donner à l'organisme les conditions les plus propices à cette grande entreprise qu'est la digestion et l'assimilation des aliments, il convient d'éviter les situations difficiles au cours des repas. La convivialité doit être de règle pour ce moment de partage et de rencontre qu'est le repas, mais n'oublions pas que ce moment est tout aussi important pour notre santé.

LES CONDITIONS A ÉVITER AU COURS DU REPAS

- MANGER TROP VITE
  Il vaut mieux manger moins en quantité et mastiquer plus.
  "Il faut boire les solides et mâcher les liquides" Proverbe Chinois.
  On ne devrait avaler les aliments qu'une fois réduits pratiquement à l'état liquide par la mastication. Quant aux liquides, à part l'eau, ils doivent séjourner quelques instants dans la bouche pour s'imprégner d'enzyme salivaire.

- MANGER TROP LE SOIR
  L'organisme doit vite digérer le soir afin de passer en phase d'élimination au cours de la nuit, ce qu'il ne fait pas correctement si le repas du soir est trop important.

- MANGER DANS UN ENVIRONNEMENT STRESSANT
  Éviter : télévision, téléphones, discussions tendues, émotions, bruits, car nos sens et notre système nerveux sont accaparés par des informations qui ne sont pas en lien avec ce que nous faisons.
  Penser à ce que l'on mange, regarder, apprécier n'empêchent pas de partager dans la convivialité. Manger avec la conscience que nous sommes en train de nourrir notre corps et notre esprit.

- MANGER TROP LORSQU'ON EST FATIGUE OU MALADE
  La digestion demande beaucoup d'énergie, qui n'est alors pas consacrée à la récupération ou à notre système immunitaire.

ENTRE LES REPAS

- ESPACER LE TEMPS ENTRE DEUX REPAS
  Trois heures au moins sont nécessaires avant de manger à nouveau, six heures serait l'idéal. Tout aliment introduit dans cette période risque fort de perturber les processus en cours.

- NE PAS MANGER OU GRIGNOTER (ENTRE LES REPAS)
  À l'exception des fruits, vers 10 h-11 h et 16 h-17 h, si le besoin s'en fait sentir. Si des efforts physiques importants sont nécessaires, des petits en-cas énergétiques peuvent être programmés toutes les deux heures ou moins si l'effort est

intense. Ainsi les fruits secs et les oléagineux seront les bienvenus pour les sportifs et les travailleurs de force. Mais l'intellectuel qui fournit un effort important peut également bénéficier de ces apports.

PRATIQUE QUOTIDIENNE DE LA CUISINE

La diététique doit prendre en compte la manière dont sont transformés les aliments au cours de leur préparation. Il y a des transformations que nous ne maîtrisons pas, lorsque nous achetons des plats déjà préparés ou conservés, mais pour une grande partie de ce que nous consommons, il nous est possible d'en choisir le mode de cuisson.

Le choix et la qualité des aliments que nous utilisons quotidiennement font déjà partie de notre pratique de la cuisine. Nous devons essayer dans la mesure du possible, de trouver des aliments qui répondent aux critères de qualité et de conservation que nous connaissons maintenant. L'idéal serait d'acheter quotidiennement ce que nous consommerons le jour même ou le lendemain. Tout aliment conservé plusieurs jours au réfrigérateur perd ses propriétés et s'appauvrit en vitamines et oligoéléments. Les vitamines sont très instables, sensibles à la lumière et à l'oxygène, elles s'oxydent rapidement. Les marchés ou les magasins ayant un bon rayon de produits frais et primeurs, d'autant plus s'ils sont biologiques, sont de bonnes sources d'approvisionnement.

Une fois acquise cette habitude d'acheter au jour le jour, il sera indispensable d'avoir en cuisine les aliments non raffinés dont nous avons largement parlé. Sucre non raffiné, farines complètes ou semi-complètes, huiles vierges de première pression à froid et sel gris de mer doivent être à la base de toute pratique alimentaire nouvelle, ainsi que les aromates ou épices trop souvent délaissés.

Il est vrai que les contraintes sociales modernes, le travail, les obligations diverses et la gestion d'une famille ne nous laissent plus beaucoup de temps pour nous investir dans la préparation des repas. Bien souvent, vite préparé et sans trop de recherche, nous oublions le rôle essentiel de l'aliment. Nous nourrir, bien sûr, mais avec plaisir. Pour cela, l'intention manifestée au moment de préparer le repas doit être agréable, bénéfique et dirigée vers les convives. Même s'ils sont habitués à ces repas, ils doivent être étonnés et découvrir de nouvelles saveurs, de nouvelles présentations, de nouveaux parfums qui aiguiseront leur curiosité et ouvriront leur appétit. C'est déjà une première étape de la digestion qui commence !

La préparation d'un repas se rapproche d'un rituel qui doit laisser une large place à la magie de la transformation des aliments, à l'évocation de lieux, de souvenirs ou de projections que l'on peut faire soi-même, en espérant que ceux qui partagent le repas s'en aperçoivent le moment venu.

Le repas quotidien doit rester simple, éviter les mélanges et la complexité bien souvent difficile à gérer sur le plan gustatif et surtout digestif. Cela ne veut pas dire morosité, répétition, absence de saveur et de présentation. Un simple plat de pâtes avec une jolie sauce au basilic et quelques feuilles fraîches posées au-dessus, peut tout changer !

Au moment de décider du menu, il faut choisir une dominante au repas, sera-t-il plutôt protéique ou plutôt glucidique ? Une fois l'option arrêtée, il s'agira de trouver la base principale du repas en décidant quel type d'aliment répondra le mieux au choix qui a été fait.

La composition du repas doit se résumer à un plat principal contenant suffisamment de nourriture et d'aliments complémentaires entre eux. Il s'agit d'éviter les mélanges trop importants afin de ne pas générer de perturbations digestives. Une entrée, sous forme de crudités ou de fruits, est toujours possible, les aliments crus favorisant la sécrétion des enzymes digestives. Par contre, une entrée à base de protéines, comme les œufs, le poisson ou la charcuterie risque d'alourdir considérablement la digestion.

Le fromage et les desserts sont inutiles, dans la mesure où les apports principaux ont été faits par l'entremise du plat principal. Pour ceux qui souhaitent terminer par une note douce, ils préféreront les fruits cuits, compotes ou desserts à base de soja plutôt que les laitages et entremets industriels.

La présentation et le parfum ont beaucoup d'importance, la vue et l'odorat déclenchent déjà des processus de sécrétion d'enzymes digestives. L'effort que l'on produit à préparer des plats agréables à regarder et dont le parfum et le goût sauront attirer ceux qui les mangent, sera toujours récompensé. Mais l'usage de produits de synthèse, d'additifs de toutes sortes, ne saurait remplacer la nature. La vanille naturelle n'est pas la vanilline de synthèse, la copie n'est jamais l'original ! Alors n'hésitons pas à user des saveurs que la nature met à notre disposition, les épices et les aromates modifient, soutiennent, renforcent, contrastent le goût des aliments, en plus leur valeur thérapeutique et préventive n'est plus à démontrer. Ces condiments, utilisés de tout temps et dans toutes les cultures, jouent un rôle gustatif indéniable, mais ils sont surtout apéritifs, bactéricides, digestifs, carminatifs, antispasmodiques… thérapeutiques !

Épicé ne veut pas dire pimenté et il n'y a pas que le poivre, comme nous l'avons si longtemps vu sur nos tables. N'ayons pas peur de découvrir le curcuma, la coriandre, la cardamome, le fenugrec, le cumin, la muscade, la cannelle, le safran, le girofle, le gingembre, les graines de moutarde, pour les épices. Utilisons le thym, la sarriette, la menthe, le persil, le romarin, le laurier-sauce, la sauge, le basilic, la coriandre fraîche, pour les herbes et plantes aromatiques. Quelles saveurs, quels parfums, quels voyages pour chacun d'entre nous ! Ne nous en privons pas au moment du repas.

La présentation, le lieu, l'ambiance feront alors que les conditions seront propices à l'alchimie de ce moment essentiel qu'est le repas.

Mais avant de déguster, sachons choisir la meilleure façon de cuire les aliments.

MÉTHODES DE CUISSON

Devons-nous cuire nos aliments ? la réponse se situe à plusieurs niveaux. Si nous nous référons à la nature, les aliments devraient être consommés tels quels, après cueillette, moisson, récolte, chasse ou abattage. L'homme, depuis qu'il a découvert le feu, a évolué avec cet élément puissant, il s'est aperçu, au cours des âges, que la cuisson favorisait peut-être l'assimilation et la digestion de certains aliments. Il a pu également purifier l'aliment et éviter des troubles digestifs graves, voire mortels. La cuisson permet d'éliminer certains germes ou des fractions toxiques. L'habitude de la cuisson a donc été logiquement intégrée dans un processus d'évolution et de socialisation de l'homme. Son organisme s'est adapté et il est vrai qu'il est maintenant indispensable de cuire des aliments comme les céréales, ou les féculents (pomme de terre, igname, patate douce) qui ne pourraient pas être digérés autrement.

D'un point de vue énergétique, le feu est de nature yang, il permet d'atténuer un excès de yin dans certains aliments crus, notamment ceux qui contiennent beaucoup d'eau.

Malgré l'intérêt indéniable que peut représenter la cuisson, on constate que plus les aliments sont consommés crus, plus ils gardent leur vitalité et les éléments essentiels qui les composent comme les vitamines et les oligoéléments. Dans la mesure du possible, et le plus souvent, il est préférable de manger cru ou légèrement cuit, "*al dente*" diraient nos amis italiens. C'est d'ailleurs comme cela que l'on procède dans la cuisine extrême-orientale, les légumes restent très souvent croquants car le "passage par le feu" a été très court.

Il faut savoir que la cuisson détruit rapidement les vitamines, entre 60° pour la vitamine C et 100° pour les autres, et que les oligoéléments et les minéraux subissent des modifications dans leur structure à partir de 100°. Pour peu que la cuisson soit faite dans l'eau et que celle-ci soit jetée ensuite, il y aura eu dilution et perte d'une partie importante des minéraux. Tous ces nutriments essentiels disparaissent alors de notre assiette.

Des tests ont été menés en 1930, par Kouchakoff pour démontrer la corrélation entre les aliments cuits et la réaction immunitaire. Ces travaux sont cités par le Dr Lylian Le Goff dans son excellent livre *Nourrir la Vie* (éd. Roger Jollois). Il est étonnant de constater que notre système immunitaire est activé dès qu'il reçoit des aliments cuits. L'organisme ne réagit pas lorsqu'on ingère des fruits et légumes crus. En revanche, le taux de globules blancs double avec l'ingestion d'aliments cuits normalement et quadruple avec la consommation d'aliments cuits en autoclave (cocotte-minute).

Sur une échelle de 5 à 20 : 5 est le taux normal de globules blancs. C'est le taux que l'on retrouve chez un individu ayant consommé des fruits et légumes crus. Le taux est de 10 à 15 après ingestion d'aliments cuits et passe à 20 quand les aliments sont cuits en autoclave.

Plus nous cuisons les aliments, plus nous détruisons les enzymes – nécessaires à leur digestion – qu'ils contiennent, plus l'organisme réagit à cette situation, d'une part en produisant plus d'enzymes au cours de la digestion, d'autre part en réagissant sur le plan immunitaire, car certaines molécules, modifiées par la cuisson, ne sont pas reconnues. C'est ce que l'on appelle la **leucocytose** alimentaire, les leucocytes sont, rappelons-le, des globules blancs.

Par ailleurs, les mélangent protéines-glucides lors d'une cuisson, ayant pour conséquence les phénomènes de caramélisation ou de brunissage, ont fait l'objet d'études. Le premier à les avoir étudiés, pour comprendre les processus liés au goût, était un chimiste du nom de Maillard. Il donna son nom à la "**réaction de Maillard**", phénomène qui consiste à ce qu'un aliment brunisse juste avant de brûler, sous l'effet de la chaleur. Les molécules issues de ce phénomène sont des dérivés chimiques très nombreux et pour certains extrêmement toxiques, notamment oxydes et peroxydes hautement cancérigènes. Cette réaction est bien connue de l'industrie agroalimentaire qui l'utilise afin de "brunir" des aliments pour les rendre plus attrayants et goûteux. Il faut se méfier de ce processus dont on soupçonne qu'il peut être un des facteurs impliqués dans la cancérogenèse.

Cette question du cru ou du cuit réglée, il s'agit de faire le bon choix quant au moyen de cuisson.

Nous pouvons discerner deux types de cuisson, selon que l'on recherche un assèchement des aliments, pour les rendre plus yang, ou leur apporter plus d'eau et les rendre plus yin. Les cuissons humides conserveront ou accentueront la nature yin de l'aliment, alors que les cuissons sèches produiront l'effet inverse. Ainsi, un riz qui sera cuit selon la méthode pilaf, dans une poêle avec réduction de l'eau jusqu'à assèchement total, donnera un riz plus yang, alors que sa cuisson à l'eau ou à la vapeur lui conférera une nature plus yin.

CUISSONS HUMIDES (yin) :	CUISSONS SÈCHES (yang) :
• à l'eau, évidemment ! • à la vapeur • à la cocotte-minute • à l'étouffée	• à la poêle • au four • au feu (barbecues) • en friture

Il faut savoir que le seul fait de cuire l'aliment, quel que soit le mode retenu, apporte un peu de yang (feu). C'est bien là toute la subtilité de l'approche énergétique orientale.

Le four à micro-ondes n'est pas cité, volontairement ; il fera l'objet d'une explication particulière en fin de chapitre.

LES CUISSONS HUMIDES

La **cuisson à l'eau** est, certes, la plus courante, mais elle présente l'inconvénient d'élever la température au-delà de 100° (ébullition), et d'engendrer les changements évoqués précédemment. De plus, ce mode de cuisson a tendance à diluer les composants complexes des aliments, qui leur donnent leur saveur et leur aspect. Les pigments sont dissous, les fractions aromatiques diffusées par évaporation, il ne reste, bien souvent, que des fibres et des glucides pour le végétal, ou des protéines et de la graisse pour l'animal. Cette cuisson est à éviter au maximum, pour toutes ces raisons. Seule la préparation des légumineuses (lentilles, pois, haricots) après trempage, est quasi obligatoire par ce mode de cuisson.

Il faudra lui préférer la **cuisson à la vapeur** qui présente l'avantage de ne pas diluer les composants de l'aliment. Cette méthode permet de conserver aux aliments un aspect et un goût bien plus appréciables. L'inconvénient réside dans la température de l'eau, qui dépasse également le seuil des 100°, ce qui porte préjudice aux nutriments essentiels. Par contre, on peut tirer avantage de cette cuisson pour "laver" des aliments issus de l'agriculture conventionnelle. Les résidus de pesticides, les produits de conservation, qui sont des molécules lourdes, seront extraits par cette vapeur d'eau et retomberont dans l'eau de cuisson, dans la partie basse du cuiseur à la vapeur. Malheureusement, les minéraux intéressants subissent le même sort et, dans ce cas, il n'est pas souhaitable d'utiliser l'eau qui aura servi à la cuisson. Dans le cas où les aliments cuits à la vapeur sont de qualité biologique, il est, par contre, avantageux de réutiliser l'eau pour une soupe ou la cuisson de céréales, par exemple.

Quelquefois l'usage de la vapeur peut être intéressant pour dégraisser des viandes dont la quantité de graisses saturées serait trop importante. Cela présente aussi l'avantage de libérer certaines toxines et produits chimiques, antibiotiques, médicaments divers utilisés dans les élevages intensifs et qui ont la propriété de se fixer dans les graisses de l'animal. Encore une fois, ce problème ne se présente pas dans le cas des viandes issues d'élevages labellisés AB.

La cuisson en autoclave, plus connue sous le nom de **cocotte-minute**, pose un réel problème. Cette cuisson provoque une différence de pression importante, elle élève la température très fortement, en quelques minutes, il s'ensuit une forte déstructuration des aliments.

Reste, pour la cuisson humide, la **cuisson a l'etouffée** à basse température (- de 100°) et qui a toutes mes faveurs. Ce mode opératoire est, à mon sens, le plus intéressant, même s'il nécessite des ustensiles plus spécifiques fabriqués en **acier 18/10** (18 % de chrome, 10 % de nickel et 72 % de fer). L'usage, de ces ustensiles, conçus avec un fond épais (semelle "sandwich" d'au moins 5 mm), permet une grande conductivité de la chaleur sans pour autant élever son niveau au-delà de 100°. La cuisson est douce, l'aspect, le goût et la valeur nutritive des aliments sont préservés. Le principe consiste à déposer les aliments dans la casserole, en y ajoutant très peu d'eau ou un corps gras en très faible quantité, juste au fond, afin de déclencher le processus de la cuisson. Le couvercle, souvent transparent couvre la casserole, il permet d'observer et de surveiller la cuisson. Les aliments libèrent leur propre eau qui s'évapore, se condense sur le couvercle et retombe, c'est avec cette eau que l'aliment va cuire. Il est préférable de ne pas lever le couvercle pendant la cuisson, afin que le moins d'air possible ne pénètre, pour éviter toute oxydation et évaporation. Cela demande une habitude qu'il est facile d'acquérir même si, quelquefois, au début, on a tendance à relever le couvercle pour vérifier et... goûter !

Cette méthode a, en plus, l'avantage d'être économique, il n'est pas nécessaire de mettre le feu au maximum, bien au contraire, puisque la semelle - le fond de la casserole - a précisément pour rôle d'accumuler la chaleur et de la diffuser. Il est souvent conseillé d'éteindre avant la fin de la cuisson qui continuera, doucement pendant de longues minutes.

Il est souvent opposé à cette méthode le prix élevé du matériel employé, mais il faut savoir que la qualité de celui-ci en font des ustensiles dont la longévité dépasse les dix ans, voire pour certaines marques de renom, plusieurs décennies ! L'investissement initial est largement amorti, y compris sur le plan de la santé. Le respect de la qualité de l'aliment et la très faible déperdition subie au cours de la cuisson ne peuvent avoir que des conséquences bénéfiques sur notre état général.

Une variante de cette méthode est la **cuisson en papillote**, l'inconvénient principal est l'usage du papier d'aluminium qui présente un risque de dépôt de particules d'aluminium dans l'aliment. De même, les papiers sulfurisés ont une forte teneur en soufre. Pour une cuisson en papillote naturelle, il reste la méthode traditionnelle des feuilles de...bananier que nous n'avons pas tous à portée de main en fonction de l'endroit du globe où nous nous trouvons !

LES CUISSONS SÈCHES

La plus courante de ces cuissons est incontestablement la **cuisson à la poêle** ou pour ses variantes, au *wook*, à la *pierre*, au *grill* (*la plancha* en Espagne). Le principe en est souvent le même : sur une plaque métallique ou une pierre, on dépose un corps gras, selon les habitudes régionales (huile ou beurre), et dès que la température est élevée, on saisit l'aliment. Bien souvent utilisée pour la cuisson des viandes, des poissons ou des crustacés, cette méthode a l'inconvénient de la température élevée et de la transformation des corps gras, notamment du beurre, en substances souvent cancérigènes comme l'acroléine (beurre noir) au-delà de 130°, ce qui est le cas ici.

Toutefois, il est possible d'utiliser ce mode de cuisson pour les céréales, lorsque l'on souhaite éviter une cuisson humide. Dans ce cas, il sera nécessaire de procéder selon la méthode dite "pilaf", qui consiste à déposer les céréales (riz par exemple) dans la poêle avec un corps gras, de préférence de l'huile résistant aux hautes températures (arachide ou olive). Pendant les premières minutes, il est recommandé de remuer en permanence les céréales, à l'aide d'une spatule en bois, jusqu'à ce que les premières graines prennent une couleur plus opaque, voire blanche. À ce moment, on verse, sans tarder, de l'eau, que l'on aura pris soin de garder à portée de main, afin de recouvrir toutes les céréales. La cuisson s'effectuera à la suite de l'évaporation de l'eau et il sera nécessaire d'en rajouter régulièrement, jusqu'à ce que les grains soient bien cuits. Le but est de laisser s'assécher les céréales pour qu'elles commencent à adhérer légèrement à la poêle, **sans brûler**. On arrête alors la cuisson et l'on consomme immédiatement. C'est le principe de la cuisson de la *Paella*.

La **cuisson au four**, quel que soit le four, en terre, au bois, à gaz, tandoori (Inde), repose sur le principe de la chaleur sèche confinée dans un endroit clos. L'inconvénient, une fois de plus, provient de l'élévation de la température (jusqu'à 280°), par contre il n'existe pas de phénomène de dilution évoqué plus haut puisqu'il n'y a pas d'eau ou très peu. Le four peut servir à la cuisson des viandes et des poissons, sans en altérer la nature et en permettant un dégraissage important, ce qui n'est pas négligeable, dans la mesure où les graisses ne sont pas consommées ensuite. Il permet aussi la cuisson du pain pour ceux qui voudraient s'adonner à sa fabrication, et bien sûr, des aliments plus complexes comme les tartes salées et sucrées, les gâteaux et les pâtisseries maison. L'usage de ce mode de cuisson doit rester modéré, mais correctement utilisé, sans exagérer le niveau de température, il reste tout à fait acceptable.

Une variante très particulière de cette cuisson, qui allie la chaleur sèche à l'humidité de l'aliment qui cuit dans son propre "jus", est la **cuisson au sel**. Souvent utilisée dans les pays méditerranéens pour le poisson qui est entièrement recouvert de gros sel et enfourné. Cette méthode mérite d'être citée car l'aliment cuit ainsi doucement, ne perd pas ses qualités nutritionnelles et sa saveur est préservée et soulignée par la présence du sel. Celui-ci forme une croûte qui est retirée, ainsi que la peau, qui ne sont pas consommées.

Dans certaines régions, on utilise un ustensile en terre cuite, en deux parties, appelé “diable”, qui permet de cuire à l’étouffée et au four.

Récemment, des **fours solaires** ont fait leur apparition sur le marché. En dehors de l’intérêt écologique et économique que représentent de tels appareils – énergie renouvelable à l’infini et absence de pollution – si la température est trop élevée, on rencontrera les mêmes inconvénients qu'avec une cuisson en four classique. La maîtrise du niveau de température est importante et il semblerait que ces fours cuisent lentement, sans une élévation exagérée de la température de cuisson. À suivre...

La **cuisson au feu de bois**, notamment au **barbecue,** accentue les inconvénients des méthodes précédentes par les températures élevées, par la carbonisation des aliments, ce qui est très cancérigène, et par la transformation des graisses en **benzopyrènes,** hautement toxiques et cancérigènes. Le seul moyen acceptable de cuire des aliments au barbecue est d’utiliser des plaques qui ne mettent pas la source de chaleur directement en contact avec les aliments ou d’utiliser des grilles penchées avec gouttière ce qui permet de récupérer les graisses qui ne tombent pas directement sur le charbon. Il existe également des appareils à base de pierres de lave qui accumulent la chaleur produite par une source au gaz, ce qui réduit déjà notablement les inconvénients du barbecue à charbon classique. Ce type de barbecue, très utilisé en Amérique du Nord, n’est pas très répandu en Europe. Le côté convivial de ce mode de cuisson ne doit pas en faire oublier les dangers encourus pour la santé, il faut donc rester prudent avec cette méthode et ne pas en abuser. Qu’il soit dit en passant que les barbecues présentent également un danger immédiat de brûlures très graves, lors d’un retour de flamme, notamment au visage, pour les enfants en bas âge qui se trouvent à leur hauteur immédiate.

La **cuisson en friture,** très employée dans certains pays, présente des inconvénients liés à la modification des corps gras sous l’effet de la chaleur et à la présence en excès de ces corps gras dans l’aliment qui a frit. La température de friture dépasse bien souvent les 180° et peu de corps gras résistent à de telles chaleurs. Seules les huiles d'olive, d'arachide, de palme et de coprah peuvent supporter ces températures élevées. Les graisses animales, notamment de porc, comme le saindoux, résistent bien aussi, mais elles ont l'inconvénient d'être saturées, donc de porter préjudice à notre système cardio-vasculaire Par ailleurs, il faut être vigilant et changer très régulièrement le bain des fritures surtout si, par mégarde, elle a brûlé au cours de la cuisson. Cette méthode doit être l'exception et les aliments cuits de cette façon seront bien égouttés, voire "séchés" sur un papier absorbant, afin de retenir le maximum de corps gras.

D'autres méthodes ancestrales de conservation permettent une cuisson des aliments sans chaleur, c'est le cas de la macération dans le vinaigre ou le citron pour les poissons et les condiments. Dans ce premier cas, l'acidité du vinaigre peut présenter quelques inconvénients pour les personnes sensibles ou acidifiées. Pour certaines viandes ou poissons, on utilise le fumage, le séchage et la salaison. Dans le cas du fumage, notamment au charbon de bois, cela présente des risques similaires à ceux qui ont été énoncés pour le barbecue. On constate, chez certaines populations de pêcheurs (en mer baltique) où des aliments fumés sont quotidiennement consommés, une élévation des risques de cancer du tube digestif. Enfin, les inconvénients des aliments séchés ou salés sont les mêmes que ceux qui sont évoqués dans le paragraphe sur la cuisson au sel.

Le **four à micro-ondes**, bien que largement répandu dans nos sociétés modernes, est un appareil dont il faut se méfier. Issus de la technologie militaire des radars de la deuxième guerre mondiale, ces appareils, qui émettent des micro-ondes, ne chauffent pas, mais agitent les molécules des aliments ce qui provoque un échauffement très rapide. En effet, la fréquence utilisée – 2 450 MHz – correspond à une alternance de polarité de 2 450 000 000 de fois par seconde. Ce n'est plus de l'agitation, c'est un véritable ouragan. Mais que deviennent les molécules de nos aliments une fois passées par un tel mouvement ? Des études, comme celle qui fut publiée dans *The Lancet (mars 1990),* revue internationale de renom dans le monde médical, démontraient que les protéines étaient notablement modifiées et qu'elles ne reprenaient pas leur structure initiale qui leur permettait d'être utilisées de façon optimale par l'organisme. Sans parler de la destruction des vitamines due à une élévation brutale et très importante de la température. Par ailleurs, des chercheurs *(Japon 1968)* ont pu constater que certains lipides, sous l'effet du micro-ondes généraient des oxydes (radicaux libres), accélérant ainsi les processus de vieillissement cellulaire.

Un test intéressant, appelé **cristallisation sensible,** permet d'observer la structure des molécules agencées entre elles sous la forme d'une arborescence. Lorsque l'on effectue ces tests sur des aliments, par exemple du lait, selon le mode de cuisson, cette arborescence se modifiera sensiblement, ce qui est, en soit, normal, comme nous l'avons vu plus haut. Le passage au micro-ondes déstructure totalement cette arborescence. La valeur nutritive et la valeur énergétique de l'aliment sont considérablement perturbées, c'est le plus sûr moyen de passer de l'aliment vivant à l'aliment mort !

Le procédé particulier d'échauffement est dangereux car l'aliment ne semble pas très chaud extérieurement, alors qu'il l'est très fortement à l'intérieur. Des accidents, avec brûlure de l'œsophage et de l'estomac, sont fréquents, notamment chez des jeunes enfants pour qui l'on a fait chauffer le biberon aux micro-ondes.

Si tout cela ne suffisait pas, il faut savoir que la pollution électromagnétique issue de ce type d'appareil, malgré les blindages et maillages des vitres, reste élevée et nocive pour notre environnement. Les fuites sont toujours possibles, ce four confiné et blindé, où des processus extrêmement violents sont mis en œuvre ne résiste pas toujours à l'épreuve du temps : joints, soudures, finissent par laisser s'échapper ces micro-ondes qui sont si redoutables pour notre santé.

Afin de gagner quelques minutes, faut-il prendre de tels risques pour notre environnement et notre santé ?

Le four à micro-ondes est à bannir mais, si vous en détenez un, ne le donnez pas, ce serait vraiment un cadeau empoisonné !

LES USTENSILES DE CUISINE

Nous avons abordé les principales méthodes de cuisson et, avant de conclure, nous devons évoquer les ustensiles et matériaux utilisés.

Certains ustensiles comme les casseroles émaillées, en inox, en aluminium ou recouvertes d'une matière anti-adhérente doivent être exempts de tout éclat ou rayure, car cela entraîne une diffusion de certaines molécules métalliques toxiques qui peuvent s'accumuler dans l'organisme, il faut donc veiller à la qualité de ces ustensiles. L'idéal étant d'utiliser de l'acier 18/10, alliage très stable qui ne subit aucune altération à la chaleur et qui n'induit aucun phénomène de catalyse. L'usage des plats en verre est aussi intéressant pour la stabilité que présente ce matériau. Il est souvent reproché aux plats en fonte ou en terre cuite de retenir des traces d'aliments et de ne pas être très hygiéniques. À l'époque où la bactérie est traquée de toute part, ce qui ne l'empêche pas d'être de plus en plus résistante et de s'adapter, on peut se poser la question de savoir si les petites traces d'aliments et les bactéries engendrées par celles-ci ne jouent pas un rôle immunitaire. En effet, lorsqu'elles sont absorbées, après avoir été détruites et atténuées par la cuisson, n'agissent-elles pas un peu comme un vaccin naturel ? Mais que les plus inquiets se rassurent, les plats en terre cuite doivent être vernis…sauf que le vernis utilisé pendant quelques années contenait du plomb, alors maintenant on vernit, mais sans plomb ! (comme l'essence).

Les ustensiles en cuivre, un peu pour les mêmes raisons, ne sont plus utilisés, sauf s'ils sont vernis. Mais on s'est aperçu que l'usage des marmites en cuivre non vernies était finalement intéressant. Par un phénomène de catalyse au moment de la cuisson, des microparticules de cuivre se retrouvent dans l'aliment, ce qui lui permet une meilleure conservation. Le cuivre, comme oligoélément, est un bactéricide important. Les anciens ne le savaient peut-être pas, mais leur pratique quelque peu empirique était bien souvent plus proche d'une réalité dont nous nous éloignons trop souvent.

Un dernier conseil en matière de cuisine et de cuisson. Il est important de bien évaluer ses besoins au cours du repas, quantité, nombre de convives, afin d'éviter d'avoir à réchauffer des aliments cuits une première fois. Surtout s'il s'agit de céréales ou de féculents (pomme de terre notamment) qui, après refroidissement, ne retrouvent pas toujours leur structure d'origine. La qualité de l'aliment en est alors altérée et cela est bien dommage.

SAVEURS ET ÉMOTIONS

Dans la tradition énergétique, extrême-orientale, toute attirance marquée pour une saveur peut indiquer une perturbation d'un axe énergétique et des viscères placés sous sa dépendance. Ainsi, il est possible au praticien qui connaît cette règle, non pas de supprimer la catégorie d'aliments en cause, sucré, salé, acide... mais, au contraire, de soutenir un moment cette attirance, par des aliments plus adéquats. Il recherchera, en même temps, les causes de cette perturbation en agissant, soit sur l'équilibre énergétique, soit sur la charge émotionnelle importante qui "vide" cet axe énergétique. L'usage des élixirs floraux de Bach (cf. chapitre : les élixirs floraux), dans ce cas précis, peut être très intéressant.

La saveur d'un aliment, par sa nature énergétique, soutiendra tel ou tel viscère et c'est pour cela que la cuisine traditionnelle chinoise équilibre les cinq saveurs au cours du repas. Ainsi, nous devrions consommer des aliments, des sauces ou des condiments porteurs des principales saveurs que sont : l'acide, l'amer, le doux, le salé et l'épicé, afin de préserver une certaine harmonie sur le plan énergétique.

Saveur	Viscères concernées	Émotions perturbatrices
Doux	Rate – pancréas	Difficulté d'adaptation
Salé	Rein – vessie	Peurs – angoisse
Acide	Foie – vesicule biliaire	Colère – ressentiment
Amer	Cœur – gros intestin	Absence de joie
Épicé - piquant	Poumon – gros intestin	Tristesse

Ce n'est pas parce que nous consommerons une saveur plus qu'une autre que nous allons résoudre un problème émotionnel. C'est lorsque nous réglerons la source de cette perturbation émotionnelle que nous n'aurons plus autant besoin de cette saveur.

Quant à la notion de poids, *je ne l'ai pas abordée volontairement*, car elle pourrait faire l'objet d'un ouvrage complet, dans l'approche naturopathique. Lorsque nous mettons en œuvre tous les conseils développés précédemment au travers de la réforme alimentaire, et que les paramètres psycho-emotionnels, souvent inhérents à la situation de surpoids, sont réglés, le résultat ne se fera pas attendre. La prise de poids est une réaction excessive de survie face à des sollicitations qui ont un retentissement sur notre psychisme et nos émotions. Les excès de sucres et de graisses, surtout s'ils sont raffinés, ne peuvent qu'aggraver la situation. La mise en pratique des conseils proposés dans la réforme alimentaire, l'application de certaines règles que nous aborderons dans la cure de désintoxication et un bon équilibre psycho-émotionnel, ne peuvent qu'avoir des répercussions favorables sur ce genre de problème.

L'aliment peut être notre médicament, avançait Hippocrate, il peut être aussi poison, comme le soulignait Paracelse : "*Tout est remède, tout est poison, cela dépend de la dose*". Il est vecteur de vie, mais aussi de mort ! N'est-il pas surprenant de constater que la moitié de la planète **meurt de ses excès alimentaires**, obésité, diabète, maladies cardiovasculaires pour ne citer que les moins graves, alors que l'autre moitié **meurt de maladies par carence**, malnutrition, engendrant des baisses immunitaires importantes avec le cortège des grandes épidémies que l'on connaît dans ces pays.

Rééquilibrer notre alimentation, avec la conscience que cela sera bénéfique pour nous-mêmes est indispensable, mais beaucoup d'autres sur la planète, sont aussi concernés par nos erreurs alimentaires. Nous faisons partie d'une seule et même famille, dont certains membres souffrent et meurent du "trop" et d'autres du "pas assez". Les combats se mènent de plus en plus sur des champs de bataille visibles de tous, surtout à notre époque si médiatisée, les révolutions et les changements durables commencent peut-être par l'attitude que nous avons à notre égard et le respect que nous devons à notre propre vie. Changer nos modes alimentaires, notre hygiène de vie, c'est également faire un pas pour la planète et ses habitants.

Nous constatons que la diététique dépasse le simple cadre des apports journaliers et du comptage des calories. Chacun d'entre nous est différent par ses origines, son fonctionnement, sa culture, sa constitution, son groupe sanguin, ses activités et ses attirances ou ses rejets de certains aliments. Même si se nourrir répond à un besoin vital de survie, même si le plaisir y est souvent associé, il existe derrière l'aliment une notion de destruction, de maladie voire de mort. Dans certains pays, l'erreur alimentaire ou l'absence d'aliments ne pardonne pas. Dans les pays modernes, il semblerait que tout étant parfaitement aseptisé, contrôlé, labellisé, rien ne peut arriver. Or, nous avons vu, au travers des nombreux scandales de ces dernières années, ce que l'homme est capable de générer sur le plan alimentaire. Nous constatons également que le discours officiel ne va pas toujours dans le sens de la santé pour tous, il passe d'abord par des intérêts économiques et géopolitiques qui nous échappent souvent.

En nous faisant miroiter, pour nous rassurer, que tout est sous contrôle, on nous parle de sécurité alimentaire, de traçabilité, de veille sanitaire comme si nous étions en guerre contre un ennemi irréductible. Depuis que l'Homme est apparu sur cette planète et même bien avant lui, les bactéries étaient présentes. Comme lui, elles se sont adaptées et s'adapteront. Mais jamais l'Homme, depuis le début de son histoire, n'a autant modifié son environnement et son alimentation. Il se trouve dépourvu face aux grands maux de la civilisation, perdant chaque jour un peu plus pied face aux *maladies nouvelles* (?) qu'il engendre peut-être lui-même en ne respectant plus les grandes lois naturelles.

Plutôt que de vouloir maîtriser encore plus la nature et ainsi de s'en éloigner plus sûrement, ne devrait-il pas revenir à un équilibre plus juste, en la respectant ?

Entre la nature, les aliments qu'elle nous a toujours généreusement fournis et notre corps qui en a tellement besoin, il doit y avoir une réconciliation. Savoir ce qui est bon pour nous c'est aussi savoir ce qui est bon pour la Terre. Il est temps de retrouver de vraies valeurs, dans le respect de la vie et de notre planète. C'est, sur le plan alimentaire, ce que nous appelons la "diète-éthique".

En résumé, **LA DIÉTÉTIQUE,** c'est :

- **Connaître nos besoins propres sur le plan alimentaire.**
- **Savoir dissocier les grandes classes d'aliments.**
- **Respecter la chronobiologie journalière.**
- **Respecter le rythme des saisons.**
- **Mettre en place progressivement une réforme alimentaire de qualité.**
- **Utiliser les bonnes méthodes de cuisson.**
- **Retrouver le plaisir de bien se nourrir par les saveurs, les parfums, les goûts et l'aspect.**
- **Rééquilibrer notre alimentation afin de partager avec ceux qui en ont le plus besoin.**

VII

L'ÉQUILIBRE ACIDO-BASIQUE

Avant de passer au chapitre concernant la toxémie, si importante en naturopathie, d'aborder sa nature, ses manifestations et de voir les conséquences qu'elle engendre sur notre organisme, il est utile d'étudier quelque peu la notion d'équilibre acido-basique.

L'ÉQUILIBRE ACIDO-BASIQUE

L'évaluation d'un milieu acide ou basique s'effectue par la mesure de son potentiel Hydrogène exprimée par le pH. Il indique la capacité à libérer des ions hydrogène et leur concentration dans le milieu étudié. Ainsi, plus la concentration en ions hydrogène est grande, plus le milieu est acide, plus la concentration est faible, plus le milieu est alcalin ou basique. Le pH est mesuré sur une échelle de 0 à 14 :

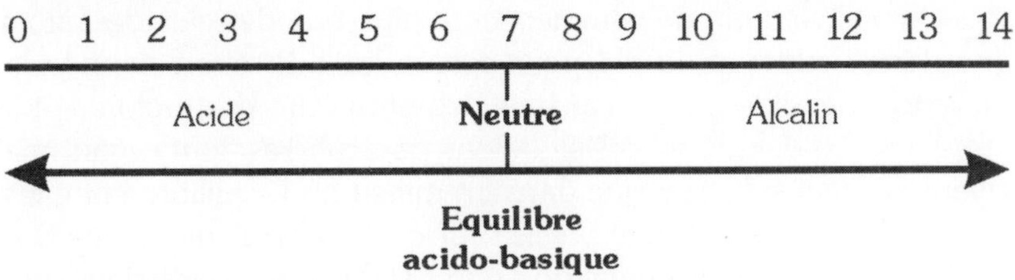

En partant du point neutre de pH 7 vers des valeurs de pH inférieures, le milieu est de plus en plus acide.

En partant de ce même point pH 7 vers des valeurs de pH supérieures, le milieu est de plus en plus alcalin ou basique.

Un terrain basique se présente ainsi :

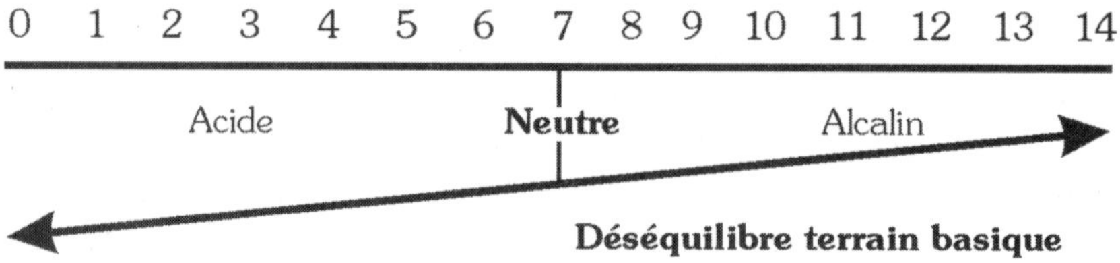

Un terrain acide se présente inversement :

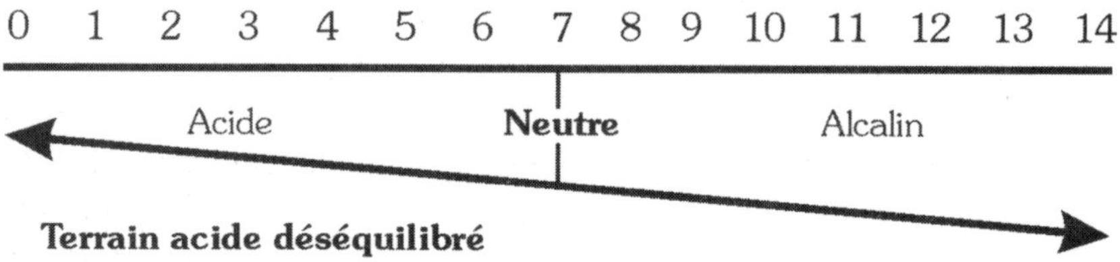

C'est un peu comme une balance qui chercherait en permanence le point d'équilibre (neutralité) afin qu'aucun des deux plateaux ne penche plus que l'autre. Toutefois, certains milieux sont très acides et ils doivent le rester, d'autres sont alcalins et cela est également nécessaire. Nous verrons, d'ailleurs, que, chez l'être humain, le sang n'est pas exactement au point de neutralité qui est de pH 7.

Lorsqu'on indique que le pH d'un milieu est à 5,5, il est acide, à 2, il est extrêmement acide. Comme nous l'avons vu dans la digestion, certains organes possèdent un milieu plus alcalin (bouche-salive), afin de commencer la digestion des glucides, alors que dans l'estomac, le pH peut descendre à 2, étant donnée la présence d'acide chlorhydrique, destiné à déstructurer les protéines. En dehors de ces situations particulières, tout organisme vivant ne peut subsister que dans un milieu où l'équilibre entre les acides et les bases est très précis. Sur cette échelle, qui va de 0 à 14, le terrain, chez l'homme, doit rester stable entre des valeurs qui vont de 7.35 à 7.45. Au-dessous de 7 et au-dessus de 8 (7,8 exactement), c'est la mort.

On comprend mieux, dans ces conditions, que la recherche d'un équilibre permanent est nécessaire et qu'il caractérise la vie.

ACIDOSE TISSULAIRE

Cet équilibre est très fragile et l'organisme, pour éviter toute perturbation due à des changements brutaux, fonctionne avec un **système "tampon".** Le principe du tampon est d'équilibrer un acide avec une base afin de donner un sel neutre, appelé "tampon", qui reste relativement stable. Ce sel ainsi neutralisé n'est plus dangereux, il doit ensuite être éliminé de l'organisme par la voie rénale ou les poumons.

Ce qui pose problème, et qui est un facteur d'élévation de la toxémie, c'est que la consommation d'aliments acidifiants, mais pas forcément acides, a des conséquences fâcheuses sur l'état de notre milieu. Nos tissus s'acidifient de plus en plus, car les aliments que nous consommons ne contiennent plus les oligoéléments et les vitamines nécessaires en quantité suffisante (encore une fois !). Lors de la transformation des aliments, l'absence de ces catalyseurs engendre une dégradation incomplète qui génère des métabolites intermédiaires de type acide.

Ainsi le sucre raffiné, sans aucun oligoélément ni vitamine, s'il est consommé en quantité importante et régulièrement, sera transformé, entre autres, en acide pyruvique, qui est le résultat de la dégradation incomplète du glucose par carence en vitamine B1. Si la vitamine B1 avait été présente dans l'organisme en quantité suffisante, ce processus de dégradation aurait abouti. Par combustion, grâce à l'oxygène (0), tous les déchets auraient été éliminés. Dans ce cas précis, l'acide en question restera dans l'organisme, stocké notamment sur les gaines nerveuses. On imagine aisément ce que peut provoquer un acide qui se fixe sur la gaine d'une cellule nerveuse. L'essai peut être tenté sur la gaine plastique d'un fil de courant électrique ! Attention tout de même au résultat.

Pour que la dégradation soit complète, il doit y avoir présence de catalyseurs (cf. chapitre : les oligoéléments et les vitamines) et d'oxygène en quantité suffisante. Les subcarences que nous connaissons dans ces nutriments, la qualité de l'air que nous respirons et l'absence d'exercices physiques sont des causes majeures de l'acidification de notre organisme. Nous avons plutôt tendance à aller vers l'acidose puis plus tard vers l'alcalinisation si l'organisme s'asphyxie.

Le stress, le tabagisme, l'alcool, le surmenage, la sédentarité sont des facteurs aggravants de l'acidose.

Mais, au fait, où aller chercher les bases minérales nécessaires au maintien de cet équilibre ? Dans nos réserves, mais malheureusement ce ne sont pas des réserves spécifiques au système tampon, ce sont les minéraux basiques qui forment tout simplement nos tissus : muscles, sang, os...Et quels sont ces minéraux ?

Le calcium, le magnésium, le potassium, le cuivre, le fer, le manganèse. Curieusement, ce sont justement les minéraux qui nous font le plus défaut dans nos pays modernes ! Bien évidemment puisque les acides sont de redoutables pilleurs de bases, notre système tampon puise en permanence dans ces réserves afin de maintenir ou de rétablir le fragile équilibre acido-basique. Nous nous épuisons, alors, car le stock ne se renouvelle pas si facilement et nous rencontrons des difficultés liées au déficit que nous avons généré, nous-mêmes, par ce pillage en règle de nos réserves fondamentales.

Déjà, en **1924**, le Dr Paul Carton écrivait : "*...des emprunts minéraux se font ainsi aux os, aux dents, aux cellules, de tous les tissus, non pas par corrosion passive pure et simple, mais par dégradation défensive et active, opérée par l'organisme pour offrir des matériaux alcalins qui se combineront aux acides prêts à entrer en circulation, de façon à les neutraliser" et : "En résumé, la déminéralisation est créée peu à peu par l'alimentation toxique et acidifiante plus que par l'insuffisance d'apport des sels minéraux alimentaires"*[24].

---

[24] Traité de Médecine d'Alimentation et d'Hygiène Naturistes chap.XIV –2e édition – éd.maloine.

SYMPTÔMES LIES Á L'ACIDOSE

QUELQUES SYMPTÔMES LIES A L'ACIDOSE : APRÈS QUE TOUTE CAUSE LÉSIONNELLE AIT ÉTÉ ÉLIMINÉE ET OBJECTIVÉE PAR LE CORPS MÉDICAL :

- FATIGUE PERSISTANTE - Difficulté à se réveiller le matin, fatigabilité, "coup de pompe", difficulté à récupérer.
- TROUBLES DIGESTIFS - Transit accéléré ou constipation - ballonnements.
- DOULEURS CHRONIQUES (sans état lésionnel) : au niveau des muscles.
- IMMUNODÉPRESSION - Infections ORL à répétition, infections urinaires.
- ANXIÉTÉ – ÉTATS ÉMOTIONNELS INCONTRÔLABLES.
- SYNDROME de la SPASMOPHILIE. Fourmillements – état tétanique.
- FRAGILITÉ LIGAMENTAIRE - Tendinites, crampes, courbatures, entorses.
- DÉMINÉRALISATION - Retard de cicatrisation -
- RHUMATISMES INFLAMMATOIRES CHRONIQUES - Douleurs articulaires.
- SURCHARGES HÉPATIQUES ET RÉNALES – Lithiases (calculs).

Plusieurs causes peuvent aggraver l'acidité des tissus et de notre milieu, il convient de les réduire au maximum en amont afin de ne pas favoriser le déséquilibre et le pillage de nos réserves.

FACTEURS FAVORISANT L'ACIDOSE

- LES PROTÉINES ANIMALES : plus que les protéines végétales, car riches en purines, soufre, phosphore, qui sont des minéraux acides. Alors que les végétaux sont riches en minéraux alcalins – calcium, magnésium, potassium – et tamponnent naturellement l'acidité des protéines qu'ils contiennent.
- LES SUCRES RAFFINÉS : Appauvrissement des sucres en minéraux et vitamines du groupe B, nécessaires à leur utilisation par l'organisme pendant leur dégradation.

  S'ils sont consommés en excès, leur dégradation, rapide et partielle, génère des acides qui mobilisent massivement la réserve alcaline.

- LES CÉRÉALES RAFFINÉES : pour les mêmes raisons que précédemment.
- LES GRAISSES RAFFINÉES – HYDROGÉNÉES : saturées en hydrogène ! (concentration en ions hydrogène = acide).
- LES BOISSONS ALCOOLISÉES : alcool = sucre.
- LES BOISSONS CONTENANT DES ALCALOÏDES : café, thé fermenté, cacao.
- LE SURMENAGE PHYSIQUE : besoins accrus en glucose > acide lactique et pyruvique.
- LE SURMENAGE MENTAL (Stress) : Hyperexcitabilité, spasmophilie.
- LE TABAGISME : génère un état immédiat d'acidose.
- LA SÉDENTARITÉ : Pas assez d'exercice, d'où moins d'élimination des acides stockés dans les tissus, moins d'échanges gazeux permettant l'élimination des acides volatils par les poumons. Moins d'oxygénation du sang.
- LA BOISSON INSUFFISANTE, EAU TROP MINÉRALISÉE : L'insuffisance d'apport en eau pure ralentit la dissolution et l'élimination par le rein. L'eau trop minéralisée ne permet pas de dissoudre et surcharge le sang, affaiblit le rein.

En dehors des autres causes, l'alimentation est un grand pourvoyeur d'acides. Les quelques aliments indiqués ici donnent une idée de ce que l'on peut prendre en compte afin de rééquilibrer son alimentation au profit d'aliments plus alcalinisants. En y regardant de plus près, on s'aperçoit que la majorité des aliments conseillés dans la règle des 60-20-20, ne sont pas ou peu acidifiants.

La colonne du milieu concerne les aliments acides qui peuvent générer un état d'acidose chez des personnes déjà déminéralisées ou affaiblies, dont les réserves basiques sont entamées. Ils sont donc à déconseiller en grande quantité, surtout si la personne présente une frilosité excessive, est fatigable et souffre de troubles imputables à l'acidose. L'avis du naturopathe serait souhaitable, afin d'individualiser cette approche.

ALIMENTS ACIDES ET ACIDIFIANTS

ALIMENTS ALCALINISANTS :	ALIMENTS ACIDES POUVANT AVOIR UNE ACTION OU L'AUTRE :	ALIMENTS ACIDIFIANTS :
Patate douce, Légumes verts, salades, choux Légumes colorés, betterave, carotte, potiron, courge, Maïs, banane, pomme de terre, fruit a pain, igname, châtaigne, Amande, fruits secs : datte, raisin, figue, banane, sauf abricot, purée d'amandes, olive noire, avocat, Huiles vierge de ppf, Sucre complet non raffine.	Petit lait, yogourt, lait caille, kéfir, fromage blanc, fruits pas assez mûrs, Fruits acides : cassis, groseille, framboise, fruit de la passion, les agrumes : citron[25], mandarine, orange, pamplemousse, abricot. Légumes acides : tomate, oseille, épinard, cresson, oseille, rhubarbe. Lacto-fermentés : choucroute, légumes… Le miel, Le vinaigre. Vin rouge. Céréales complètes.	Viande rouge, charcuterie, volaille, poisson, jus de viande, fruits de mer, fromages, œuf, huiles hydrogénées, pain (blanc+), Céréales raffinées (++), pâtes, aliments dérivés des céréales, sucre blanc raffine (+++), sucreries, viennoiseries, pâtisseries, chocolat, confiture, fruits confits, oléagineux sauf l'amande, soda, Boissons industrielles sucrées, the fermente, café, cacao, alcool.

Des processus de régulation et d'élimination existent. Ils permettent à l'organisme, tout au long de la journée et surtout la nuit, dans la mesure où on lui en laisse les moyens, d'éliminer les deux catégories d'acides. Manger légèrement le soir et assez tôt favorise ces fonctions et évite ainsi une surcharge des tissus en acides.

[25] Le citron présente la particularité, contrairement à ce que l'on pourrait penser, d'être plutôt alcalinisant par sa grande richesse en minéraux basiques, sauf chez les personnes déminéralisées ou extrêmement épuisées.

Élimination des acides

1. LE JOUR :
   Pendant la phase d'assimilation, le métabolisme produit des déchets :
   ACIDES FORTS (lourds) et ACIDES FAIBLES (volatils)
   - Les ACIDES FAIBLES (Acides carbonique, citrique, pyruvique...) sont éliminés rapidement par les POUMONS.
   - Les ACIDES FORTS (Acides urique, phosphorique...) sont éliminés lentement par les REINS.
2. LA NUIT :
   Pendant la phase de désassimilation (élimination)
   Si le corps est au repos, et que le tube digestif ne fournit pas un travail important, il y a une plus grande élimination, via le FOIE et les REINS, des ACIDES FORTS stockés dans les tissus pendant la journée. D'où un pH urinaire plus acide pour les premières urines du matin au réveil.

Si l'élimination des ACIDES FORTS ne s'effectue pas, il y a stockage tissulaire avec pour conséquences : dégénérescence, sclérose et oxydation des tissus.

La bioélectronique de Vincent (BEV)

Un système d'analyse fort intéressant a été mis en place, dans les années 50, par M. Louis-Claude Vincent, ingénieur en hydrologie, qui permet de mesurer simultanément le **pH**, l'**oxydoréduction** et la **résistivité** du sang, des urines et de la salive.

L'oxydoréduction (rH) est la mesure de l'équilibre entre hydrogène (H+) et oxygène (O-), directement liée au pH, puisqu'il s'agit de donner ou de prendre des molécules d'hydrogène. Le **terrain oxydé** correspond à une perte en électrons oxygène et en ions négatifs, d'où asphyxie de la cellule, alors que le **terrain réduit** correspond à un gain d'électrons oxygène et une ionisation négative. Le terrain légèrement réduit est favorable à la fixation de l'oxygène par le sang. Sur une échelle de 0 à 42, l'idéal, chez l'homme, se trouve à 22. On peut dire, pour simplifier, que l'on mesure ici la capacité d'oxygénation de la cellule.

La **résistivité (Rô)** permet de déterminer la conductivité et la concentration du milieu en molécules. Autrement dit, évaluer si le courant passe ou ne passe pas dans un milieu, en fonction de la densité des éléments qu'il contient. Nous l'avons vu dans les eaux, plus la résistivité est haute moins il y a d'ions, ce qui augmente le pouvoir de dilution, la capacité de transmission et d'échanges. Le sang doit se situer aux alentours de 200 pour permettre des échanges corrects. Si la résistivité s'abaisse, cela signifie que le sang s'épaissit et le risque de stase augmente[26].

Ces 9 mesures (3 X 3) analysées simultanément - pour le sang à l'abris de l'air - permettent une approche biologique plus objective de la notion de terrain. Malheureusement, peu de praticiens se sont intéressés aux travaux de L.C.Vincent et, seuls, 3 ou 4 laboratoires en France pratiquent cette analyse. Cela est bien dommage, car cet outil – la Bioélectronique de Vincent (BEV) – permet de se faire une idée précise de l'évolution du terrain vers la maladie. Selon que le terrain est alcalin-oxydé ou acide-réduit, nous n'aurons pas les mêmes évolutions pathologiques. Le cancer, ou plutôt le terrain prédisposant au cancer, fléau moderne pour lequel il existe peu d'outils prédictifs, pourrait être objectivé par cette analyse de terrain. Lorsqu'on parle de terrain, tout le monde n'entend pas la même chose et c'est pourtant par là que nous devrions commencer toutes nos investigations destinées à des actions préventives ou curatives.

Après analyse, un diagramme permet de situer le terrain dans lequel nous nous trouvons, sachant que ces paramètres sont réversibles, jusqu'à un certain stade.

Dans le diagramme suivant, la zone de parfaite santé se situe à l'intérieur du cercle blanc, la vie est possible à l'intérieur de l'ellipse grisée, avec des dégradations qui se manifestent par des maladies particulières à chaque secteur ; plus on s'éloigne du centre vers l'extérieur de l'ellipse, plus on se rapproche de la mort. L'idéal est de rester le plus près possible du centre, sachant que le processus

[26] Du grec *stasis* = arrêt. stagnation. La stase a notamment pour conséquence un ralentissement de la circulation sanguine plus marqué au niveau du retour veineux (jambes lourdes, œdème, "impatiences"...).

irréversible qui nous emmène vers la mort peut prendre des années ou quelques minutes.

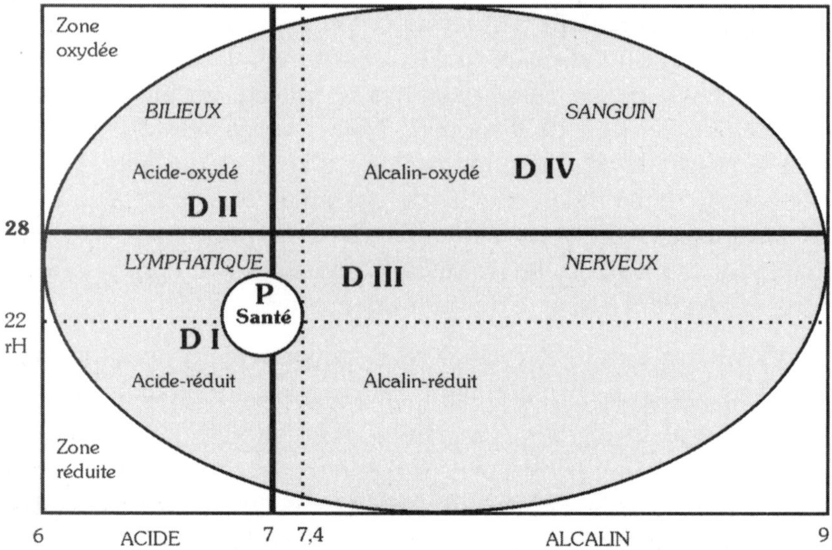

TERRAIN ET COORDONNÉES BIOÉLECTRONIQUES

Les quatre zones représentent les principales tendances vers lesquelles le terrain peut glisser, sachant qu'en passant de l'état de santé vers la maladie, il y a un état intermédiaire, l'état diathésique, selon Ménétrier, qu'il est possible de situer sur le diagramme de Vincent (figuré ici par DI-DII-DIII-DIV).

Les tempéraments d'Hippocrate trouvent aussi leur place par rapport à la tendance naturelle qu'ils manifestent au travers de la nature même de leurs humeurs.

Cette représentation permet de donner une idée de ce bilan de terrain qu'est la BEV, mais il faut toujours garder à l'esprit que tout est mouvement et que rien ne peut être figé hors de son contexte. D'autres paramètres, notamment l'âge, viendront naturellement modifier les données exprimées ici.

Seul un praticien formé à l'interprétation de la bioélectronique de Vincent peut valablement expliquer et conseiller les réformes adéquates pour influer sur la nature du terrain de façon positive. Il est regrettable de voir que sur la simple mesure du pH urinaire –

acide – certaines personnes se précipitent sur des sels alcalins et en font une forte consommation. Il y a lieu de bien étudier la situation et de suivre son évolution, le seul fait de tamponner des acides avec des bases ne suffit pas à régler la cause qui est souvent bien plus profonde.

Les différentes situations rencontrées dans l'évaluation du terrain par la BEV sont :

La "PARFAITE SANTE" (selon L.C. VINCENT) qui se situe dans une très petite zone entre 7 et 7,2 pour le pH et 21 à 23 pour le potentiel d'oxydoréduction, la résistivité se situant aux alentours de 200.

Le terrain ACIDE-REDUIT, que l'on trouve vers le centre, est une zone où l'état de santé est tout à fait acceptable, l'acidité y est toute relative. Lorsque les paramètres dévient vers la partie inférieure gauche, on trouve des perturbations de type allergique et des pathologies comme la cirrhose, la méningite, les psychoses maniaco-dépressives, le diabète en fin d'évolution.

Le terrain ACIDE-OXYDE est une zone plutôt transitoire. Lorsque les coordonnées bioélectroniques s'éloignent du centre pour aller vers la partie supérieure gauche, nous rencontrerons des pathologies infantiles (rougeoles, coqueluche), des mycoses (champignons) ou du psoriasis, par exemple. C'est aussi la zone où l'on trouvera des maladies plus graves, comme la tuberculose ou la poliomyélite.

Le terrain ALCALIN-REDUIT est également une zone intermédiaire. On rencontrera, si les coordonnées s'éloignent du centre, des manifestations microbiennes, la syphilis, qui réapparaît de nos jours, l'alcoolisme et des troubles ostéo-articulaires.

Le terrain ALCALIN-OXYDE correspond à une évolution du terrain vers une lente asphyxie des cellules par sous-oxygénation et acidose des tissus. Le sang est alors très alcalin afin de tamponner les acides fixés dans les tissus, il perd de sa fluidité (stase), les échanges se ralentissent considérablement. C'est l'évolution vers les maladies dites de "civilisation", diabète, leucémies, cancers, maladies dégénératives.

Pour l'anecdote, la BEV peut être utilisée pour tout le vivant. Des mesures sur les eaux et les aliments ont été faites et l'on constate notamment que les aliments crus, non raffinés, se situent pour la plupart dans la zone acide-réduite qui correspond le plus à la vie et à la parfaite santé. Les aliments cuits et raffinés, sans parler de certains traitements à base de produits de synthèse se trouvent dans la zone opposée alcaline-oxydée, celle où la vie est la plus compromise. L'idée de manger vivant, la notion d'énergie est ici bien objectivée par la biologie.

L'équilibre acido-basique et les mesures comme la résistivité et l'oxydoréduction permettent une évaluation objective du terrain et de l'état des surcharges, sur des bases scientifiques incontestables. La notion de toxémie, qui repose sur les observations empiriques des anciens et que nous allons aborder maintenant, est ainsi éclairée d'un nouveau regard, certainement rassurant pour les plus pragmatiques d'entre nous. D'autres examens, comme les tests de VERNES, qui permettent de prévoir certaines maladies graves, les tests I.S.A. (Imagerie Séquentielle Atomique) sur l'urine, qui analysent précisément des fonctions organiques essentielles et les tests sur cheveux, qui évaluent les taux de minéraux et de métaux lourds dans l'organisme. Ce sont des analyses qui permettent une évaluation fiable du terrain, sous un autre angle. Il est regrettable que tout cet éventail d'examens ne soit pas mis plus largement à la disposition des praticiens, dans un cadre préventif. La naturopathie, dont le rôle essentiel est de prévenir, s'appuie parfois sur ces outils pour évaluer les risques et conseiller valablement des changements dans l'hygiène de vie ou orienter vers un médecin, le cas échéant.

VIII

LA TOXÉMIE

"Le niveau de la toxémie qui existe chez chaque individu conditionne la qualité de sa santé ou son état pathologique".

Désiré Mésien[27]

DÉFINITION

La **toxémie**, dans son sens le plus commun, est l'accumulation, dans l'organisme, de poisons endogènes (générés par l'organisme) ou exogènes (venant de l'extérieur) qui peuvent engendrer un certain nombre de perturbations.

La naturopathie considère que cette toxémie est à l'origine de bien des troubles et des dérèglements de notre organisme. Cher aux anciens, l'aspect des humeurs était pris en considération lors de l'observation des rejets et des excrétions de l'organisme afin d'évaluer la nature et le niveau de la toxémie, également désignée sous le terme de surcharge humorale. Urines, selles, mucosités, sueur, salive, sang et bile, lorsque cela était possible, étaient observés avec attention afin d'avoir une juste appréciation du milieu. Même si les analyses biologiques modernes prolongent cette démarche, elles ne sont toutefois pas suffisantes pour apprécier la toxémie telle que nous l'entendons en naturopathie.

- ORIGINES DE LA TOXÉMIE

[27] L'hygiène vitale pour votre santé – Éd. Nature et vie.

Pour se faire une idée de ce que nous appelons toxémie, et qui en soi n'est pas bien éloignée de la définition du dictionnaire, il faut simplement revoir le cheminement des nutriments et tous les processus d'assimilation et de dégradation (métabolisme).

La toxémie endogène est liée à la vie de nos cellules, la toxémie exogène est celle que nous introduisons au travers de notre alimentation, de la boisson, des produits chimiques et de la pollution, quelle qu'en soit sa nature.

- LA TOXÉMIE ENDOGÈNE

Lorsque l'aliment est transformé en nutriment et qu'il est absorbé au niveau intestinal par la voie sanguine (veine porte) ou lymphatique, il est ensuite transporté vers les cellules, afin d'être utilisé par celles-ci. Si la qualité du sang et de la lymphe est modifiée par des surcharges de toutes natures, acides, radicaux libres, cholestérol LDL (le mauvais !), triglycérides, etc., le cheminement des nutriments en sera perturbé et leur cible difficilement atteinte.

La sous-oxygénation par manque d'exercices physiques, la qualité de l'eau consommée, le sous-fonctionnement des organes d'élimination seront autant d'éléments supplémentaires qui ralentiront les échanges : arrivée des nutriments à la cellule et évacuation des déchets. Pour peu qu'il y ait une carence ou une non biodisponibilité en catalyseurs que sont les vitamines et les oligoéléments, les nutriments ne pourront pas être assimilés par la cellule et celle-ci s'asphyxiera lentement et mourra. Cette cellule qui disparaît est déjà un premier déchet qui devra être évacué, et, s'il ne l'est pas, il viendra augmenter sensiblement le niveau des toxines dans l'organisme.

Au cours de sa vie, la cellule se nourrit, elle développe une certaine énergie pour participer à la fonction pour laquelle elle est programmée, elle élimine les déchets qu'elle génère et elle meurt.

Tout déchet excrété par la cellule se retrouve dans le liquide extra cellulaire, sorte d'océan dans lequel baigne nos cellules. Les éléments ainsi évacués sont censés être entraînés vers la sortie de l'organisme par le sang et la lymphe. Si les organes d'élimination ne fonctionnent plus très bien ou si la nature du sang et de la lymphe ne permet pas une surcharge supplémentaire, les déchets stagnent dans le liquide extracellulaire, qui finit par se modifier notablement. Les déchets du métabolisme (surtout catabolisme) sont une autre source de surcharge du milieu.

- TOXÉMIE EXOGÈNE

Comme nous l'avons vu dans les chapitres précédents, la nature des aliments, leur qualité, les associations alimentaires, la cuisson, la conservation, auront une incidence sur le devenir des aliments. La difficulté d'assimilation, la mobilisation excessive d'enzymes pour la digestion, la non-reconnaissance d'aliments modifiés ou de produits de synthèse inconnus, engendreront des déchets, principalement sous forme d'acides. Ces déchets sont normalement éliminés par tout organisme en bonne santé, mais si la capacité à éliminer est inférieure à la quantité de toxines produites, on comprend aisément qu'au bout d'un certain temps, l'organisme se trouve débordé et que l'équilibre soit rompu.

Une autre source de toxémie, moins évidente à contrôler, provient des bactéries au contact desquelles nous nous trouvons en permanence et que nous abritons par millions dans notre intestin. Tant qu'un certain équilibre règne et que le passage "aux frontières" de l'intestin et des bronches est maîtrisé, tout va bien. Dès lors que l'organisme est affaibli et que son énergie est concentrée sur des fonctions diverses, digestion, élimination, équilibre du milieu, système nerveux (soutien en cas de stress), les bactéries se multiplient et débordent très vite notre système immunitaire. Pour peu que l'intestin soit "favorablement" alimenté en sucres, ces bactéries se trouvent dans un milieu de prédilection où elles pourront se développer aisément. La destruction des bactéries par notre système immunitaire engendrera des radicaux libres qui viendront augmenter le niveau de la toxémie dans l'organisme. Toute sollicitation du système immunitaire génère immanquablement la production de déchets qui sont normalement éliminés par les muqueuses, au niveau de l'intestin, des bronches, des sinus et de la peau.

Une autre source exogène, et non des moindres, est celle qui est liée à la pollution de notre environnement. La pollution touche l'eau, l'air, la terre, et notre contrôle sur elle est bien difficile. Il nous est toutefois possible d'agir sur les polluants industriels, les produits de synthèse présents dans l'alimentation et dont vous trouverez en annexe les principales catégories, les pesticides, les produits de synthèse utilisés en cosmétique et dans d'autres domaines.

Une autre pollution, plus insidieuse, est celle que nous subissons par la multiplication des ondes électromagnétiques dans lesquelles nous baignons en permanence. Faut-il encore croire ceux qui nous disaient, hier, que la vache folle, le sang contaminé, la dioxine ou Tchernobyl n'étaient que des accidents, quand ils nous assurent que portables, satellites, ondes hertziennes, micro-ondes, rayons et radioactivité n'ont aucune incidence sur notre santé ? Il nous est difficile d'échapper à cette pollution, mais évitons, tant que nous le pouvons, d'y être trop confrontés. Une onde capable de se propager à l'autre bout du pays ou de la planète n'aurait aucune incidence sur notre organisme, alors que l'appareil qui émet cette onde se trouve à quelques centimètres de nous ? Il suffit de faire l'essai avec un portable collé à l'oreille pendant quelques minutes pour constater le niveau d'échauffement de cette partie du corps. Cela rappelle étrangement le procédé du micro-ondes !

Cette toxémie exogène, ou en tous les cas l'influence que peut avoir ce type de pollution sur notre milieu, ne doit pas être écartée. Pour le moment, nous ne savons pas en mesurer les effets, mais, d'ici 10 ou 20 ans, peut-être serons-nous confrontés aux mêmes scandales que ceux que nous avons connus pour l'amiante ou l'ESB ("vache folle"). Alors, sans faire de paranoïa, sachons rester lucides et vigilants.

Enfin, nous pourrions inclure les facteurs de stress que nous subissons de la part de notre environnement familial, professionnel, social, comme une des causes possibles d'élévation du niveau de la toxémie. Ces situations influencent fortement nos comportements en générant des émotions comme la peur, la colère, la tristesse, le ressentiment ou la frustration. Cela perturbe immanquablement notre équilibre neuroendocrinien, avec des conséquences physiologiques tout à fait mesurables. Un stress important peut provoquer une brusque variation des éléments qui composent notre milieu. Pour peu que le niveau de déchets métaboliques soit déjà élevé, cela peut avoir des répercutions immédiates : hypertension, accident cardio-vasculaire (thrombose par brusque modification des coordonnées bioélectroniques du sang) ou “crise de goutte” . Dans ce cas précis, des acides (urique par exemple) circulent dans l’organisme ; sous l’effet d’un stress violent, ils se lient à une base (calcium par exemple), ce qui donne un sel neutre de type urate de calcium (minéral), extrêmement acéré, qui provoque alors des douleurs violentes à l’endroit où il va se loger.

Nous le comprenons, la toxémie a des origines variées, elle n’a jamais une seule cause. Il est normal qu’un certain niveau de toxémie existe, c’est ce qui permet de stimuler l’organisme afin qu’il mette en place des processus permanents de régulation. Par ce biais, le système immunitaire bâtit ses défenses dont il aura peut-être besoin, un jour. Pour leur part, les émonctoires, organes d’élimination, “s’entraînent” ainsi chaque jour afin de pouvoir faire face à des débordements passagers (intoxication alimentaire, produits chimiques, infection).

Le problème, dans nos sociétés modernes, c’est le cumul de tous les facteurs aggravant le niveau de la toxémie et la difficulté pour notre organisme de gérer son élimination, à partir d’un certain seuil.

Les sources de la toxémie

Endogène :

- EXCRÉTION DES CELLULES : production de radicaux libres oxydants.
- DESTRUCTION DE LA CELLULE EN FIN DE VIE : radicaux libres.

Exogène :

- ALIMENTS : excès de sucres raffinés, de graisses saturées, de protéines animales, mauvaises associations alimentaires, laitages en excès.
- BOISSONS : alcool, café, thé fermenté, soda.
- BACTÉRIES : flore intestinale perturbée : fermentations et putréfactions, bronches et muqueuses enflammées.
- POLLUTIONS : alimentaires, chimiques, environnementales, électromagnétiques.
- STRESS : tensions, surmenage, émotions.

Les formes de la toxémie

La nature des déchets produits sera différente selon l'origine de la toxémie et ils n'emprunteront pas les mêmes voies pour être éliminés de l'organisme. "**Colles**" et "**cristaux**", pour employer l'ancienne terminologie des hygiénistes, et **radicaux libres**, sont les principales formes que prend la toxémie.

Les radicaux libres

Les cellules, au cours de leur vie et lors de mécanismes de défense, généreront des **radicaux libres**, principaux responsables de l'oxydation et du vieillissement. Les radicaux libres sont des éléments chimiques simples et libres, comme leur nom l'indique, issus du métabolisme et surtout des processus de dégradation et de l'oxydation cellulaire. Ce sont des molécules qui ont perdu ou gagné un électron et qui sont extrêmement instables, il leur faut à tout prix "s'accrocher" à un autre élément afin de se stabiliser. Lorsqu'elles y parviennent, c'est au détriment de la molécule sur laquelle elles se sont fixées, qui perd sa nature première et devient elle-même... un radical libre et ainsi de suite. Les radicaux libres sont produits en permanence dans l'organisme et "bombardent" littéralement nos cellules pour tenter de se lier et de se stabiliser. L'organisme est bien préparé à cette situation et il fabrique des enzymes spécialisées qui neutralisent les radicaux libres afin de les évacuer. Pour parler trivialement, nous pourrions les comparer à ces vigiles, postés à l'entrée des clubs, que l'on appelle des "videurs" ! Ces enzymes, que nous produisons naturellement, jouent un rôle antioxydant ou antiradicalaire, elles sont appelées **SOD** (superoxyde dismutase) et **GPX** (glutation péroxydase).

Toutefois si le nombre de radicaux libres devient trop important, il est impossible, l'organisme, de faire face à une telle situation. Les conséquences immédiates sont une élévation du seuil de toxémie avec un emballement du phénomène, puisque de plus en plus de cellules meurent. C'est pour cela que l'on dit que les radicaux libres sont les principaux responsables du vieillissement. Par ailleurs, les **peroxydes**, qui sont des molécules issues de la stabilisation des radicaux libres, joueraient un rôle dans les processus dégénératifs menant à des maladies comme l'Alzheimer ou la maladie de Parkinson.

Dans cette situation où l'organisme est débordé, il faut le soutenir et lui apporter les éléments qui lui permettront, soit d'augmenter la production d'antiradicaux libres, soit d'agir directement sur ces éléments oxydants, en les piégeant et en les évacuant. Ce sont principalement les vitamines A (β-carotène), C, E, et les oligoéléments comme le cuivre, le sélénium, le zinc qui agiront dans ce sens. D'autres antioxydants, découverts plus récemment, comme les polyphénols de raisin (extraits des pépins de raisin), les bioflavonoïdes (blanc des agrumes, brocoli, papaye, myrtille, tomate, sarrasin) la coenzyme Q10 (céréales complètes, noix, sardines) s'avèrent efficaces dans ce domaine.

Principales causes d'une <u>surproduction</u>
de radicaux libres dans l'organisme :

Produits raffinés – conservateurs – pesticides (aliments et eau) – antibiotiques (alimentaires et médicaments) – pollution atmosphérique – tabac – alcool – stress – surmenage physique et intellectuel – exposition excessive au soleil (ultraviolets : UV) – allergies et réactions inflammatoires – processus infectieux – maladies dégénératives – radiations électromagnétiques et radioactives – suroxygénation (0).

L'oxygène est... oxydant sous sa forme O^2, alors que sous sa forme naissante 0^1 que l'on retrouve dans le "Bol d'air JACQUIER", il ne présente pas cet inconvénient.

Ce sont tous les processus vitaux qui génèrent ces déchets. Dans la mesure où ils ne sont pas excessifs, ils ne posent pas de problèmes à l'organisme. Malheureusement, depuis un siècle, les changements importants de nos modes de vie n'ont fait qu'augmenter les facteurs aggravants qui sont à l'origine de la production importante de radicaux libres. Les conséquences sur notre santé sont, comme nous le verrons plus loin, tout à fait probantes.

Pour les premiers hygiénistes, et les naturopathes modernes gardent toujours cette référence, les déchets issus de la dégradation des nutriments et d'autres produits de synthèse prennent deux formes : colloïdale et cristalloïde.

LES "COLLES"

Les sucres et les graisses produisent des déchets de nature colloïdale, que la naturopathie appelle : "**colles**" ; cette nature colloïdale est à différencier de ce qui sera exprimé plus loin sur l'état des liquides humoraux. Ici les excrétions, les écoulements, seront visqueux et chargés de matière dont la texture reste liquide ou semi-liquide. Les colles évacuées par l'organisme se manifestent par des mucosités, des écoulements, des pertes blanches, des glaires, des furonculoses, des eczémas suintants, du sébum en excès, du cholestérol en excès (LDL), des dépôts importants de graisse. Si ces colles ne sont pas évacuées, l'organisme tentera de les circonscrire à des zones bien délimitées en enkystant cette toxémie, ce qui pourra donner des kystes, des fibromes, des polypes (sycose –cf. la toxémie homeo.)

Rien de bien engageant ! mais ce sont des manifestations très révélatrices d'un état de surcharge de l'organisme.

LES "CRISTAUX"

Les protéines, les excitants (café, thé, chocolat), les fruits et légumes acides ainsi que les eaux trop minéralisées (+ 150 mg/l) produiront, après dégradation, des "**cristaux**". Cette forme cristalloïdale des déchets n'est ni plus ni moins que le processus chimique qui associe des éléments acides avec des bases (cf. équilibre acido-basique), il évite au milieu de s'acidifier et d'être agressé par ces acides très destructeurs. Il en résulte des "sels", précipitation d'un acide avec une base, qui prennent une forme quasi minérale. Ces sels ou cristaux seront évacués par l'organisme sous forme de transpiration excessive, pellicules sèches, eczémas secs, cals (excroissances de peau, aux pieds et aux mains, qui s'épaississent par frottement), lithiases ou calculs. Si l'organisme ne peut correctement les éliminer, il s'ensuivra un lent stockage sous forme de calcifications, de scléroses et de dépôts au niveau des articulations et des tissus (terrain rhumatisant et arthritique) avec, à la clef, des processus inflammatoires, des douleurs, une réduction de la mobilité et une dégénérescence des tissus. Le système nerveux peut également souffrir de cette situation et le manifester, entre autres, par des troubles névrotiques, un terrain spasmodique (spasmophilie), des inflammations (névrites), des lumbagos et des sciatiques.

Nous considérons comme ayant une double origine, colloïdale et cristalloïdale, les manifestations comme le vieillissement des artères avec dépôt de plaques d'athéromes (athérosclérose), la cellulite ou les calculs biliaires.

PRINCIPALES ORIGINES DES COLLES ET DES CRISTAUX

COLLES	CRISTAUX
Glucides : Principalement sucres raffinés, et autres boissons sucrées, pâtisseries, viennoiseries, sucreries, laitages, pains (y compris complet), farines, pâtes, beurre, huiles, graisses, miel, alcool. Autres sources : détérioration de la flore intestinale par la fermentation des sucres.	**Protéines animales** : Charcuterie, gibier, jus de viande, viandes rouges, viandes blanches, volaille, crustacés, fromages, laitages (yaourt, kéfir), poisson. Protéines végétales : Soja (toutes ses formes), légumineuses, fruits acides, légumes acides (rhubarbe, oseille) miel (acidifiant), café, thé (fermenté), chocolat. Autres sources : aliments trop cuits, conserves, additifs industriels, colorants, conservateurs, antibiotiques, pesticides. Eaux trop minéralisées et trop alcalines (pH + de 7). Conditions de vie stressantes, surmenage physique et intellectuel. Charges émotionnelles fortes. Détérioration de la flore intestinale par les putréfactions.

Pour la plupart de ces aliments, il est impossible d'envisager leur suppression pure et simple. C'est seulement lorsque nous rencontrons un niveau de toxémie trop important que nous devons en chercher la cause et momentanément ou définitivement, retirer le ou les aliments concernés.

L'organisme dont le niveau de toxémie augmente régulièrement, quelle qu'en soit l'origine, verra se modifier la nature même de son milieu et la qualité des humeurs, conséquence d'un seuil de tolérance toxémique dépassé.

CONSÉQUENCES D'UNE TOXÉMIE ÉLEVÉE SUR NOTRE MILIEU

Les conséquences sur notre milieu, d'un niveau de toxémie trop important, sont observables dans la nature de nos humeurs (sang, lymphe, bile, liquides extra et intra-cellulaires) qui vont se modifier par des phénomènes biochimiques connus.

▪ ÉTAT COLLOÏDAL

Lorsque les liquides qui baignent nos cellules se trouvent sous une forme idéale, où les échanges ne sont pas entravés, on dit que c'est un état **colloïdal**. Les particules (micelles) qui composent ce milieu sont en suspension dans un liquide qui joue le rôle d'agent de dispersion. Elles sont en quelque sorte individualisées et protégées par des molécules plus importantes comme des protéines ou des dérivés de la cellulose. Cet état leur confère une autonomie et une grande capacité d'échanges. Les liquides colloïdaux sont relativement fluides, leur circulation est, en principe, peu entravée.

▪ ÉTAT FLOCULÉ

Dès lors que le niveau de toxémie augmente et que les déchets encombrent ce milieu, il peut y avoir **floculation**. Cela veut dire que les éléments en suspension s'agglomèrent entre eux et le liquide ou les humeurs, dans le cas de l'organisme, deviennent plus visqueux, les échanges se ralentissent et l'on assiste à une asphyxie progressive des cellules. Les coordonnées bioélectroniques dévient et l'organisme quitte la zone d'équilibre de la santé pour glisser vers un terrain plus fragile où la maladie peut s'installer. On peut y voir apparaître un pH plus acide ou plus basique, une oxydation ou une réduction excessive et une baisse de la résistivité. (cf. la bioélectronique de Vincent).

La floculation engendre la formation de flocons en suspension dans un liquide. Ce phénomène s'observe dans la nature, par exemple lors de la constitution d'une vase dans un étang ou un lac. Lorsque la floculation se produit dans notre organisme, je vous laisse imaginer ce qui peut se passer si cela perdure dans le temps. De plus, la floculation devient elle-même un élément supplémentaire constitutif de la toxémie qui augmente. C'est un peu le serpent qui se mord la queue ! La vie est de moins en moins possible à cause de l'encrassement de tous nos tissus et des organes qui composent les grands systèmes.

Lorsque le phénomène est interne à la cellule, celle-ci peut parfois muter et aller vers la cancérisation. Cette théorie est intéressante dans la cancérogenèse, même si d'autres facteurs sont bien évidemment à prendre en compte. Il est dommage que, dans ce domaine, les milieux scientifiques n'aient pas suffisamment exploité cette piste. Quelques rares chercheurs et médecins se sont penchés sur la question avec, semble-t-il, des conclusions intéressantes.

Je cite ici René Jacquier, *que j'avais eu le plaisir de rencontrer à Marseille à l'occasion d'une conférence à laquelle je l'avais convié*, et qui a très longuement étudié les mécanismes intimes de la vie, avec la rigueur scientifique et la curiosité qu'on lui connaît :

"Les systèmes vivants sont des systèmes colloïdaux faits de cellules dispersées dans les humeurs protéiniques. De la stabilité et de la qualité de tels systèmes dépendent les échanges et la qualité de la vie qu'ils engendrent"[28].

---

[28] René JACQUIER – in "de l'Atome à la Vie" – chez l'auteur 1981 Lyon.

- ÉTAT PRÉCIPITÉ

Lorsque rien n'est entrepris, alors même que l'état de floculation est un état réversible, qui peut donc être modifié et amélioré, l'évolution se termine par un état **précipité**. Les éléments en suspension, ou floculés, se séparent complètement du solvant pour se déposer en éléments neutres ("sels" par exemple), inertes, qui ne pourront plus revenir à leur état antérieur : c'est la mort de nos cellules, puis de nos tissus et enfin de tout l'organisme.

Autrement dit, la mort est un état précipité.

En résumé, nous pouvons dire que :

L'ÉTAT COLLOÏDAL, C'EST LA VIE.
L'ÉTAT FLOCULÉ, C'EST, À TERME, LA MALADIE.
L'ÉTAT PRÉCIPITÉ, C'EST LA MORT.

SEUIL DE TOXÉMIE

Chaque être humain a son propre niveau de tolérance et sa capacité à gérer cette toxémie avec les conséquences qu'elle engendre. Lorsque ce niveau est franchi, on dit, en naturopathie que le **seuil de toxémie** est dépassé. L'apparition de symptômes ou d'une maladie est la manifestation de cette situation.

La maladie et son traitement étant du ressort du médecin, le naturopathe n'agira que sur les causes de cette situation. Il ne portera son attention que sur le terrain, sur la nature de la toxémie et sur son origine. Il mettra en œuvre les "cures naturopathiques", que nous aborderons plus loin, qui ont pour but essentiel de détoxiquer, revitaliser et stabiliser l'organisme.

C'est pour cela que la naturopathie s'inscrit, avant tout, dans une démarche de prévention ou d'accompagnement, afin d'éviter que les phénomènes évoqués précédemment ne se produisent ou ne s'aggravent. Si le consultant est déjà malade et bien suivi sur le plan médical, il sera alors possible d'agir en complémentarité avec le corps médical, en menant une action concertée visant à rétablir l'équilibre des fonctions perturbées.

On comprend mieux ici le rôle du naturopathe, axé sur le terrain et la toxémie. Le médecin, lui qui est seul habilité à diagnostiquer la maladie à partir de ses symptômes, prescrira le remède correspondant, qu'il soit allopathique ou naturel.

Je pense qu'il est maintenant plus facile de saisir ce que revêt la notion de toxémie, son origine, sa nature, il nous faut maintenant savoir par quels circuits l'organisme tente de l'éliminer.

LES ÉMONCTOIRES

Les émonctoires sont les "portes de sortie" de l'organisme. Ce mot, tombé en désuétude, vient du latin *emunctorium* et *emunctio* "action de se moucher". Étaient habituellement désignés comme tels : l'intestin, la peau et le rein. Nous y ajoutons le poumon et, partiellement le foie qui joue un rôle de "plate-forme"de distribution des émonctoires.

Ces organes assurent d'autres fonctions, mais leur rôle principal, sauf pour le foie, est de garantir une élimination permanente de la toxémie.

À priori, l'organisme est bien préparé à évacuer ce qui est indésirable pour lui. Dans la mesure où la vitalité est suffisante, il est capable d'éliminer tous les déchets, quels qu'ils soient. Le mouvement et l'exercice jouent un rôle indéniable dans ce processus, car ils permettent aux tissus de se libérer des toxines qui s'y déposent. Par ailleurs, les fonctions métaboliques liées au mouvement permettent une combustion partielle de ces déchets, transformés alors en énergie. Bien sûr, les émonctoires restent prioritairement les voies que l'organisme emprunte pour évacuer la toxémie.

L'INTESTIN : nous avons vu, en anatomie et physiologie, l'importance que revêt le système digestif, notamment l'intestin. Dans la fonction *émonctorielle* que nous lui attribuons, il ne s'agit pas seulement d'une évacuation de matières non digérées (les selles), qui finalement ne font que transiter (transit intestinal). Il est question ici du rôle d'excrétion, par les muqueuses intestinales, de tous les déchets de type "colles" que le sang et la lymphe charrient dans les circulations sanguine et lymphatique. Par un phénomène que l'on retrouve au niveau d'autres muqueuses (nez ou bronches par exemple) et qui pourrait s'apparenter à un "suintement", les colles vont regagner la lumière intestinale pour se mêler aux matières qui seront évacuées, ensuite, sous forme de selles.

Ce processus naturel et permanent peut être perturbé par l'état des muqueuses, de la flore intestinale, par des putréfactions ou des fermentations, et surtout, par un ralentissement du transit. En principe, l'évacuation intestinale devrait s'effectuer au moins une fois par jour. La muqueuse intestinale doit être en très bon état et ne pas accumuler des déchets alimentaires qui finissent par la tapisser et former de véritables "plaques de vernis", qui sont observables lors d'une hydrothérapie du côlon. Les matières sombres et noires qui sont évacuées en lambeaux, sont des déchets restés plusieurs années fixés aux parois intestinales, empêchant ou ralentissant les processus d'assimilation des nutriments et rendant difficile la fonction d'élimination de ces colles. La raison de la formation de ces plaques est souvent liée à une surconsommation de sucres et de farines blanches raffinées. Par manque de fibres, ces aliments ne se dégradent pas totalement au cours de la digestion et finissent par former une pâte qui, selon l'activité et le mouvement de l'intestin, aura tendance à se fixer. Les corps gras en excès, surtout s'ils sont saturés, viendront aggraver un peu plus la situation.

Dans le cas où l'intestin ne joue plus correctement son rôle d'émonctoire, l'organisme va chercher une autre solution et opérer une **dérivation** vers une autre sortie. En principe, c'est le poumon, s'il n'est pas trop encombré, qui prendra le relais. Sinon, il restera la solution de secours qu'est la peau. Il est évident que nous ne parlons que des colles qui ne peuvent plus passer la muqueuse intestinale et qui sont déviées vers un autre chemin, ce que contient l'intestin en lui-même est toujours évacué par la voie normale !

On dit, dans ce cas, que le poumon est un **émonctoire de dérivation**, c'est ce que fait la nature lorsqu'un cours d'eau ou la lave d'un volcan rencontrent un obstacle au cours de leur cheminement naturel, ils emprunteront d'autres parcours.

La force qui pousse la nature à éliminer, à tout prix ce qui est en trop, s'exprime de cette façon, c'est là une manifestation de la force vitale.

LE REIN : le rôle primordial que joue cet organe dans la régulation des liquides et la réabsorption des minéraux en fait un élément vital pour notre économie interne. Son autre fonction, qui consiste à filtrer et à évacuer les déchets circulants dans notre sang, en fait l'autre principal émonctoire de l'organisme. C'est par lui que passeront tous les acides lourds qui sont en suspension dans le sang, ainsi que les sels que nous appelons cristaux. Ces acides et ces cristaux sont très dangereux pour notre organisme, comme nous l'avons vu précédemment, il n'est donc pas question de les garder longtemps. La voie, la plus rapide pour les évacuer est le rein. Encore faut-il pour cela que les liquides circulants soient suffisamment fluides et fréquemment renouvelés, afin de faciliter le rôle de solvant des liquides extracellulaires, du sang et de la lymphe. D'où l'importance d'une eau de boisson de qualité optimale, avec une faible minéralisation et une résistivité élevée (cf. chapitre : l'eau). Mais cela ne suffira pas, si, par ailleurs, nous continuons à consommer des quantités excessives de produits dont la dégradation génère des acides en quantité importante, qui solliciteront fortement le rein dans son travail de filtration.

Le rein risque d'être débordé et, comme l'intestin, il devra dériver les éliminations dont il a la charge vers une autre sortie, qui sera la peau.

Les calculs rénaux peuvent être considérés comme une des manifestations de cette situation.

La transpiration importante, sans effort, est souvent un signe de dérivation du rein vers la peau. Si, de plus, cette transpiration est acide, piquante ou génère une forte odeur, elle signifie que les déchets évacués de la sorte sont bien de nature cristalloïdale. Il est alors temps de prendre la situation en main et de soulager l'organisme de cette toxémie qui épuise nos réserves minérales.

LE POUMON : Il permet les échanges gazeux, contrairement au rein qui gère les liquides, et c'est par cette voie que les acides plus volatils seront évacués. Ainsi, l'acide carbonique se transformera en gaz carbonique pour être évacué par le poumon. Le poumon fonctionne un peu sur le même principe que l'intestin qui assimile des nutriments et évacue des toxines. Ici, c'est l'air que nous respirons, en principe pourvoyeur d'oxygène de bonne qualité, que nous assimilons et qui permet à nos cellules de vivre et de "respirer" ; dans l'autre sens, ce sont les déchets qui sont éliminés. Le poumon est aussi un émonctoire de dérivation, il pallie les difficultés rencontrées par l'intestin dans cette même fonction, comme nous l'avons vu plus haut. Lorsque le poumon, par le biais du sang, reçoit une charge de déchets colloïdaux, il tentera de les évacuer sous forme de glaires et d'écoulements de type catarrhal. La toux grasse, l'encombrement chronique des voies respiratoires hautes et des sinus, indiquent un niveau de toxémie élevé et une défaillance ou une surcharge de l'intestin, qui ne peut plus assurer son rôle. La naturopathie obtient de bons résultats sur des problèmes chroniques de ce type, aussi bien chez l'enfant où les résultats sont spectaculaires et rapides, que chez l'adulte où les années "d'intoxication" seront à prendre en considération lors d'un processus de retour à l'équilibre.

LA PEAU : considérée comme une barrière et un organe sensitif, la peau fait partie des émonctoires et sa capacité à prendre le relais des autres émonctoires est étonnamment rapide.

Par le biais des glandes sébacées, les colles seront évacuées sous forme de boutons, furoncles, eczémas suintants, peau "grasse". Rien ne sert d'arrêter ces manifestations cutanées en les masquant par des applications externes, car c'est de l'intérieur que la solution viendra. Si la peau exprime ce désordre profond de l'organisme, c'est que la toxémie de type colloïdale est trop importante et que l'intestin et, ou, le poumon ne peuvent plus en assurer la gestion. Ceci est manifeste chez les enfants et adolescents gros consommateurs de sucres (viennoiseries, sucreries, pâtes, pains, laitages, sodas) et d'aliments gras (frites, fromages, beurre, viandes grasses) qui voient l'état de leur peau s'améliorer de façon spectaculaire lorsqu'ils consentent à réduire ces aliments ou à en modifier la qualité, ce qui n'est pas toujours aisé ! Bien sûr, les processus hormonaux sont importants dans cette période de la puberté, mais ils sont aussi influencés par la qualité des aliments, acides gras et protéines notamment.

Grâce aux glandes sudoripares, le rein trouvera dans la peau une sortie de secours de première importance. C'est au travers de ces mètres carrés de tissus cutanés que le rein pourra déverser vers l'extérieur, si cela devient nécessaire, les toxines qu'il ne peut lui-même éliminer.

C'est ce qu'il effectue lors d'un effort ou d'une forte chaleur, en évacuant ainsi les déchets du métabolisme (production d'acide lactique par exemple), il régule l'équilibre intérieur de nos liquides. Lorsque cela se produit spontanément, abondamment ou fréquemment, ce peut être le signe d'une faiblesse du rein qui n'assume plus correctement sa fonction d'élimination. En dehors de la transpiration : l'eczéma sec, les pellicules, les cals, une peau sèche, sont autant de manifestations qui expriment la nature cristalloïdale de la toxémie.

Nous verrons pour la peau, comme pour les autres émonctoires, quelles sont les solutions à mettre en œuvre pour améliorer la situation.

LE FOIE : n'est pas considéré comme un émonctoire à part entière, le nombre impressionnant de ses fonctions le destine à une multitude de tâches. Parmi elles, les fonctions de filtration du sang et d'évacuation des toxines vers les principaux émonctoires en font un acteur incontournable dans les processus d'élimination.

LES ÉMONCTOIRES ET LEURS FONCTIONS

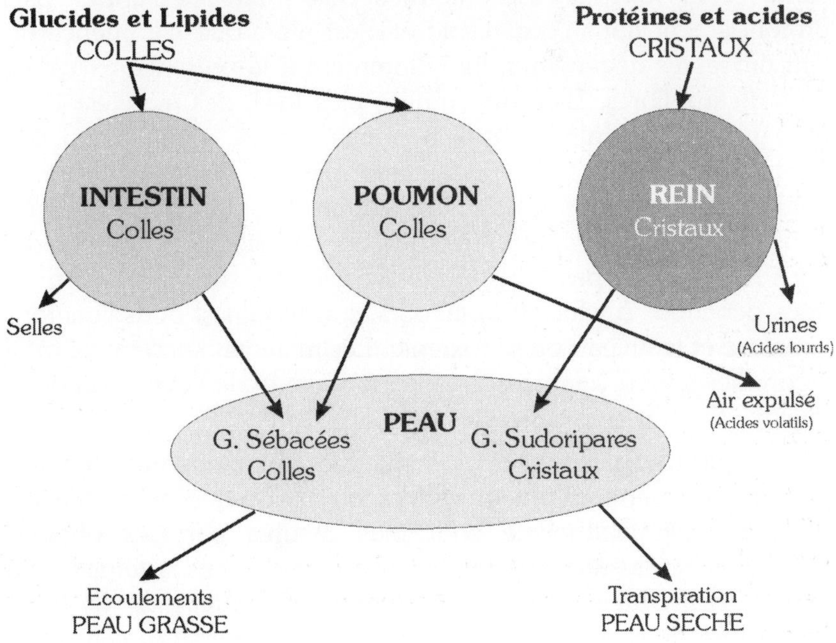

TRANSFERT MORBIDE

Ce qui pose problème, c'est que, bien souvent les différentes formes que prennent ces éliminations peuvent nous gêner et nous décidons alors de soigner telle ou telle de ces manifestations. Écoulement chronique au niveau des sinus, toux grasse, boutons, furoncles, transpiration excessive, fièvre, diarrhée... autant de symptômes qui sont signifiants d'un processus d'élimination.

On s'attaque aux symptômes afin de les faire disparaître par des moyens chimiques ou naturels qui n'ont pour but que d'arrêter la manifestation et non de favoriser le processus d'évacuation qui en est la cause. *"Mon nez ne coule plus, je suis guéri !"* ce n'est pas si certain ! L'écoulement qui cesse, alors que l'on n'intervient pas sur l'origine, entraîne immanquablement une dérivation vers un autre émonctoire, la peau, par exemple, qui sert fréquemment de sortie de secours.

C'est ce que nous appelons, en naturopathie un transfert morbide. Ainsi, après avoir jugulé des crises asthmatiformes, dans l'enfance, on retrouve, des années plus tard, des eczémas récalcitrants. Pour peu que l'on empêche cette manifestation cutanée, la toxémie est enfermée, elle finit par rentrer plus profondément dans l'organisme et c'est alors que commence un lent processus dégénératif, lié notamment à la présence excessive de radicaux libres. Bien des années plus tard, des manifestations plus graves apparaîtront, qui, à première vue, n'ont aucun lien avec les premières crises asthmatiformes de l'enfance. Pour la naturopathie, ce sont là les manifestations logiques d'une suite de transferts morbides répétés. Lorsque nous rencontrons un malade, nous ne pouvons pas nous intéresser à toutes ses maladies, nous nous penchons sur lui, son parcours, son terrain et nous évaluons la nature et le niveau de sa toxémie. Les maladies successives qu'il a connues sont révélatrices de son parcours et de l'évolution de la toxémie tout au long de sa vie.

Lorsque toutes les voies de sortie sont volontairement fermées par des interventions intempestives ou parce que les processus naturels d'élimination ne sont plus assurés par des organes défaillants, le niveau de la toxémie s'aggrave. Dans le temps, cela a pour conséquence un affaiblissement de la vitalité, le corps s'intoxique de plus en plus, les tentatives d'élimination échouent, la force vitale s'épuise et diminue peu à peu. Au lieu d'être centrifuge, comme c'était le cas au début (de l'intérieur vers l'extérieur), la force vitale devient centripète (de l'extérieur vers l'intérieur) et se retourne contre nous. La dégénérescence des cellules, l'asphyxie et la mort sont au bout de ce processus.

Tout le monde peut imaginer un barrage qui retient l'eau d'un lac. Arrivé à la limite de ce que peut contenir ce barrage, des petites vannes s'ouvrent. Plutôt que de les ouvrir en grand, les ingénieurs optent pour fermer de force les vannes afin que le barrage reste bien sec et que rien ne s'écoule. Pensez-vous que cette situation serait tenable bien longtemps ? Non, soit les vannes s'ouvrent violemment sous la pression de l'eau, soit, situation ultime, le barrage lâche et c'est la débâcle, le lac s'assèche ensuite et devient un étang boueux où toute vie sera impossible.

Afin d'éviter cette situation, le naturopathe interviendra en amont, en réduisant le volume du lac. Il permettra l'évacuation des trop-pleins en ouvrant doucement les vannes et fera en sorte que le niveau normal des eaux et leur pureté soient retrouvés.

Quels sont les outils à la disposition du naturopathe pour un tel travail ?

LES TROIS CURES NATUROPATHIQUES

Après avoir déterminé la nature et l'origine de la toxémie, la naturopathie propose des “cures” qui permettent un retour à l'équilibre.

Trois phases vont se succéder, qui sont, en principe, toujours proposées selon la même chronologie.

Une phase de drainage et d'élimination, avec la cure de **DÉSINTOXICATION**.

Une phase d'apport et de reconstruction, avec la cure de **REVITALISATION**.

Enfin, une phase d'équilibre et d'ajustement avec la cure de **STABILISATION,** qui se prolongera par les nouvelles habitudes acquises au cours des deux premières cures, tant sur le plan alimentaire que de l'hygiène de vie.

Certains auteurs font état d'une cure antiradicalaire ou anti-oxydante ; pour moi, elle ne peut être dissociée de la cure de désintoxication qui vise à réduire le niveau de toxémie et ses causes. Les radicaux libres sont aussi des éléments constitutifs de la toxémie, ils ne peuvent être envisagés séparément. Il est vrai que l'élévation importante du niveau de radicaux libres dans l'organisme nécessite qu'on s'y attarde plus spécifiquement. L'usage des antioxydants naturels –vitamines et oligoéléments – que l'on trouve dans l'alimentation, et la réduction de la source exogène s'intègrent à la cure de désintoxication.

L'hygiéniste du XIXème et du XXème siècle ne concevait ces cures qu'à l'aide de la bonne volonté de l'intéressé, imposant une discipline alimentaire et une hygiène de vie des plus sévères. Pour certains tempéraments déterminés, cela ne présentait aucune difficulté, pour les autres, le retour aux anciennes habitudes ne tardait pas. La difficulté, était que les hygiénistes ne s'appuyaient que sur leur technique, excluant tout apport en biothérapie, technique manuelle ou soutien psychologique, partant du principe qu'avec de la volonté, un organisme sain et remis en bon état pouvait faire face à toutes les situations.

La situation est plus complexe que cela, et le naturopathe, hygiéniste moderne, doit prendre en compte les paramètres alimentaires, les habitudes de vie, le contexte familial et socioprofessionnel, le psychisme, les émotions, le groupe sanguin, l'énergétique et les données modernes de la biologie. Les conseils individualisés qu'il mettra en place prennent en compte ces paramètres ainsi que la personnalité de chacun, afin de s'adapter et d'atteindre le but du conseil, qui est de réussir un changement radical dans le temps.

Mettre en place ces trois cures, et surtout les deux premières, désintoxication et revitalisation, est un travail individuel ; toutefois, de grandes règles sont valables pour tous et il est possible, dans un premier temps, d'opérer quelques changements dans nos habitudes.

LA CURE DE DÉSINTOXICATION

Le but de cette première phase est de réduire notablement la source de la toxémie et de permettre à l'organisme d'éliminer celle-ci par ses propres moyens. Ils sont, bien évidemment, variables en fonction de la force vitale de chacun. Afin de faciliter ce processus, la naturopathie pourra s'appuyer, le cas échéant, sur des agents naturels comme les plantes, l'eau, et les oligoéléments.

Les phases de la désintoxication, qui devront être d'une courte durée (quelques jours à trois semaines selon les cas), sont les suivantes :

PREMIÈRE PÉRIODE : mise en place des mesures essentielles qui vont permettre un changement dans les habitudes alimentaires et l'hygiène de vie afin de réduire l'origine de la toxémie :

- **Assèchement de la source principale** de toxémie que l'on trouvera bien souvent dans l'alimentation. Ainsi seront réduits, voir éliminés momentanément, les aliments "toxiques", comme les protéines animales en excès, les sucres raffinés, les laitages, les graisses saturées, l'alcool, les excitants : café, thé fermenté, cacao. Dans certains cas, les aliments plus spécifiques, qui présentent, pour quelques-uns d'entre nous un problème d'assimilation, comme le blé, le maïs, les aliments acides et le lait, seront également réduits ou retirés. Il est bien évident que nous n'arrêtons pas tout, mais seulement la catégorie d'aliments ou l'aliment qui pose problème. Il est courant de voir des personnes ayant une alimentation excessivement carnée et grasse, mais il arrive aussi à l'inverse de trouver des individus qui consomment beaucoup trop de glucides, y compris de bonne qualité, au détriment des protéines, qu'elles négligent. Il s'agira donc, à l'occasion de ce premier réajustement, de rééquilibrer les apports selon les règles évoquées en diététique naturopathique.

  Pour imager cette phase, c'est un peu comme si, voyant une baignoire déborder, nous nous mettions à éponger le sol, en laissant le robinet couler, il serait plus judicieux de le fermer avant toute intervention. C'est ce que nous faisons en asséchant la source de la toxémie. Il est surprenant de voir couramment des personnes suivre un traitement contre telle ou telle perturbation du métabolisme et délaisser complètement l'aspect diététique. Le médicament y pourvoira ! … un certain temps, mais pas aussi longtemps qu'on le pense.
- **Mise au repos progressive du système digestif** et allègement de la fonction digestive, afin de donner à

l'organisme l'énergie nécessaire pour effectuer lui-même le travail d'élimination. Ainsi, on s'appuiera sur des *monodiètes* de un ou trois jours, ce qui permettra au tube digestif de réduire son fonctionnement au minimum puisqu'il ne recevra qu'un seul type d'aliment dans la même journée.

Il n'aura que très peu d'enzymes à fournir et le foie, peu sollicité, pourra se consacrer à d'autres tâches de désintoxication.

En fin de chapitre, quelques exemples de *monodiètes* et le protocole permettant leur mise en œuvre vous seront indiqués.

- **Réduction des quantités ingérées**, rééquilibrage des proportions entre grandes classes d'aliments et associations correctes viendront compléter ce dispositif, que vous connaissez maintenant au travers de la réforme alimentaire.
- **Introduction d'aliments plus spécifiques à la désintoxication,** en fonction du but recherché. Ces aliments pourront être naturellement intégrés à la ration journalière afin de favoriser les processus d'élimination, sans pour autant forcer l'organisme. Vous trouverez également en fin de chapitre, quelques aliments spécifiques par système. Des plantes en tisane seront un bon complément pour ceux qui auraient le temps et la patience d'en consommer plusieurs fois par jour. (cf. quelques plantes à connaître).

LISTE DE QUELQUES ALIMENTS FAVORISANT LA DÉSINTOXICATION[29]

FOIE/VB : Artichaut, ananas, asperge, carotte, aubergine, céleri, fruits rouges, salades vertes, pissenlit, radis noir, raisin, tomate (bien mûre), citron, agrumes.

REIN : Chicorée sauvage, chou, potimarron, giraumon, cresson, figue, fruits rouges, orge, pissenlit, poireau, raisin.

INTESTIN : Abricot, algues, amande, aubergine, carotte, cerfeuil, cerise, chou, épinard, figue, figue de barbarie, papaye, fruits rouges, olive, oseille, pêche, pissenlit, prune, raisin, pollen, tomate (bien mûre).

[29] Cette liste est inspirée de l'excellent livre du Dr Jean VALNET "Se soigner par les légumes, les fruits et les céréales" éd. Le livre de poche pratique.

DEUXIÈME PÉRIODE : une fois mise en œuvre, la partie fondamentale que nous venons d'aborder peut être accompagnée ou poursuivie à l'aide de techniques plus ciblées. Elles seront utilisées ensemble ou indépendamment les unes des autres. Le but recherché, ici, est d'ouvrir les portes de sortie de l'organisme que sont les émonctoires. Nous avons fermé le robinet plus haut, maintenant, nous ouvrons le siphon afin de favoriser l'évacuation du trop plein :

- Le **drainage humoral manuel**, connu aussi sous le nom de **drainage lymphatique**, est pratiqué par des professionnels, en vue de relancer la circulation de la lymphe. Le Dr Émile Vodder fut le premier à découvrir l'importance d'un drainage du système lymphatique par des pressions précises et systématiques sur le parcours de la lymphe. En dehors de son rôle essentiel dans la fonction immunitaire, la lymphe permet la filtration et l'excrétion des déchets, ainsi que l'évacuation des liquides retenus dans nos tissus (œdème). Il y a alors une relance de tout le processus de désintoxication et l'organisme peut se libérer en profondeur de la toxémie. La lymphe, relancée dans son mouvement, par la réactivation que procure cette technique, draine toutes nos humeurs, sang, liquides extra et intracellulaire. Le drainage ne peut être effectué que manuellement, car la précision et la sensibilité du toucher qu'il nécessite ne peuvent, en aucun cas, être remplacées par une machine. Par ailleurs, la technique seule, même si elle est répétée régulièrement, ne saurait suffire, si une réforme alimentaire et une qualité optimale de l'eau de boisson n'en sont pas les corollaires.

- Les **bains chauds** (41° Celsius ou 105° Fahrenheit - maximum) peuvent être pour certaines personnes, un outil de choix, dans la mesure où ils permettent de stimuler les glandes sudoripares et d'augmenter, ainsi, la sudation. La peau vient alors en aide au rein afin de lui éviter un travail trop important et la toxémie de nature cristalloïdale peut alors être éliminée par cette sortie de secours, sans affaiblir le rein. Le Dr Salmanoff, initiateur des bains chauds en thérapeutique hygiéniste, a étudié longuement les capillaires et la stase (stagnation) veineuse. L'eau chaude du bain agit comme un stimulant des circulations veineuse et lymphatique, et dilate les capillaires au cœur des tissus ; on comprend bien l'importance de ces actions dans la phase d'élimination. Des tissus vers les capillaires, puis vers le sang veineux et la lymphe, les toxines seront ainsi évacuées avec, au bout du processus, une élimination par le rein et la peau.

Enfin, cette technique permet de libérer le diaphragme, dont nous avons assez peu parlé. C'est un muscle puissant qui agit comme un stimulant viscéral, puisqu'il appuie fortement sur le foie, la rate et l'intestin. S'il est bloqué, notamment sous l'influence de stress répétés ou par le manque d'exercice, il ne peut accomplir sa fonction de "masseur naturel" de nos organes. Les bains chauds permettent une relance de cette fonction essentielle et particulièrement intéressante au moment de la désintoxication.

Certaines personnes ne supportent pas les bains chauds : les cardiaques sous traitement ainsi que les femmes enceintes et d'éventuelles contre-indications médicales sévères (varices, œdème, hémorroïdes) devront être prises en compte ; on évitera alors de recommander cette technique.

Contrairement à ce qui se passe si l'on pénètre brutalement dans un bain dont la température dépasse 37° et où il se produit un phénomène de vasoconstriction (les vaisseaux se resserrent et se contractent), dans la technique du bain chaud cet inconvénient n'existe pas. On pénètre dans un bain à 35 ou 36° et l'on augmente la température, très progressivement, jusqu'à 40 ou 41°, sans dépasser ce qui est supportable. Le bain dure de 15 à 20 minutes maximum, au cours desquelles le phénomène de transpiration va se déclencher, il est bon de laisser aller ce processus à son terme en restant allongé ou assis, chaudement couvert (peignoir, drap de bain épais...). Il est recommandé d'être entouré lorsque l'on pratique les bains chauds, afin que quelqu'un puisse intervenir en cas de vertige ou de malaise, si le bain n'était pas bien supporté. Il est toujours préférable de procéder par étapes successives, en plusieurs bains, qui seront pris à une température supportable, sans engendrer de sensations désagréables.

Cette technique, souvent oubliée des naturopathes, est un moyen de proposer, à ceux qui le supportent, un moment de soin et de prise en charge agréable et bénéfique.

Le **Hammam** est un bain de vapeur chaud, pratiqué dans les pays arabes. Il peut remplacer les bains chauds, mais son efficacité ne sera pas tout à fait la même. Il restera, toutefois, une alternative intéressante et pourra être pratiqué régulièrement pour aider l'organise à évacuer les toxines.

La bonne vieille bouillotte chaude posée sur la zone du foie, à droite sous les dernières côtes, est un moyen efficace de décongestionner cet organe et de relancer la circulation sanguine dans cette zone.

Le bain chaud du dos et des reins, dans une très petite quantité d'eau au fond de la baignoire est efficace dans les crises douloureuses provoquées par des calculs rénaux, surtout pour des tempéraments réchauffés (sanguin et bilieux), qui supporteraient mal la chaleur d'un bain complet.

- La **réflexologie plantaire,** par des manœuvres précises et une pression sur les points réflexes qui se trouvent sous la voûte plantaire et au-dessus du pied, permet de stimuler les différents organes qui participent au processus de désintoxication.
- L'**hydrothérapie** du côlon, pratiquée par un professionnel compétent permettra de libérer l'intestin d'une toxémie locale ancienne. Les dépôts, sous forme de vernis fixés sur la muqueuse intestinale, seront évacués, permettant ainsi à l'intestin de reprendre sa fonction d'émonctoire pour l'élimination des colles.
- Les **inhalations** et surtout l'usage du "**bol d'air Jacquier**" ou **oxygénation biocatalytique (OBC)** permettront une réoxygénation des cellules avec, pour conséquence immédiate, un meilleur fonctionnement de celles-ci ; les échanges ainsi facilités, assimilation et élimination sont alors très vite améliorées. La forme particulière de l'oxygène naissant n'en fait pas un oxydant, bien au contraire, elle permet une action antiradicalaire non négligeable. Une amélioration de la fonction pulmonaire permettra un rééquilibre entre acides et

bases. Le Bol d'Air Jacquier est un appareil qui propulse une brume issue de la peroxydation de l'huile essentielle de pin des Landes ou du Portugal (*pinus pinaster* ou *pinus maritima Δ Pinene*). Cet appareil, inventé par M. Jacquier, permet de produire une molécule d'oxygène naissant (O^1) qui n'est pas oxydante, contrairement à O^2. Il faut se placer à environ 10 cm de l'appareil et respirer pendant 3 à 9 minutes les vapeurs produites par celui-ci. À raison de deux inhalations par jour, pendant deux à trois semaines, l'oxygénation biocatalytique est, en elle-même, une véritable cure. Les résultats surprenants obtenus dans de nombreux domaines thérapeutiques et l'intérêt que représente une telle technique dans la prévention devraient interpeller un peu plus le monde de la santé. Certaines cliniques, notamment en rééducation cardiaque et en cancérologie, s'en équipent depuis peu, des médecins ont été intéressés par cette technique et l'utilisent de plus en plus.

- L'**usage des plantes**, en connaissance de cause et avec les conseils d'un professionnel compétent en la matière, sera un précieux allié dans la cure de désintoxication. Les plantes, judicieusement utilisées et de préférence seules (une à la fois), pourront aider ou stimuler une fonction émonctorielle. Afin d'en augmenter l'efficacité, il sera possible de les absorber sous forme d'extrait fluide (ampoule dans une solution aqueuse), à défaut en teinture-mère ou en macérât glycériné. (cf. chapitre : connaître quelques plantes).

- Les **Élixirs floraux de BACH** aideront ceux qui en ont besoin à surmonter les états émotionnels persistants qui par leur charge et leur prégnance, inhibent ou perturbent certaines fonctions physiologiques. (cf. Les élixirs floraux.)

- Les techniques manuelles : **massages profonds, Sensitive Gestalt Massage (SGM®), Shiatsu, Do In**, permettront une libération des tensions tissulaires et une réactivation des mouvements énergétiques. L'action bénéfique des techniques manuelles se ressent par un état de profonde relaxation, un sommeil récupérateur et des fonctions physiologiques améliorées. Ces effets sont importants et potentialisent la cure de désintoxication.

UNE TROISIÈME PÉRIODE, dans laquelle l'aspect psycho-émotionel peut être abordé. Les blocages psychologiques, les émotions refoulées, les stress répétés sont autant de facteurs qui peuvent empêcher un processus de désintoxication d'être mené à son terme avec succès. L'avis d'un praticien dans ces domaines est essentiel, il est néanmoins possible de pratiquer soi-même, après l'avoir apprise, une technique de relaxation par la visualisation ou la respiration.

Avec l'aide d'un praticien, des techniques comme la sophrologie, la relaxation, le Training Autogène de Shultz, l'hypnose Ericksonienne, donneront des résultats rapides et tangibles.

Enfin, il ne faut pas sous-estimer l'importance de l'exercice et du mouvement dans toute cette période. La sédentarité ne fait qu'augmenter le niveau de la toxémie, l'exercice permet de libérer les tissus et, ainsi, d'évacuer les toxines. Le mouvement permet de refaire circuler l'énergie, de mieux la percevoir et de mieux l'utiliser. Les orientaux gardent une conscience aiguë de cette notion. Une technique comme le *Yoga*, pratiquée depuis des millénaires, en est l'illustration même, elle allie le mouvement à la respiration et à la maîtrise du corps. D'autres approches, comme le *Taï Qi Quan* (*Taï Chi*) ou le *Qi Qong*, appelées gymnastiques de santé, sont pratiquées depuis des millénaires par les extrêmes-orientaux. Les hygiénistes attachaient, eux aussi, beaucoup d'importance à l'exercice et la gymnastique faisait partie des outils régulièrement proposés dans leurs cures. Quelques mouvements le matin au réveil, l'usage plus fréquent de nos jambes et la pratique régulière d'une activité physique – jardinage, marche, natation – sont autant d'aides à la désintoxication et sont à la portée de tous.

La cure de désintoxication ne doit pas être systématiquement entreprise, il se peut que la force vitale ne soit pas suffisante pour supporter les nécessaires phénomènes d'élimination qui se produiront au cours de cette période. L'organisme tentera d'éliminer, il le fera partiellement, et il s'épuisera encore plus sûrement. Le bénéfice attendu de cette cure se transformera en un inconvénient majeur : la baisse de la vitalité, donc l'aggravation à moyen terme, de la toxémie. Dans les années 70 à 80, *j'ai le souvenir de thérapeutes ou de conseillers en magasins de diététique (certainement pas assez formés, à l'époque) qui ne juraient que par les drainages et prodiguaient à profusion des draineurs comme le célèbre "artichaut/radis-noir"...bon pour le foie !* Sur le long cours, à trop vouloir se drainer, on finit par se déminéraliser et perdre ses réserves fondamentales. Le naturopathe ne doit pas être un "*fou du drainage*", mais plutôt un "*traqueur de toxémie*" !

Une fois la toxémie identifiée et le niveau de vitalité évalué, se pose le choix, soit de désintoxiquer, soit de revitaliser ou de pratiquer les deux cures simultanément. C'est le rôle du naturopathe d'individualiser le conseil et d'accompagner chaque personne en fonction de tous les paramètres qui lui sont propres.

Pour faciliter la présentation, j'ai développé les étapes possibles d'une cure de désintoxication, mais il n'y a pas un protocole similaire pour tout le monde. Seul, l'esprit qui sous-tend la démarche reste le même, dans le respect de l'individu. Chacun, en fonction de ses capacités et de ses objectifs, trouvera, seul ou avec l'aide d'un naturopathe, la meilleure façon de mettre en œuvre cette cure.

Enfin, pour clore cette partie sur la désintoxication, il faut signaler que l'idéal est de pratiquer cette cure, soit à l'automne, saison qui correspond, en énergétique chinoise, au POUMON/GROS INTESTIN soit au printemps, saison qui correspond au FOIE/VÉSICULE BILIAIRE.

Le jeûne

Le jeûne, c'est-à-dire l'arrêt complet de toute nourriture – sauf la boisson – pendant plusieurs jours, permet d'accomplir un travail très profond de désintoxication, certains diront de purification. En dehors des avantages incontestables que présente une telle technique, elle a pour inconvénient de ne pas convenir à tout le monde, surtout pour les organismes les plus affaiblis. Elle peut générer des troubles importants au début, ce qui est principalement dû au niveau élevé de la toxémie. Sa mise en œuvre répond à un protocole très strict qu'il convient de respecter, aussi est-il préférable de pratiquer cette méthode en étant bien entouré par des praticiens compétents ou sous surveillance médicale.

La monodiète

Cette pratique, facile à mettre en place, présente moins de risques que le jeûne, son efficacité peut se révéler tout aussi intéressante. Son principe consiste à ne consommer qu'une seule catégorie d'aliments, voire un seul aliment, au cours d'une même journée ou pendant plusieurs jours. Le but est de mettre au repos le tube digestif et les fonctions d'assimilation puisque, nous l'avons vu, moins les aliments sont mélangés, moins notre organisme a besoin d'énergie pour les digérer. La digestion se faisant rapidement, les fonctions d'élimination peuvent se prolonger, une plus grande énergie étant alors disponible. L'avantage de cette technique, c'est que l'apport en nourriture évite la fatigue. Les activités habituelles, sauf si elles sont très physiques, peuvent continuer pendant la monodiète.

En temps normal, il peut être intéressant de pratiquer une monodiète d'une journée tous les dix jours ou une fois par semaine. Dans la cure de désintoxication et si la vitalité est suffisante, une monodiète peut durer plusieurs jours (régime 7 de la macrobiotique, à base de riz complet) ou plusieurs semaines (cure de raisin, 2 à 3 semaines). Il se produit alors un phénomène de **lyse**, c'est la fragmentation de certaines molécules toxiques (dépôts adipeux, cristaux, colles) qui deviennent solubles et peuvent être, ainsi, éliminées. C'est ce même processus de lyse qui est recherché au cours du jeûne, et qui intervient en général dès les premiers jours. Avec la monodiète, on y parvient, selon les cas, à partir du 3e ou du 4e jour.

Lorsqu'on n'a jamais pratiqué de monodiète, il est préférable, pour commencer, de choisir une catégorie d'aliments plutôt qu'un seul aliment. On peut débuter par une monodiéte de céréales (riz, quinoa, millet, sarrasin…), de légumes ou de fruits. Ensuite on passera à une monodiète d'un seul aliment, par exemple riz seulement ou raisin ou haricots verts. Les monodiètes les plus classiques se font avec du riz (complet ou demi-complet), du quinoa, du sarrasin, des raisins (en saison), des pommes, ou des légumes. Pour les fruits et les légumes, si le cru est bien supporté, c'est une possibilité encore plus intéressante. Bien évidemment, une monodiète de viande, de fromage ou de chocolat est exclue ! Le niveau de toxines qu'apportent ces aliments s'oppose au but recherché.

La mise en œuvre est simple. Trois jours avant de débuter la monodiète, on prendra soin de réduire les apports en protéines animales (viandes, œufs, fromages). Deux jours auparavant, on arrêtera les protéines végétales, soja, légumineuses, pour ne consommer, la veille du premier jour que des légumes, des céréales et des fruits. Les fibres, ainsi consommées la veille, auront un effet d'entraînement qui libèrera les matières présentes dans l'intestin. Il est possible, la veille au soir de boire un demi-verre ou un verre de chlorure de magnésium, ou une bouteille d'une eau très magnésienne comme *Miers-Alvignac* (50cl), afin de produire une légère évacuation intestinale.

Le premier jour de la monodiète, dès le matin, on consommera le ou les aliments choisis, sans aucun autre aliment ou boisson comme le café ou le thé fermenté. Il est nécessaire de se préparer psychologiquement, la veille, et de prévoir, en pratique, le temps de préparation des aliments, surtout pour les céréales et les légumes. Pour ces derniers, sont autorisés les aromates, épices (sauf piments et poivres), l'oignon et l'ail cuits, en petite quantité. Éventuellement, un filet d'huile d'olive ou de carthame peut être ajouté.

Les cuissons, les présentations et les assaisonnements seront variés, afin de ne pas se lasser et de tenir jusqu'au bout de la période. Il ne doit pas y avoir de restriction sur les quantités, et l'on doit manger à satiété. Pendant cette pratique, il sera nécessaire de boire plus que d'habitude et surtout entre les repas. Tisanes, eaux peu minéralisées seront consommées régulièrement, afin de faciliter le drainage naturel des humeurs. Si cela est possible, massages, drainage, relaxation et repos seront les bienvenus.

La monodiète est un moment que l'on peut mettre à profit pour avoir un rapport privilégié avec l'aliment et se concentrer sur la mastication et le goût, cela permettra, petit à petit d'adopter la même attitude avec les autres aliments. Cette technique doit être appliquée dans de bonnes conditions, avec le moins de stress possible et avec la conscience de l'objectif poursuivi. Une monodiète ne peut pas être triste et rébarbative, on doit pouvoir y trouver un motif de satisfaction, ne serait-ce que pour l'énergie et le bien-être que cela peut nous procurer.

Lorsque la monodiète est terminée, le lendemain, il est souhaitable de réintroduire les aliments consommés à la veille du premier jour c'est-à-dire les légumes, les fruits et les céréales. Le deuxième jour, on introduira les protéines végétales et le troisième jour, éventuellement, les protéines animales.

Pendant la monodiète, si l'on rencontre quelques difficultés à poursuivre, il est préférable de l'arrêter et de la reprendre à une autre occasion.

Au cours de toute cure et surtout pendant la désintoxication de l'organisme, des réactions, que nous appelons crise curative ou crise d'élimination, peuvent apparaître. La peau, l'intestin, le poumon ou le rein évacuent plus ou moins fortement les déchets que l'organisme stockait depuis longtemps. Plus la vitalité est importante, plus cette capacité à éliminer sera grande. Il n'y a pas lieu de s'inquiéter outre-mesure de cette situation qui peut durer quelques jours. L'avis du naturopathe sera précieux, à ce moment, et c'est à lui de réajuster la cure en fonction de la situation.

Lorsque le but est atteint par cette première étape, la cure suivante, dite de revitalisation, pourra être mise en place.

La cure de revitalisation

Même si, au cours de la désintoxication, et plus certainement vers la fin, une sensation de vitalité ou d'énergie est ressentie, il convient de prolonger cette sensation en la confortant. La cure de revitalisation permet de combler des carences, soit anciennes, soit liées à la désintoxication où certaines réserves ont pu être réduites du fait d'une élimination trop importante ou mal contrôlée.

Nous devons donner à la notion de carence un sens plus large que sa seule connotation nutritionnelle. S'il est vrai que la présence des nutriments essentiels, des vitamines et des oligoéléments participe au bon équilibre de notre santé, oublier les autres facteurs, émotionnels, environnementaux et énergétiques, reviendrait à oublier l'unité de l'Homme et son interaction avec son environnement.

La cure de revitalisation est une période qu'il faut mettre à profit pour engager des changements qui nous permettront de reprendre notre vie en main avec beaucoup plus d'énergie qu'avant la cure de désintoxication. Il faudra :

- Revoir, bien souvent, nos modes de vie et prendre plus de temps pour soi. Réserver des moments, quelques minutes ou une heure par jour suffisent, pour prendre soin de soi : bain, respiration, détente, massage, promenade, seul, sans contraintes, seront d'excellents choix. Mais la lecture ou un hobby quelconque où nous trouvons du plaisir peut tout aussi bien faire l'affaire.
- Tenter d'éliminer la source des conflits qui génèrent en nous frustration, ressentiment, peur, colère, tristesse, afin qu'ils n'aient plus la même influence sur nous et, par voie de conséquence sur notre organisme.
- Reprendre des activités qui nous conviennent sur le plan personnel et qui nous changent de notre quotidien professionnel ou familial. Ainsi, les activités artistiques, comme le dessin, le chant, la musique, l'écriture, la danse, révèlent notre créativité et libèrent ce que nous gardons en nous sans jamais oser l'exprimer. Cela peut nous faire retrouver une vitalité étonnante. Réaliser enfin ce que nous avions toujours rêvé d'accomplir, quel bonheur et quelle énergie ! Nous avons suffisamment d'énergie pour faire face à nos obligations quotidiennes, même si elles ne nous conviennent pas, alors imaginez le potentiel que nous pouvons dégager si nous commençons à réaliser nos rêves !
- Réévaluer nos temps de récupération et mettre en adéquation nos besoins avec nos plages de repos. Le sommeil, lorsqu'il n'est pas perturbé, est une des meilleures sources de vitalité. L'ignorer et utiliser des stimulants pour "combattre" le sommeil est une erreur lourde de conséquences. Nous avons un besoin physiologique de sommeil très variable d'un individu à l'autre et nous devons absolument respecter cette demande de notre organisme.

- Rétablir un tant soi peu le contact avec la nature et nous relier à elle le plus simplement possible. Si nous habitons en ville, dans un appartement, quelques plantes, un parc, des fleurs, un fleuve, la mer, un lac, sont autant d'éléments qui nous permettent de reprendre le contact. Le soleil se lève, il pleut, il vente, réservons quelques instants pour mieux percevoir ces moments et les apprécier. L'énergie qui circule en nous est identique à celle que nous ressentons au contact de la nature. Faute de nous en souvenir, nous finissons par nous en éloigner. Nos modes de vie, lieux clos, voiture, bureaux, climatisation, vêtements synthétiques, nous coupent littéralement de cette source infinie d'énergie. Ceux qui vivent à la campagne le savent bien, la nature est la première source d'équilibre et de santé, donc de vitalité.

- Mettre en place des habitudes stimulantes en pratiquant des exercices quotidiens afin que l'organisme ne souffre plus de sédentarité. Lorsque cela est possible, marcher pour aller au travail ou faire ses courses, plutôt que prendre son véhicule. Monter à pied quelques étages, marcher, nager, s'étirer et pourquoi ne pas pratiquer un sport dans lequel on trouve du plaisir ? Seul ou en équipe, selon notre caractère, mais sans compétition, car nous subirions alors de nouveaux stress inutiles.

- Trier dans nos relations ce qui est important pour nous de ce qui l'est moins. Toujours faire pour les autres, être sollicité sans cesse, trop donner de nous-même, épuisent nos réserves. Partager, aimer et être aimé nous rend fort. Aller vers le vrai, trouver l'amitié sincère ou l'amour profond ne sont évidemment pas faciles, mais de notre ouverture et de la sincérité de nos actions dépendront nos rencontres. Si nous élargissons notre regard et que nous allons vers ce qui nous plait, nous croiserons forcément les personnes qui partagent les mêmes aspirations que nous. Les échanges n'en seront que facilités et nos relations certainement plus profondes et satisfaisantes.

  L'amour, la tendresse, l'épanouissement dans la sexualité, dans le respect de soi et de l'autre, seront autant d'expériences importantes qui nous permettront de retrouver un équilibre psychique durable.

- Bien sûr, continuer à s'alimenter correctement en prenant soin d'apporter les aliments de qualité dont nous avons beaucoup parlé.

  Les protéines, ne l'oublions pas, jouent un rôle de construction, elles participent au bon fonctionnement de notre système hormonal. Les lipides permettent à nos réserves énergétiques d'être stables, ils favorisent l'absorption de certaines vitamines liposolubles et participent également à la fonction hormonale. Quant aux glucides, leur qualité optimale nous assure le carburant essentiel à notre vitalité.

  Des aliments très énergétiques comme les graines germées, les oléagineux, les fruits secs, les algues, le pollen et les aliments crus en général sont d'excellents revitalisants.

  L'eau, les oligoéléments, les vitamines sont tout aussi précieux.

  Si nous respectons les règles de base que nous avons abordées ensemble dans la réforme alimentaire et que nous restons vigilants sur la qualité des aliments, nous pouvons revitaliser notre organisme sans aucun complément alimentaire (vitamines, complexes minéraux...). L'aide tout à fait temporaire que peuvent procurer les compléments alimentaires naturels (Plasma de Quinton®, gelée royale, algues…) ne doit pas faire oublier la réforme radicale que nous devons mettre en œuvre pour assurer un équilibre et une santé à toute épreuve.

Dans la cure de revitalisation, l'usage de plantes stimulantes ne peut être une fin en soi, c'est avec modération et une fois le niveau de vitalité évalué que l'on peut y avoir recours. Ginseng, gelée royale, maté, romarin, thym, sauge, cannelle, fenugrec seront des aides ponctuelles. Si la force vitale n'est pas encore suffisante, rien ne sert de la stimuler, on ne tire pas sur la réserve, on remplit plutôt le réservoir. Pour cela, l'usage de quelques plantes reminéralisantes comme la prèle, le bambou tabashir – tous deux riches en silice –, l'ortie et les algues, est à conseiller dans cette période.

En cas de carence ou de déficit minéral avéré, on pourra utiliser des compléments à base de minéraux assimilables comme le Plasma de Quinton®, remarquable solution d'eau de mer qui est similaire en tout point à la composition de notre plasma sanguin, ou l'hydroxydase, seule eau qui conserve aux minéraux leur forme ionisée. Les insuffisants rénaux et les hypertendus devront prendre conseil auprès d'un praticien, car ces eaux sont très riches en sodium.

Enfin, il conviendra de rétablir, si cela s'avérait nécessaire, l'équilibre de la flore intestinale par un apport ponctuel en ferments lactiques, faciles à trouver parmi les spécialités proposées sur le marché.

La souche LB (*Lactobacillus acidophilus LB*) est fort appréciable car elle a la particularité de se fixer sur la paroi intestinale (entéro-adhérente) et d'y séjourner plus longtemps. Elle permet à nos propres souches de se renouveler et de se développer harmonieusement dans les proportions où elles se trouvent habituellement et qui sont variables d'un individu à l'autre. Par ailleurs, la souche LB présente l'avantage de favoriser la production d'immunoglobulines et de gamma-interféron et, ainsi, de jouer un rôle important dans la restauration du système immunitaire. (*sources : laboratoire Parinat*)

L'état de notre intestin, on ne le dira jamais assez, conditionne notre état de santé et notre vitalité. Les aliments lactofermentés (choucroute, légumes, kéfir, petit-lait, yaourt) jouent un rôle prépondérant[2] pour rétablir la flore intestinale et la stabiliser. Attention tout de même, aux organismes trop acidifiés sur lesquels ces aliments, consommés trop régulièrement, peuvent être aggravants.

Le Bol d'air Jacquier, pour les mêmes raisons évoquées dans la cure de désintoxication, est un outil important dans cette phase de reconstruction.

L'utilisation de l'eau sous forme de douches froides très courtes, pour ceux qui les supportent, ou de douches écossaises, alternance de chaud et froid, sont également de bons stimulants, notamment de la circulation sanguine.

Comme il a déjà été dit plus haut, la cure de revitalisation peut aussi être intégrée à la cure de désintoxication, certaines personnes affaiblies ne pouvant fournir l'effort nécessaire pour mener à bien un processus d'élimination. L'aide et les conseils du naturopathe sont alors indispensables afin de mettre en place une stratégie cohérente et adaptée à la situation.

LA CURE DE STABILISATION

Classiquement intégrée aux enseignements naturopathiques, cette cure est plutôt une période d'ancrage des acquis. Les changements et les nouvelles habitudes prises au cours des périodes précédentes ont été bien appropriés et plus qu'une cure, c'est une nouvelle manière de vivre qui est mise en place.

La conscience de notre corps et de ses grands mécanismes – assimilation, élimination –, la compréhension de l'origine des perturbations subies par l'organisme, la prise de conscience de ce qui nous est favorable et défavorable, tout cela permet la mise en place de nouveaux modes de fonctionnement.

La stabilisation consiste en l'application de tout cet apprentissage de l'hygiène vitale que nous avons acquis grâce à nos recherches et nos expériences.

Le naturopathe, dans sa fonction d'éducation sanitaire, se doit de transmettre, à titre individuel mais aussi à titre collectif, les bases d'une vie saine, afin que chacun puisse découvrir ou redécouvrir ce qui lui convient le mieux.

La stabilisation est peut-être un idéal de vie, où le corps, l'alimentation, l'environnement et les activités de chacun sont en parfaite harmonie. But bien difficile à atteindre, si l'on considère toutes les contraintes auxquelles nous devons faire. Mais, tendre vers cet objectif et se donner les moyens d'y parvenir, est une démarche qui mérite d'être entreprise.

Il n'y a pas de véritable cure de stabilisation, c'est la phase où le naturopathe remet à celui qu'il a accompagné tous les instruments de sa prise en charge. C'est l'envol, l'autonomie, la prise en main de notre santé. Le but de tout naturopathe qui respecte l'être humain est de lui procurer les outils qui feront de lui quelqu'un d'autonome et en bonne santé. Ces outils ne sont pas l'exclusivité d'un groupe, d'une philosophie ou d'une quelconque chapelle qui les garderait jalousement pour en faire un objet de pouvoir. Ces outils nous appartiennent, il ne tient qu'à nous de nous les réapproprier.

Ce chapitre sur la toxémie et les moyens de la gérer est important car il nous permet de saisir la différence fondamentale entre médecine moderne et naturopathie. La naturopathie pose l'hypothèse que la Maladie et ses différentes manifestations trouvent leur origine dans une seule et même cause : **l'encrassement des humeurs par la toxémie**. C'est un des principes fondamentaux de notre raisonnement, tiré de la tradition hygiéniste et de la doctrine hippocratique. C'est ce que les premiers hygiénistes appelaient l'humorisme et le causalisme.

On comprend mieux, dès lors, que les procès (véritables) qui ont été menés contre nous et les procès d'intention qui persistent encore dans certains pays comme la France, n'ont pas lieu d'être. Le naturopathe n'est pas médecin, il se consacre à la prévention et l'éducation sanitaire, il évalue la toxémie et se charge, en fonction du terrain, d'apporter les correctifs nécessaires, avec l'aide de méthodes naturelles éprouvées depuis longtemps.

En dehors des trois cures, la naturopathie s'appuie, depuis plus d'un demi-siècle, sur le règne végétal et le règne minéral afin d'apporter ponctuellement des aides naturelles aux personnes qui s'engagent dans des changements profonds. Que ce soit dans un cadre préventif ou lors d'un travail de fond visant à abaisser le niveau de la toxémie, les plantes et les minéraux peuvent être d'un précieux concours. Afin de vous familiariser avec les techniques dites naturelles, j'ai choisi d'aborder les plantes sous leur forme classique ainsi que les huiles essentielles (aromathérapie), dont on parle beaucoup actuellement. Il s'agit d'une information et cela ne peut en aucun cas remplacer l'aide d'un praticien ou le passage par une école.

À titre d'information, nous aborderons les autres approches utilisées dans le cadre des thérapeutiques naturelles, mais qui relèvent du praticien.

IX

LES PLANTES

"On n'étudie plus l'action d'une plante sur un être vivant, mais celle d'une molécule sur un récepteur cellulaire. Mais, en même temps, la plante vivante s'évanouit au profit de ses seuls constituants".

Pr. Jean-Marie Pelt[30]

DE L'USAGE DES PLANTES

Trois règnes constituent notre planète : le minéral, le végétal et l'animal dans lequel l'Homme est inclus.

Depuis la nuit des temps, l'Homme a trouvé dans la nature les moyens nécessaires au maintien de son équilibre vital et à la restauration de sa santé. C'est principalement dans le règne végétal qu'il a puisé les éléments dont il avait besoin, mais il les a également trouvés dans le minéral et, parfois, dans l'animal.

L'Homme moderne, grâce à la technologie et aux progrès de la biologie, a pu identifier les principes actifs des plantes, les isoler et les extraire. Puis, il a trouvé plus simple, et surtout plus rentable, de copier les molécules naturelles ; une copie quasi parfaite sur le plan de la structure moléculaire, mais avec une différence de taille : l'absence de vie. Une molécule est active, dans une plante, grâce aux autres composantes de celle-ci. Il y a un phénomène de synergie entre tous les éléments, ce qui explique l'efficacité et la biodisponibilité de cette molécule. Prise isolément ou recopiée, elle

---

[30] Pr. J.M. Pelt – Professeur de biologie végétale et de pharmacognosie à l'Université de Metz. Président de l'Institut Européen d'écologie.

ne peut plus agir de la même façon, elle peut même provoquer des effets secondaires qui ne se produisent pas lorsque la molécule reste dans son contexte naturel.

Nous constatons, de jour en jour les limites de certaines molécules chimiques, qui doivent être renouvelées de plus en plus souvent (antibiotiques notamment). Malgré leur efficacité pendant un certain temps, elles deviennent vite obsolètes, au dire même des scientifiques et de l'OMS qui s'en inquiètent d'ailleurs. Les bactéries s'adaptent très vite, à l'instar des insectes, elles résistent et mutent face aux produits censés les détruire.

Depuis des millénaires, l'usage des plantes, notamment des huiles essentielles démontre que la plante vivante, dans sa complexité biochimique, est capable de venir à bout d'autres organismes vivants ou, au contraire, de les renforcer. Certaines huiles essentielles ont un pouvoir bactéricide dix à vingt fois supérieur à celui des médicaments de synthèse, qui n'existent, quelquefois, que depuis 15 ou 20 ans.

Mais l'objet de ce chapitre n'est pas de faire un comparatif sur la valeur thérapeutique de telle ou telle approche, il est de donner à chacun une première approche simple des plantes communes. Elles peuvent nous permettre de maintenir notre organisme en bonne santé ou de le soutenir lorsque celui-ci est agressé.

Il appartiendra ensuite à chacun de choisir, en cas de maladie, sa thérapeutique et son médecin. Dans le contexte de cet ouvrage, il est important de souligner que toutes les plantes et huiles essentielles qui seront citées ne peuvent remplacer, en cas de maladie, l'intervention d'un thérapeute qualifié. **L'automédication, même avec des plantes, est dangereuse et les huiles essentielles, entre autres, sont de puissants outils qu'il convient de bien maîtriser avant de s'en servir comme remède.**

Nous distinguerons ce chapitre en quatre parties qui aborderont les :

- Plantes sous forme fraîche, sèche, extrait fluide et sirop. Ce sont des plantes classiques dont les vertus sont connues depuis des siècles et qui peuvent être utilisées, par période, à certains moments de l'année.

- Huiles essentielles, formes particulières et très concentrée de la plante, issues de la distillation ou de l'expression à froid. Leur usage en externe doit rester ponctuel et précis.
- Autres plantes qui présentent un intérêt pour notre santé.
- Plantes dites "hormonales".

LES PLANTES TRADITIONNELLES

Différentes parties de la plante sont utilisées, selon l'intérêt qu'elles représentent.

On emploie les fleurs (sommités fleuries), les pétales, les feuilles, les bractées, les racines, les radicelles, l'écorce, l'aubier (partie intermédiaire de l'écorce), les graines (semences), les bourgeons ou les jeunes pousses. Il arrive, pour certaines plantes qu'elles soient utilisées en totalité, on dit alors qu'il s'agit du ***Totum*** (*tout,* en latin).

Les plantes peuvent être ingérées sous différentes formes, la plus simple étant l'aliment – salades, pissenlit, prêle – et les plantes aromatiques ou les épices qui en sont des exemples courants.

Les autres formes sont celles que la tradition populaire connaît depuis longtemps : les plantes fraîches ou séchées sont infusées et bues en tisane ou en décoction.

Enfin, des préparations plus complexes permettent une extraction optimale avec une concentration des principes actifs. Extrait-fluide, suc de plante fraîche, plantes séchées en gélules, teinture-mère, macérât-glycérinés, jus et sirops sont autant de formes qui permettent un usage plus précis et à des doses plus contrôlées.

Celles que nous verrons s plus loin possèdent des vertus qui leur sont attribuées par la tradition populaire et qui ont été vérifiées et objectivées par la biologie et la biochimie, depuis un siècle.

Les plantes que nous proposons ici sont très courantes, il faut néanmoins éviter de les ramasser soi-même si on ne les connaît pas bien. Les espèces très nombreuses et les noms communs (vernaculaires) des plantes, différents d'une région à l'autre, ne permettent pas leur identification précise. Il faut donc toujours utiliser le nom latin, qui est le plus précis et qui est seul reconnu des botanistes du monde entier, quelle que soit la langue en usage localement.

En cas de doute, un botaniste, un herboriste, un pharmacien, ou un habitant de la région pourront vous préciser le nom de la plante.

LES DIFFÉRENTES FORMES

Pour les feuilles et les fleurs (sommités fleuries), on utilise **l'infusion**, qui se prépare en déposant dans de l'eau froide une ou plusieurs plantes. Porter cette eau à ébullition et, dès que ce point est atteint, éteindre la source de chaleur. Recouvrir et laisser reposer (infuser) de 5 à 15 minutes. Après filtration, la tisane est prête à être consommée.

Pour les écorces, les graines et les racines, on préférera la **décoction**. On procède comme pour l'infusion mais on n'éteint pas le feu au moment de l'ébullition. Celle-ci doit se prolonger de 10 à 20 minutes, selon le cas. Après la filtration, la décoction peut être consommée.

Pour un usage quotidien et personnel, les formes **tisanes** et **décoction** feront l'affaire dans la mesure où elles sont consommées à plusieurs reprises dans la même journée et plusieurs jours de suite.

La forme **extrait-fluide** (E.F.) est pratique, ce sont des ampoules qui contiennent une solution aqueuse (eau) dans laquelle se trouve une **macération-extraction,** très concentrée, de la plante. Cette forme peut être réservée aux cures ponctuelles, par exemple, artichaut à l'automne, reine des prés au printemps, vigne rouge ou bruyère en été et ortie en hiver, sans jamais dépasser 21 jours, à raison d'une ampoule par jour. L'inconvénient est qu'on ne trouve guère plus d'une vingtaine de plantes sous cette forme.

Le **suc de plante fraîche** est un procédé ancien, qui consiste à extraire de la plante son jus, par expression ; il est filtré, mis en bouteille (ou en ampoules) et se conserve au froid une fois ouvert. On le consomme dilué dans un peu d'eau, à raison d'une à deux cuillères à soupe par jour, pendant 21 jours.

Cette forme permet d'accéder à un peu plus de plantes, jusqu'à 30 ou 40 dans certaines gammes.

Les **sirops** (argousier) et **jus** sont moins répandus, mais ils présentent l'avantage de pouvoir être consommés plus facilement par les enfants ; attention toutefois à leur teneur élevée en sucre. Les jus d'abricot, de cassis, de citron, de myrtille, de pomme ou de raisin sont autant de dépuratifs et de reminéralisants pour l'organisme. Les personnes frileuses ou très affaiblies devraient éviter les jus acides issus des agrumes, surtout en hiver contrairement aux idées reçues sur le sujet. On leur préférera des jus de légumes comme la betterave, la carotte ou les jus de graines germées, très riches en minéraux et vitamines. L'idéal est de pouvoir les préparer à domicile grâce à une centrifugeuse.

La **sève** de bouleau, excellent dépuratif, est connue depuis des siècles pour ses vertus, elle est commercialisée depuis quelques années et mérite une place importante dans la cure de désintoxication.

Des formes plus pratiques, comme les **gélules** de poudre sèche, sont largement diffusées depuis des années, elles ont permis, certes, de vulgariser l'usage des plantes, mais je ne leur trouve qu'une relative efficacité par rapport à la forme liquide. L'industrialisation et le marketing très ciblé, qui entourent la plupart de ces produits me font plutôt penser à une démarche trop commerciale pour être compatible avec les objectifs de santé que nous poursuivons.

En cas de doute sur l'usage de toutes ces présentations, il vaut mieux prendre l'avis d'un professionnel compétent.

Enfin, les **teintures-mères,** très alcoolisées (90°) et les **macérât-glycérinés** (eau-glycérine-alcool) beaucoup moins alcoolisés, permettent d'accéder à toutes les plantes disponibles en phytothérapie et en gemmothérapie (bourgeons, jeunes pousses, radicelles). Dans certains pays, comme la France, ces formes ne sont délivrées qu'en pharmacie, mais sans ordonnance. Il est toutefois préférable de passer par un praticien formé à la phytothérapie qui saura conseiller au mieux la plante et le dosage adéquat.

Vous trouverez ici une liste à titre d'information, de quelques plantes utiles qui peuvent être occasionnellement utilisées dans un cadre familial.

Ces plantes ne peuvent remplacer un traitement médical en cours. En cas de doute, vous devez toujours consulter avant une prise.

QUELQUES PLANTES COMMUNES A CONNAÎTRE

NOM VERNACULAIRE ET *nom latin* BOTANIQUE	**PARTIE UTILISÉE**	**MODE DE PRÉPARATION**	**TRADITIONNELLEMENT UTILISE POUR :**
ANIS ÉTOILE ou BADIANE *Illicum anisatum*	Fruit en forme d'étoile	Décoction	Faciliter la digestion – éviter les ballonnements
ARGOUSIER Et non arbousier *Hippophaé rhamnoïde*	Fruit	Sirop	Sa richesse en vit.c Stimulant-vitalisant
AUBÉPINE (ami du cœur) *crataegus oxyacantha*	Baies ou fleurs	Infusion E.f [31]	Calmer, réguler les palpitations du cœur. L'anxiété
BARDANE *Arctium lappa ou Lappa major*	Racine ou feuille	Décoction Infusion E.f.	Peau grasse, eczéma suintant Baisser le taux de sucre dans le sang.
BOLDO (ami de la Vésicule) *Pneumus boldus*	Feuille	Infusion E.f.	Stimuler la vésicule, calculs biliaires (attention en crise)
BOULEAU *Betula alba*	Feuille Écorce sève Bourgeons	Infusion E.f. Sève pure	Dépurer, éliminer les acides – les rhumatismes
BRUYÈRE (ami du rein) *Calluna vulgaris*	Sommités fleuries Feuille	Décoction E.f.	Calmer les voies urinaires. Soulager l'inflammation urinaire.

[31] E.F. pour Extrait-Fluide, forme plus récente et moderne qui présente la plante sous forme liquide (eau) en ampoules. La concentration en principes actifs est intéressante et peut atteindre 18%. En général une à deux ampoules par jour selon les plantes pendant 21 jours.

NOM VERNACULAIRE ET *nom latin* BOTANIQUE	PARTIE UTILISÉE	MODE DE PRÉPARATION	TRADITIONNELLEMENT UTILISE POUR :
CASSIS *Ribes nigrum*	Feuille Racine	Décoction E.f.	Éliminer les acides – La goutte – Les rhumatismes.
CERISIER *Cerasus vulgaris*	Queues	Décoction (1 poignée/l litre)	Augmenter le volume des urines. Calmer l'inflammation des voies urinaires.
COQUELICOT *Papaver rhoeas*	Fleurs	Infusion Sirop	Calmer la toux. Aider a l'endormissement.
FRAISIER sauvage *Fragaria vesca*	Feuilles Racine	Infusion Décoction	Hémorragies intestinales. Drainer les acides.
GENTIANE *Gentian lutea*	Racine	Décoction	Ouvrir l'appétit (apéritif) – stimuler l'immunité – faire baisser la fièvre.
GINKGO BILOBA *Ginkgo biloba*	Feuille	Infusion E.f.	Stimuler la circulation artérielle et cérébrale, tonifier la paroie veineuse.
GINSENG *Panax ginseng Meyer* 10 ans d'âge minimum	Racine	Décoction E.f. Suc	Stimuler le système nerveux, réguler de nombreuses fonctions.
HARPAGOPHYTUM ou GRIFFE DU DIABLE *Harpagophytum procumbens*	Racine secondaire	Décoction E.f.	Son rôle anti-inflammatoire très puissant, rhumatismes.
MARRONNIER D'INDE *Aesculus hippocastanum*	Fruit Écorce Feuille	Décoction Infusion	Fluidifier le sang Décongestionner la prostate, soulager les varices.
MILLEPERTUIS ou HERBE DE LA St. JEAN *Hypericum perforatum*	Fleurs et feuilles	Infusion E.f. Macerat huileux (peau)	Faciliter le sommeil réguler l'humeur. En externe brûlures de la peau.
OLIVIER *Olea europoea*	Feuille Écorce	Infusion Décoction	Protéger les artères, Réguler la tension, Stimuler le foie.
ORTIES *Urtica doïca – urtica urens*	Totum	Infusion E.f.	Reminéraliser, Tonifier – drainer Augmenter la lactation.

NOM VERNACULAIRE ET *nom latin* BOTANIQUE	PARTIE UTILISÉE	MODE DE PRÉPARATION	TRADITIONNELLEMENT UTILISE POUR :
PASSIFLORE *Passiflora incarnata*	Fleur Feuille	Infusion E.f.	Induire le sommeil Réguler les palpitations.
PENSÉE SAUVAGE *Viola tricolor*	Fleur	Infusion E.f.	Pour les eczémas secs, Les dartres, les croûtes de lait.
PRÊLE *Equisetum arvense*	Totum Ou tige	Fraîche ou en Poudre	Son pouvoir très reminéralisant (silice+++) – cicatriser.
REINE DES PRÈS ou ULMAIRE *Spirea ulmaria*	Totum ou fleur et feuilles	Infusion (ne pas faire bouillir) E.f.	Drainer en profondeur les tissus, La rétention d'eau, Rhumatismes.
SOUCI *Calendula officinalis*	Fleur fraîche	Infusion	Calmer, réguler la tension, cicatriser (en externe et interne).
TILLEUL SAUVAGE DU ROUSSILLON ou AUBIER DE TILLEUL *Tilia sylvestris*	Aubier	Décoction longue	Drainer le foie et le rein, dissoudre les calculs et dissoudre les acides.
VERVEINE *Verbena officinalis* à ne pas confondre avec Lippia citriodora plus agréable mais moins efficace.	Plante en fleurs	Infusion	Calmer et induire le sommeil, Faciliter la digestion, Augmenter la lactation.
VIGNE ROUGE *Vitis vinifera* (variété tinctora)	Feuille	Infusion E.f.	Tonifier la circulation veineuse et les capillaires.

La forme volontairement simplifiée de cette présentation ne doit pas faire oublier que les plantes ont des indications thérapeutiques très variées et précises. Il s'agit ici d'en connaître quelques-unes et de savoir quelles sont les actions favorables qu'elles peuvent avoir sur notre organisme.

Après une cure de 21 jours, il faudra toujours s'arrêter une semaine et reprendre éventuellement, pour une nouvelle période, la même plante ou une autre qui nous semble plus appropriée.

Les plantes dépuratives seront prises au printemps et à l'automne, les plantes stimulantes, tonifiantes ou reminéralisantes en été ou en hiver.

Attention : tout le monde ne peut pas prendre du ginseng, notamment en été. Les tempéraments "réchauffés", agités, sanguins, bilieux, devront éviter cette plante qui a tendance à augmenter le métabolisme général.

Comme en toute chose, de la modération et du bon sens sont nécessaires pour un usage raisonnable des plantes au quotidien.

D'excellents ouvrages existent pour s'informer sur le sujet. Et pourquoi ne pas suivre des stages, afin d'approfondir ses connaissances, tant en botanique qu'en phytothérapie ? Cela peut être un passe-temps riche d'enseignements sur la nature.

Des plantes courantes comme le thym, la sauge ou le romarin ne sont pas citées ici, car je préfère en parler sous la forme huile essentielle.

Quant aux plantes exotiques, il en existe une très grande variété, dont certaines seront également abordées dans les huiles essentielles. La richesse de la flore tropicale et équatoriale est immense et de nombreux chercheurs (*ethnobotanistes*) parcourent le globe, depuis des décennies, afin de répertorier et analyser ces plantes. Ils interrogent les populations locales, notamment les praticiens traditionnels (shamans, sorciers...), afin de repérer les plantes utilisées et les pouvoirs qui leur sont attachés. Le but est de trouver de nouvelles molécules actives et de comprendre leur fonctionnement. Un autre but, moins avouable pour certains d'entre eux, mandatés par les grands groupes pharmaceutiques, est de pouvoir copier ces molécules ou les modifier génétiquement afin d'en faire leur propriété en les brevetant ! Souhaitons que les sorciers traditionnels ne donnent pas trop de leurs secrets aux sorciers modernes.

Une forme particulière de la plante est abordée maintenant, il s'agit de l'huile essentielle. Bien que faisant partie de la phytothérapie, les huiles essentielles, en raison de leur spécificité, sont étudiées séparément.

LES HUILES ESSENTIELLES

- UN PEU D'HISTOIRE

Depuis des millénaires, l'usage des huiles essentielles est attesté. On les retrouve, notamment, dans l'Égypte antique, pour l'embaumement des momies. Leur pouvoir antibactérien permettait d'éviter les fermentations et les putréfactions.

À partir de la découverte de la distillation par les Arabes, au Moyen-âge, l'usage des huiles essentielles en thérapeutique s'est vite répandu.

Le terme d'aromathérapie a été inventé par R.M. Gattefosse (France 1937) et recouvre l'usage des huiles essentielles dans un but thérapeutique.

M. P.Franchomme et le Dr. D.Penoel[32] ont démontré, par l'analyse biochimique des huiles essentielles, les raisons de leur pouvoir thérapeutique, qui était connu, de façon empirique, depuis si longtemps. La concentration des molécules, leurs interactions et leur nombre dans une même plante - jusqu'à 400 molécules différentes - expliquent l'efficacité d'une huile essentielle, qui concentre et augmente ce potentiel.

Les travaux du Dr Jean Valnet, sur les indications thérapeutiques et le lien entre huiles essentielles et bioélectronique, viennent compléter l'approche moderne de l'aromathérapie. Le Dr Valnet démontre dans son livre "*Aromathérapie Traitement des maladies par les essences des plantes*"[33], l'importance des coordonnées bioélectroniques des huiles essentielles : elles sont souvent légèrement acides, avec une résistivité élevée, ce qui a des conséquences positives sur le terrain. Les huiles ne s'attaquent pas uniquement aux bactéries, elles modifient le terrain défavorablement pour ces micro-organismes qui ne peuvent plus survivre et se développer. L'utilisation des huiles essentielles dans le domaine thérapeutique est incontournable pour toute approche naturelle. Elles agissent d'abord sur le terrain, en le modifiant, et sur l'agent pathogène en le détruisant, sans que les doses ne soient nécessairement importantes. De plus, certaines huiles ont la

[32] *L'Aromathérapie Exactement Éd.* Roger Jolois – 1990.
[33] Éd. Robert Laffont – 1976 .

capacité de dissoudre et drainer les acides hors de l'organisme. Enfin, lorsqu'elles sont diffusées sous forme de "brouillard" et non chauffées sur une lampe, elles ont un pouvoir antiseptique très puissant.

Contrairement à ce que son nom suggère, une huile essentielle volatile n'est pas une huile végétale grasse et dense. C'est un liquide obtenu après distillation de la plante qui a permis de séparer les substances aromatiques, très volatiles, du reste de ses composants. Le mot "huile" a été utilisé ici pour exprimer le fait que cette fraction n'est pas soluble dans l'eau, comme l'huile grasse. Si vous mettez quelques gouttes d'huile essentielle dans un bain, vous constaterez que les gouttes restent en surface sans se mélanger à l'eau du bain. Une huile essentielle, versée sur une feuille de papier, ne la tache pas, contrairement à une huile grasse.

- PROCÉDÉ DE FABRICATION

Le procédé le plus courant est la **distillation à la vapeur d'eau**, qui consiste à placer dans une grande cuve la plante, fleur, feuille ou écorce, avec de l'eau. On fait ensuite chauffer et monter doucement en température afin de générer de la vapeur qui entraînera les principes aromatiques. Cette vapeur se déposera le long d'un tube et se condensera pour retomber dans un "vase florentin", l'autre partie du système, qui recueillera alors deux liquides : l'eau florale dans la partie basse et l'huile essentielle en surface.

Il existe un nouveau procédé appelé extraction **supercritique** qui utilise le gaz carbonique dans sa phase intermédiaire entre l'état gazeux et l'état liquide (phase supercritique) qui permet une extraction sous vide sans échauffement de la plante.

Les **eaux florales** ou **hydrolats** sont utilisés en cosmétique, et tout le monde connaît "l'eau de fleur d'oranger" pour ses vertus apaisantes et son usage culinaire. Dans l'eau florale, il subsiste souvent un léger parfum issu des molécules aromatiques. Toutefois, l'huile essentielle contient la quasi-totalité des principes actifs qui nous intéressent.

Les zestes – citron, orange, mandarine – sont extraits par un autre procédé de pression et centrifugation. Nous avons tous fait cette expérience de presser ou de plier une peau d'agrume entre les doigts pour voir s'échapper des gouttes qui sont, en fait, l'huile essentielle.

LES PLANTES AROMATIQUES UTILISÉES

Les plantes les plus fréquemment utilisées sont :

- Les épices ou aromates, comme l'ail, l'oignon, le basilic, la cannelle (feuille ou bois), le cumin, la cardamome, la coriandre, l'estragon, le gingembre, le girofle (clous ou feuilles), le laurier-sauce, la menthe, la marjolaine, la muscade, l'origan, le poivre noir, le persil, le romarin, la sauge, la sarriette, le thym…
- Les plantes connues pour leurs vertus médicinales, où l'on retrouve bien souvent les aromates précités et aussi l'aneth, le bouleau, la camomille, le cyprès, l'eucalyptus, le genévrier, la verveine, la lavande, le myrte, la mélisse, le pin, le sapin, l'ylang-ylang…
- Les agrumes, comme l'orange douce, l'orange amère, le pamplemousse, le citron, la mandarine…
- Les herbes, comme la citronnelle, le lemon-grass, la gaulthérie, le géranium rosat (*pélargonium*)…
- Les racines, comme le gingembre ou le vétiver.
- Les bois et résines, comme l'encens ou oliban, le santal, le camphrier…
- Et bien d'autres plantes comme l'anis vert, le bay, le cajeput, le cryptomeria, l'hysope, la myrrhe, le niaouli, le pétasite (sorte de poivre), le ravensara, le sassafras, le thuya, qui viennent compléter cette liste, loin d'être clôturée.

Les progrès en biochimie ont permis de déterminer quelles étaient les molécules chimiques actives dans les huiles essentielles et leur action thérapeutique.

Par exemple, les phénols et monoterpenols possèdent les propriétés principales suivantes : immunostimulantes, antiseptiques, virocides (virus), bactéricides, fongicides (champignons – mycoses), antiparasites. On trouvera toutes les huiles, dont les composants les plus importants sont les phénols, dans les thyms, la menthe poivrée, l'origan compact, le girofle, la sarriette…

Un inconvénient, en contrepartie, pour les huiles à phénols, c'est leur extrême causticité. Elles brûlent la peau et les muqueuses, il convient d'être très prudent en les utilisant et de toujours les diluer avec une huile végétale grasse.

C'est d'ailleurs une recommandation, que nous faisons ici, de ne jamais utiliser d'huile essentielle pure. Seul un praticien expérimenté les connaît suffisamment et pourra vous conseiller sur l'usage d'une huile pure.

La partie de la plante utilisée ne donnera pas le même résultat quant à la qualité de l'huile et à sa composition, ses propriétés seront variables en fonction de la partie utilisée.

L'origine géographique influence également cette composition, ainsi une huile de thym n'aura pas les mêmes caractéristiques selon que la plante pousse à basse altitude, en bord de mer, ou en moyenne montagne. Ses indications seront différentes, l'une, plus douce : le thym à *linalol* (montagne) conviendra mieux aux enfants car moins agressive, l'autre, plus puissante, le thym à *thymol* (basse altitude-mer) sera utilisée chez l'adulte sur des infections sévères.

Le temps de distillation est différent pour chaque plante et il est important de respecter cette règle, faute de quoi une huile distillée rapidement peut ne pas contenir toutes les fractions aromatiques indispensables à son action.

Enfin, la connaissance précise et sans équivoque du nom botanique latin, sa variété, son origine et la partie utilisée, est primordiale, afin de ne pas commettre d'erreur. Ici, plus qu'ailleurs en phytothérapie, ces indications sont de première importance. Il y a plusieurs espèces de lavande, de thym, près de 500 espèces d'eucalyptus dans le monde : une vingtaine sont répertoriées pour leurs vertus thérapeutiques, souvent très différentes, et quelques-unes sont distillées et utilisées en aromathérapie.

En France, seul le terme "huile essentielle naturelle" doit être utilisé pour désigner cette forme particulière, les termes "essences de...", "alcool de..." ou "huile de..." sont employés pour désigner des préparations à base d'huiles essentielles, quelquefois naturelles, mais bien souvent reconstituées avec des molécules de synthèse. Alors, prudence !

Voici par exemple, la désignation correcte que vous devriez pouvoir trouver sur une étiquette :

CANNELIER
Huile essentielle naturelle
Cinnamomum verum à eugenoliferum (fe.)
Ceylan

Ou

CANNELIER
Huile essentielle naturelle
Cinnamomum verum (éc.)
Ou *Cinnamomum zeylanicum (éc.)*
Ceylan

En aucun cas, vous ne devez acheter un produit dont la désignation serait aussi évasive que :

Essence naturelle de cannelle ou huile de cannelier.

L'arôme d'une huile ne suffit pas à déterminer sa qualité, l'industrie agroalimentaire et l'industrie cosmétique savent parfaitement copier des fragrances en les reconstituant avec des molécules chimiques évidemment moins chères à reproduire, puisqu'il suffit de dupliquer une molécule que l'on a en stock. Il faut donc s'assurer de la qualité et de la provenance d'une huile essentielle auprès de professionnels capables de prendre en compte ces critères et de ne pas traiter à la légère ce domaine de la phytothérapie.

Les huiles essentielles n'ont certainement pas encore dévoilé tout leur mystère, elles attirent, repoussent, apaisent, stimulent, changent même notre humeur. Les informations olfactives et énergétiques qu'elles véhiculent sont tout aussi étonnantes. Il reste à explorer ces domaines et certains, de façon intuitive depuis quelques années, se penchent sur ces approches plus subtiles.

Les huiles essentielles, un monde à part entière où bien des découvertes restent à venir.

LES PRÉCAUTIONS D'EMPLOI

Avoir chez soi quelques huiles essentielles pour un usage courant est tout à fait possible. Étant donné le danger qu'elles représentent en cas d'ingestion ou d'application intempestive ou inappropriée, il faut absolument respecter les règles de sécurité suivantes :

- Stocker les huiles essentielles hors de portée des enfants, de préférence dans un placard fermé à clef. Certains goûts peuvent les attirer (citron, mandarine, cannelle...) et ils peuvent en ingérer.

- Ne jamais les ingérer, sauf sur les conseils d'un praticien qualifié, et s'en tenir strictement au dosage conseillé et sur la durée indiquée.

- 2 à 3 gouttes par jour d'une huile essentielle peuvent être très efficaces, 10 gouttes peuvent avoir des conséquences tragiques !

- Toujours avoir à portée de la main l'antidote que sont les corps gras, huile végétale (olive, arachide, tournesol...), à défaut corps gras solide, beurre, karité, graisse de palme, graisse animale. En cas d'ingestion accidentelle, faire avaler plusieurs cuillères à soupe d'huile végétale et consulter immédiatement un médecin ou se rendre aux urgences. En cas de brûlure après un usage externe sur la peau, appliquer immédiatement un corps gras.

- Utiliser la plupart des huiles essentielles en externe (sur la peau) diluées dans un corps gras, éviter les parties sensibles (la bouche, les organes génitaux, l'anus et les yeux). En général 10 à 20 % d'huile essentielle et 80 à 90 % d'huile végétale conviennent. Pour obtenir facilement cette proportion, on achète un flacon d'huile végétale de 100 ml (amande douce, germe de blé, macadamia, noisette...) et un flacon de 10 ml d'huile essentielle. En les mélangeant ensemble, on obtient un mélange à 10 % .

- Toujours faire un test sur le creux du poignet avant toute application plus générale. Si aucune réaction locale ne se manifeste dans les minutes qui suivent, il y a une bonne tolérance à l'huile essentielle.

QUELQUES HUILES ESSENTIELLES À CONNAÎTRE AVERTISSEMENT

Les huiles essentielles que nous citons ici ne peuvent en aucun cas remplacer un traitement médical, elles ne peuvent que le compléter ou le soutenir. En cas de doute, consultez votre thérapeute, votre médecin ou votre pharmacien. L'usage des huiles essentielles, même en très petite quantité, n'est pas anodin, elles peuvent rapidement devenir dangereuses si l'on ne respecte pas les doses conseillées par le praticien.

POUR UN USAGE COURANT EN APPLICATION ET MASSAGE LÉGERS (en usage externe seulement – diluées à 10 % dans une huile végétale)

Nom vernaculaire – *nom latin et partie utilisée à la distillation*	**Utilisée traditionnellement pour :**
H.E. BASILIC (Basilic exotique) : *(Ocinum Basilicum – sommité fleurie)*	Fatigue nerveuse, spasmes abdomen, règles douloureuses, aérophagie, ballonnements, digestion difficile, spasmophilie, spasmes en général.
H.E CITRON *(Citrus limonum – zeste)*	Terrain infectieux, fatigue hépatique (foie), nausées, acidité gastrique, verrues.
H.E. CYPRES *(Cupressus sempervirens - rameaux f.)*	Décongestionnant veineux et circulatoire, retour veineux difficile, varices, prostatisme, hémorroïdes, règles douloureuses. **ATTENTION** : contre-indiqué en cas de mastose.
H.E. EUCALYPTUS *(Eucalyptus globulus – feuilles)*	Affections des voies respiratoires basses : bronchites, laryngites, expectorant. **ATTENTION** : contre-indiqué chez l'enfant de moins de trois ans. Affections des voies respiratoires hautes : rhinites, sinusites,expectorant, bronchite. Mieux toléré chez le jeune enfant (au-dessus de trois ans). Rhumatismes, douleurs articulaires, tendinites. Très efficace sur les articulations.

Nom vernaculaire – *nom latin et partie utilisée à la distillation*	**Utilisée traditionnellement pour :**
H.E.GAULTHERIE COUCHÉE (WINTERGREEN) *(Gaultheria procumbens* [Canada]) ou *(Gaultheria frugantissima* [Inde])	Anti-inflammatoire "chaud" calme la douleur en chauffant fortement, usage modéré très efficace. Douleurs musculaires, crampes, migraines d'origine hépatique (foie) et /ou circulatoire. **ATTENTION** : ne pas appliquer sur les muqueuses (lèvres, parties génitales, anus). Diluée, cette huile est déjà très efficace, en cas de besoin et si vous la tolérez bien, elle peut être appliquée, pure, directement à l'endroit douloureux.
H.E. HELICRYSE ITALIENNE (IMMORTELLE) *(Helichrysum italicum – sommité fleurie)*	Anti-hématome ("bleus") ++++ le plus puissant, même sur des hématomes anciens. Difficultés circulatoires, couperose, varices, fluidifie le sang. **ATTENTION** : contre-indiqué chez l'enfant de moins de 3 ans et chez les personnes sensibles aux cétones. Action sur le système nerveux.
H.E. MARJOLAINE *(Origanum majorana – som. fleurie)*	Spasmes, dystonie (impression de "haut et de bas"), fatigue nerveuse, épuisement, insomnies, vertiges. Très grand régulateur du système nerveux autonome, action régulatrice sur la voie du parasympathique.
H.E. LAURIER NOBLE (SAUCE) *(Laurus nobilis – feuilles)*	Aphtes, affections de la bouche, arthrites. Antalgique puissant. **ATTENTION** : certaines personnes y sont allergiques. À éviter chez les sujets sensibles et allergiques. (TOUJOURS TESTER AVANT USAGE).
H.E. LAVANDE (VRAIE) *(Lavandula angustifolia – som.fleurie)*	PANACÉE (qui "soigne tout") : angoisses, stress, nervosité, troubles du sommeil, cicatrisant, brûlures, démangeaisons, crampes, escarres. Terrain infectieux.

Nom vernaculaire – *nom latin et partie utilisée à la distillation*	**Utilisée traditionnellement pour :**
H.E. MENTHE POIVRÉE *(Mentha x piperita-partie aérienne)*	Antalgique puissant (froid) par son action réfrigérante immédiate. À utiliser à très petite dose et sur une petite surface (tempes par exemple). Antivomitif, nausée, spasme de l'estomac (½ goutte pure sur les lèvres ou dans la bouche, lève le spasme). Permet l'évacuation des gaz intestinaux (carminatif), stimulant de la digestion. Terrains hépatiques (foie) et pancréatiques (pancréas). Maux de tête (céphalées) +++, zona et névrite (inflammation du nerf optique notamment), douleurs dentaires, spasmes gastriques (estomac). **ATTENTION** : petites quantités sur de petites surfaces, très refroidissant, une goutte pure suffit pour appliquer sur les tempes. Ne pas appliquer aux enfants de moins de 3 ans.
H.E. ROMARIN *(Rosmarinus officinalis à cineol - somité fleurie)*	Faiblesse générale, surmenage physique et intellectuel, surcharge du foie, cholestérol. Terrain infectieux, affections pulmonaires (refroidissement).
H.E. PIN SYLVESTRE *(Pinus sylvestris - bourgeons)*	Antiseptique puissant des voies respiratoires hautes (gorge, larynx, sinus), antiseptique des voies urinaires, dynamisant et stimulant, tonique sexuel, attention : il fait monter la tension (hypertensif).
H.E. THYM *(Thymus vulgaris à linalol som.fleurie)*	Terrain infectieux, parasites intestinaux. Fatigues psychiques et physiques. Plaies, furoncles, (ne pas appliquer directement sur la plaie mais à côté). **ATTENTION** : déconseillée aux enfants de moins de 6 ans. En usage externe, toujours diluer (dermocaustique). Champignons (candida albicans +++), parasites intestinaux, fatigue nerveuse, Affections des voies respiratoires hautes chez l'enfant et l'adulte (mieux tolérés que le thym thymol chez l'enfant).

Nom vernaculaire – *nom latin et partie utilisée à la distillation*	**Utilisée traditionnellement pour :**
LES HUILLES ESSENTIELLES "EXOTIQUES"	
H.E. CORIANDRE DOUX *(Coriandrum sativum – fruits secs)*	Stimulant du système nerveux, euphorisante. Parasites, fermentations intestinales, tonique et stimulant de la digestion.
H.E. CUMIN *(Cuminum cyminum)*	Apéritif (redonne de l'appétit), facilite l'expulsion des gaz (carminatif), spasmes digestifs intestinaux.
H.E. CANELLE DE CEYLAN (*Cinnamomum verum – écorce)* ou (*Cinnamomum zeylanicum*)	Terrain infectieux, agit très largement. Tonique sexuel, stimulant, tonique. Infections tropicales. **ATTENTION** : usage non dilué = danger très dermocaustique. Ne pas utiliser sur les enfants de moins de 6 ans.
H.E. CITRONELLE DE CEYLAN *(Cymbopogon nardus – herbe)*	Repousse les insectes. Terrain spasmodique, colites spasmodiques.
H.E. CARDAMOME *(Elettaria cardamomum – fruits)*	Insuffisance digestive, colites spasmodiques. Bronchites catarrhales +++ (expectoration).
H.E. GÉRANIUM ROSAT "BOURBON" *(Pelargonium x asperum)* Origine de l'île de la Réunion	Spasmes, cicatrisation, ulcération, vergetures (en prévention),agitation, anxiété (sur le plexus solaire), hémorroïdes. Insuffisance hépatique (foie), insuffisance pancréatique (pancréas). Antifongique (champignons sur la peau). Très grande tolérance cutanée. (peut s'employer pur comme soin de la peau et "antirides" !)
H.E GINGEMBRE *(Zingiber cassumunar – rhizome)*	Facilite la dilatation des bronches, anti-inflammatoire. Seul le gingembre *officinal* est aphrodisiaque !
H.E. GIROFLE *(Eugenia caryophyllus – "clous")*	Terrain infectieux, action très puissante. Action sur toutes les affections virales. Épuisement nerveux, douleurs et infections dentaires. Asthénie sexuelle.

Nom vernaculaire – *nom latin et partie utilisée à la distillation*	**Utilisée traditionnellement pour :**
H.E. LEMONGRASS *(Cymbopogon flexuosus – herbe)*	Aide à désinfiltrer les tissus (cellulite), favorise la circulation veineuse et capillaire. Tonique digestif.
H.E. NIAOULI *(Melaleuca quinquenervia – feuilles)*	Terrain infectieux, très puissant dans les affections virales, herpès génital, bronchites, toutes les conséquences d'une affection virale. Évite les "peaux cartonnées" en cas d'irradiation (rayons X, radiothérapie, en prévention). **ATTENTION** : contre-indiqué chez la femme enceinte et les enfants de moins de 3 ans.
H.E. NOIX DE MUSCADE *(Myristica fragrans – noix)*	Antalgique, stimulant du système nerveux +++, facilite la venue des règles. Courbatures et fatigue musculaire.
H.E. POIVRE NOIR *(Piper nigrum – fruit)*	Stimulant digestif. Fait baisser la fièvre (fébrifuge). Insuffisances hépatiques (foie)et pancréatiques (pancréas). Baisse de la libido.
H.E. RAVINTSARA[34] *(Cinnamonum camphora et cineol 1,8)*	PANACÉE : Terrain infectieux et affections virales++++, zona++++, zona ophtalmique, insomnies ++++, fatigues musculaires, tonique et régulateur nerveux. Exceptionnelle tolérance cutanée. Peut être utilisée pure, même chez les enfants. Toujours être prudent chez l'enfant de moins de 3 ans.
H.E. TEA TREE *(Melaleuca alternifolia à terpineol – feuilles)*	Immunostimulant majeur, ulcères buccaux, Affections bactériennes intestinales +++ et candida albicans ++++. Épuisement général physique et nerveux. En prévention du choc opératoire. Infections génitales, congestion des ovaires.

[34] Il existe une confusion entre Ravensara Aromatica (moins puissant) et Ravintsara (cinnamonum camphora) don't les indications sont données ici.

Nom vernaculaire – *nom latin et partie utilisée à la distillation*	**Utilisée traditionnellement pour :**
H.E. VÉTIVER *(Vetiveria zizanoides – racine)*	Insuffisances pancréatiques et hépatiques. Stimulant du système immunitaire +++
YLANG-YLANG *(Cananga odorata - fleurs)*	Aide à la régulation de la tension (hypertension artérielle), terrain spasmodique, asthénie sexuelle. Stimule le cuir chevelu, renforce les ongles.

Les huiles essentielles provenant de plantes aromatiques, épices et agrumes peuvent être utilisées en cuisine pour soutenir le goût d'un plat, d'un dessert ou d'une glace. Attention toutefois à ne pas exagérer, une goutte suffit souvent pour un plat. Si le goût est trop fort, il faut opter pour une huile végétale de cuisine aromatisée avec une goutte d'huile essentielle de basilic, de romarin ou de thym. L'huile essentielle de girofle est très forte et peut couvrir le goût d'un plat.

Pour les desserts "maison", tartes, entremets, gâteaux, glaces, une goutte de mandarine, de citron, d'orange douce conservera et renforcera le goût de la préparation. À essayer, une goutte d'Ylang-Ylang dans une glace à la banane : le *must* pour ceux qui apprécient !

Les huiles essentielles méritent d'être connues et reconnues. Restez toujours prudents et, si vous êtes intéressés par le sujet, documentez-vous et suivez des formations avec des personnes compétentes.

LES AUTRES PLANTES UTILES POUR NOTRE SANTÉ

Des produits ou des plantes, issus du règne végétal, que l'on ne classe pas dans une catégorie particulière, comme les algues, le pollen, le propolis, sont d'un intérêt nutritionnel ponctuel pour certaines personnes et peuvent quelquefois être des compléments alimentaires intéressants.

- LES ALGUES

Il existe deux types d'algues, celles qui viennent de la mer et qui commencent à être connues en Europe et en Amérique du Nord et celles qui proviennent des eaux douces ou saumâtre des lacs et des étangs.

Traditionnellement utilisées depuis des siècles en Extrême-orient, notamment au Japon, les algues de mer sont très nutritives car riches en minéraux (calcium, fer, magnésium, phosphore, potassium, mais aussi sodium), oligoéléments (cobalt, cuivre, iode, sélénium, zinc ...) et en vitamines (A, groupe B, C). Elles contiennent aussi des protéines et de la vitamine B12, deux éléments qui font souvent défaut aux végétariens stricts.

Leur faible valeur calorique, le peu de lipides qu'elles contiennent, en font des compléments appréciables, notamment dans les cas de fatigue, d'anémie, de carence ou dans des périodes exceptionnelles comme la grossesse, l'allaitement, les poussées de croissance, les périodes de surmenage physique et intellectuel. Nous ne sommes pas habitués à consommer ces aliments, mais ils peuvent être apportés comme condiments dans les plats cuisinés ou les crudités. Certaines algues ont un goût très prononcé, surtout lorsqu'elles sont fraîches, il faut alors les doser avec parcimonie. Il existe des algues séchées mélangées et concassées (salade de la mer) qui peuvent être un compromis intéressant pour s'initier à l'usage de ces aliments riches de promesses.

Voici le nom de quelques algues couramment commercialisées : *aramé, iziki, kombu, nori, wakamé, laitue de mer, dulce.*

Les algues d'eau douce comme la *chlorella* et la *spiruline*, ne sont pas consommées en cuisine, elles font partie des compléments alimentaires généralement conditionnés en gélules. Elles présentent le même intérêt que leurs sœurs des mers, avec chacune une particularité :

La chlorella, algue microscopique, contient un facteur *chlorophyllien* supérieur à toute autre plante, qui potentialise la fixation de l'oxygène dans l'organisme. Cette algue est revitalisante grâce à sa grande richesse en vitamines (notamment groupe B) et en oligoéléments. On lui reconnaît une activité antibiotique. Enfin, elle est très riche en calcium biodisponible (920 mg / 100 g.). Des études japonaises et américaines (Dr. Klinghardt – Seattle) tendent à démontrer le rôle détoxifiant de la chlorella dans les intoxications aux métaux lourds (plomb, mercure, radioactivité, cobalt...).

La spiruline est une algue bleue très riche en **protéines** pour un faible volume, elle est de plus en plus utilisée dans les pays en voie de développement (TCHAD, notamment) pour compléter une alimentation carencée en protéines. Son assimilation est favorisée par le fait que sa membrane n'est pas constituée de cellulose. Elle contiendrait, fait rare dans les plantes, de la **vitamine B12**, mais cela est discuté actuellement.

- LES PRODUITS DE LA RUCHE

LE POLLEN (du latin *pollen* = fleur de farine)

Issu de l'organe reproducteur mâle de la fleur, il est récolté par les abeilles afin de nourrir la colonie. Très riche en acides aminés essentiels (cf. Les protéines), en vitamines A, groupe B, C, D et E, en oligoéléments et semble-t-il en substances dont l'action se rapprocherait des antibiotiques. Le pollen est un reconstituant puissant de l'organisme, les personnes affaiblies sur le plan immunitaire ou traversant des états de profonde fatigue physique ou intellectuelle en tireront un grand bénéfice. En cure de 21 jours, le pollen peut s'intégrer dans la période de revitalisation, il peut être consommé frais, mais la plupart du temps on le trouve sous sa forme sèche.

La qualité de ce produit doit être irréprochable, et son origine bien connue. Comme pour les autres produits de la ruche, les personnes dont le terrain est allergique doivent être prudentes et vérifier qu'elles n'y soient pas sensibles.

LA PROPOLIS (du grec *propolis* = entrée de la ville)

C'est une espèce de résine ou de gomme composée d'un mélange assez complexe de substances végétales, de pollen, de sécrétions émises par les abeilles qui leur permet de tapisser les parois et l'entrée de la ruche (*entrée de la ville !*) et, ainsi, de se protéger des intrus (insectes, microbes...). La propolis possède un pouvoir anti-infectieux connu depuis fort longtemps, Aristote et Pline l'Ancien en faisaient état pour soigner les affections cutanées comme les abcès et les furoncles. Dans de nombreuses traditions, la propolis est utilisée dans un but thérapeutique.

De nos jours, l'usage du propolis peut se révéler utile dans les périodes délicates où le système immunitaire est pris en défaut. Beaucoup de produits à base de propolis existent sur le marché, l'idéal est de trouver la résine sous sa forme naturelle et d'en mâcher de tout petits morceaux pendant un long moment, sans l'avaler.

LA GELÉE ROYALE

Ce n'est pas un produit issu du règne végétal, puisque cette gelée est sécrétée par les glandes pharyngiennes des abeilles nourricières, afin d'alimenter les larves et, notamment, la reine. Ce produit très rare est extrêmement riche, il peut être utilisé en cure de revitalisation, à raison d'un gramme par jour, pendant 21 jours. La gelée royale regroupe les vertus du propolis et du pollen et son emploi se fera indépendamment de ces deux produits.

- LES PLANTES DITES “HORMONALES”

Depuis quelques années, un engouement certain pour les plantes “hormonales” s'est développé. Partant de “découvertes récentes” sur la présence dans certaines plantes de molécules qui, grâce à leur structure, agiraient comme les hormones (action *hormone-like*) présentes dans notre organisme, tout un tapage médiatique et un marketing bien mené ont permis de mettre en avant ces plantes.

On a parlé principalement d'un extrait de **Yam** sauvage *(Dioscorea villosa, Dioscorea sativa* ou encore *Dioscorea bulbifera)*, une racine de la famille des ignames consommée couramment dans les pays tropicaux. Mis à part le déclenchement d'une belle campagne de marketing proposant cette plante parée de toutes les vertus “hormonales”, il n'y avait là rien de bien nouveau. Il y a déjà longtemps que l'on connaît l'action hormonale de nombreuses plantes qui agissent comme des précurseurs et stimulent certaines glandes endocrines. Concernant le Yam, c'est une de ses composantes, la **diosgénine,** qui est très proche de la structure de la progestérone, qui a intéressé le monde scientifique. Elle est connue et utilisée par les laboratoires pharmaceutiques depuis longtemps pour servir de base à la fabrication d'hormones synthétiques et, notamment, la progestérone (progestatif) et la fameuse DHEA (déhydroépiandrostérone).

Le Yam a été présenté ces dernières années sous sa forme naturelle avec, il est vrai, l'espoir qu'il ait une action sur la régulation de la production de progestérone. Fallait-il encore que la qualité et l'espèce soit la bonne et, surtout, que sa concentration en diosgénine soit suffisante. Enfin, comme toute plante ayant une action hormonale, il faut un minimum de sérieux et de rigueur lorsque l'on conseille une prise régulière de ces plantes.

Les personnes présentant des risques de cancer hormonaux dépendants (sein, utérus), ou celles ayant déjà eu ce type de pathologie, doivent être prudentes. Il leur est demandé de consulter un médecin formé aux méthodes naturelles (phytothérapie) qui possède les outils nécessaires à l'évaluation du risque. D'après le Dr John Lee[35], la différence entre progestérone synthétique (progestatif) et naturelle (Yam), c'est que cette dernière ne génère aucun effet secondaire, une fois les précautions d'usage prises, il n'y aurait pas lieu de s'inquiéter. Ce qui n'est pas dit lorsque l'on vend ces produits, mais qui est bien précisé par les auteurs de publications sur le sujet, c'est qu'au moment de la ménopause, l'approche doit être globale et tous les éléments seront pris en compte. L'équilibre hormonal facilite le passage de la ménopause chez la femme et de l'andropause (moins marquée) chez l'homme, mais on ne peut oublier les autres paramètres. Ainsi, les vitamines, les antioxydants, les oligoéléments, sont vivement conseillés en parallèle d'un apport en plantes à fonction hormonale. Tous ces apports, comme nous l'avons vu ensemble, peuvent être puisés dans une alimentation saine et une hygiène de vie correcte. Nous pensons que la mise en place, au moment de la ménopause, d'une alimentation équilibrée, en termes d'apports et de qualité, est essentielle. Il faudra privilégier les acides gras insaturés, les aliments crus riches en vitamines, les oléagineux et les légumineuses, et réduire les aliments acidifiants et trop riches en acides gras saturés.

---

[35] Natural Progesterone, The multiples roles of a remarkable hormone,BLL Publishing – 1995 USA.

D'autres pistes sont explorées, notamment du côté du Japon, où l'on constate que la consommation importante de soja tout au long de la vie, aurait une action bénéfique au moment de la ménopause. Par ailleurs le nombre de cancers du sein est beaucoup moins élevé dans la population japonaise que dans les populations des pays occidentaux. Les recherches récentes ont permis d'identifier *les isoflavones* contenues dans le soja comme étant un des facteurs de régulation hormonale. Aussitôt, des produits ont vu le jour et l'on est allé jusqu'à mélanger soja et yam pour être certain que cela "marcherait" bien ! Une fois de plus, on oublie de dire que les habitudes alimentaires des Japonaises, en dehors de la seule consommation de soja, y sont pour beaucoup. Peu de sucres raffinés, beaucoup d'acides gras polyinsaturés, provenant essentiellement d'une grande consommation de poissons. De bons apports en minéraux et oligoéléments par les algues et les céréales, l'absence quasi totale de lait et laitages, sont les bases habituelles de l'alimentation au pays du Soleil Levant. Il a d'ailleurs été constaté que les Japonaises qui émigraient en Amérique du Nord et qui adoptaient le mode alimentaire local présentaient le même taux de cancers du sein que les populations occidentales !

L'aspect alimentaire reste primordial. S'il y a moins d'acidification de l'organisme, il y aura moins de pillage de nos réserves minérales, principalement constituées dans nos os, donc moins de déminéralisation. S'il y a de bons apports en acides gras polyinsaturés, qui sont, entre autres, des vecteurs important de la fonction hormonale, il y aura une bonne régulation de ces fonctions et un arrêt moins brutal de celles-ci à la ménopause. Si les apports en biocatalyseurs (vitamines et oligoéléments) sont corrects, toutes les réactions métaboliques en général, et le système endocrinien en particulier, ne s'en porteront que mieux.

Bien sûr, des plantes peuvent jouer un rôle intéressant dans la régulation ou la stimulation de ces fonctions endocrines. Il n'est point besoin d'aller les chercher très loin.

Depuis des siècles, la tradition populaire connaît l'action de la **Sauge** (*salvia officinalis)* qui favorise et régularise les menstrues (règles), y compris en période de pré-ménopause, mais également de l'**Armoise** (*artemisia vulgaris*), du **Fenouil** (*foeniculum* *vulgare)*, du **Carvi** (*Carum carvi)*, de la **Cannelle de Ceylan** (*cinnamomum verum ou zeylanicum*), de la **Camomille noble** ou **romaine** (*anthemis nobilis)*, du **Cyprès** *(cupressus sempervirens)* ou encore du **Basilic** (*Occinum basilicum)*.

La liste serait trop longue, mais bien d'autres plantes ont une action plus ou moins importante dans le domaine hormonal et, plus spécifiquement, sur le système reproducteur. Le **Houblon** (*humulus lupulus)* dont on tire la bière, est très actif, il favorise la lactation, mais aussi la prise de poids liée à une stimulation hormonale plus grande, il est, par ailleurs, déconseillé en cas de risque du cancer du sein. Le **Sabal Serrulata** (*sabal serrulata*), petit palmier d'Amérique, agit favorablement dans les troubles de la prostate, mais il favorise également l'augmentation du volume des seins.

Citons, pour terminer, les plantes traditionnellement utilisées au moment de la pré-ménopause ou de la ménopause, comme :

L'**Aubépine** (*crataegus oxyacantha*), pour les palpitations, les bouffées de chaleur, l'irritabilité et les sensations d'oppression.
L'**Aloès** (*Aloe vulgaris*), qui favorise les règles et régule les cycles.
Le **Cassis-feuilles** (*ribes nigrum)*, qui agit favorablement sur la circulation sanguine.
Le **Cimicifuga** (*cimicifuga racemosa)*, qui est une excellente plante pour réduire les bouffées de chaleur, mais aussi pour calmer les douleurs dues aux règles.
L'**Hamamélis** (*Hamamélis virginiana)*, qui décongestionne le petit bassin (bas du ventre, pelvis, utérus, ovaires) et tonifie les veines.
La **Menthe** (*mentha x piperita)*, qui favorise et régularise les menstrues, calme les palpitations et réduit les vertiges.
La **Passiflore** (*passiflora incarnata)*, qui est un régulateur des troubles nerveux liés à la ménopause, angoisses, palpitations, difficultés dans le sommeil.
Le **Tilleul** (*tilia europea*), pour son action fluidifiante sur le sang et son rôle dans l'induction du sommeil. Il ne faut toutefois pas en abuser, car il peut produire l'effet inverse et empêcher ensuite le sommeil.

La **Vigne rouge** (*Vinis vitifera, var.tinctoria)* pour son action sur les saignements en dehors des règles (métrorragies) et son action tonique sur la circulation veineuse et la microcirculation capillaire.

Les huiles végétales d'**Onagre** (*oenotheria biennis),* et de **Bourrache** (*borrago officinalis)* viendront compléter l'action de ces plantes, par leur apport en acides gras poly-insaturés (ω6).

- Je me souviens de cette dame de 80 ans, à qui je demandais comment s'était passée sa ménopause, elle me répondit : "Vous savez, j'ai fait comme ma mère, à partir de 45 ans j'ai bu ma tisane de sauge tous les soirs, et je n'ai rien vu" ! -

La nature met à notre disposition tout ce dont nous avons besoin, il suffit d'apprendre et de se souvenir.

PRÉCISIONS SUR LA PROGESTÉRONE

sécrétée par le corps jaune (20 à 25 mg par jour)
principaux rôles :

Précurseur des œstrogènes et de la testostérone. Protége contre les kystes fibromateux des seins. Agit dans le métabolisme des lipides. Est un cofacteur de l'hormone thyroïdienne. À une action d'antidépresseur. Normalise la glycémie (taux de sucre dans le sang).

Normalise le niveau du zinc et du cuivre (cf. oligoéléments). Prévient les cancers du sein et de l'endomètre. Stimule la construction osseuse. Diurétique naturel. Nécessaire à la survie de l'embryon, puis du fœtus pendant toute la grossesse.

Les œstrogènes, seuls, induisent une augmentation du risque des cancers de l'endomètre et, en partie, du cancer du sein. Le fait de contrebalancer avec de la progestérone permet de réduire ce risque. C'est alors que cette approche est devenue systématique, avec des hormones de synthèse. La progestérone synthétique (progestatif) est fabriquée à partir de placenta, de plantes ou encore à partir de la testostérone ou l'œstrone de l'urine de juments pleines !

La progestérone, sous sa forme naturelle, n'a pas les contre-indications des hormones synthétiques. Extraite principalement du Yam (igname) elle joue un rôle "progesterone-like", un peu comme un précurseur. Son absorption par voie transcutanée (crème) est intéressante, car elle évite le passage par le tractus digestif et le foie.

Au moment de la ménopause, si les dosages et les analyses confirment un début d'ostéoporose, en dehors d'une réforme alimentaire stricte, on pourra compléter l'alimentation par des formes naturelles de :

Vitamines : D – C – A (β-carotène)

Minéraux / oligoéléments : Magnésium – Silice – Cuivre – Calcium – Zinc – Sélénium.

Si le pH urinaire est inférieur à 6, il est nécessaire de prévoir un rééquilibrage du terrain, comme nous l'avons évoqué au chapitre sur l'équilibre acido-basique.

Enfin, il est préférable d'éviter les aliments acides ou acidifiants, l'alcool, le sucre raffiné, les céréales raffinées, les viandes rouges, la cigarette.

X

ÉMOTIONS ET SANTÉ

"Parlez-nous de la raison et de la passion. Et il répondit en disant : votre âme est souvent un champ de bataille où votre raison et votre jugement combattent votre passion et votre appétit".

– Le Prophète – Khalil Gibran

La santé, comme j'ai essayé de la définir au début de cet ouvrage, ne peut pas être envisagée sous un seul angle. Afin de maintenir cet équilibre qu'est la santé, l'organisme tente de s'adapter à toutes les situations, quelles qu'elles soient ; pour cela, il met en œuvre des mécanismes puissants et bien rôdés. Mais la quantité d'informations qu'il reçoit, sur le plan alimentaire, environnemental, énergétique, psychologique, est telle, qu'il se trouve de plus en plus en difficulté. Fatigue persistante, troubles du sommeil, perturbations de l'humeur, problèmes digestifs, dérèglements hormonaux... sans que des maladies avérées ne se manifestent, sont les signes d'une incapacité à faire face aux situations de la vie. C'est ce que nous désignons sous le terme de désadaptation. Les symptômes, qui semblent bénins, sont autant de signaux d'alerte d'un glissement de notre état de santé vers la maladie, c'est l'état intermédiaire qui correspond aux diathèses de Ménétrier.

LES ÉMOTIONS : AVANTAGES ET INCONVÉNIENTS

Pourtant, depuis le début de son histoire, l'Homme s'est toujours adapté. Grâce aux stress et aux émotions qu'il ressentait, il pouvait réagir à des situations qui le mettaient en péril. Sa survie dépendait de sa capacité à faire face et, sous l'effet de la peur, de la colère, de la frustration, il pouvait se dépasser et résister. Trouver des solutions, inventer, construire, évoluer en quelque sorte. Chaque situation de la vie était concernée, que ce soit pour trouver de la nourriture, chasser, cueillir, pêcher, ou pour s'abriter des éléments, ou encore pour se défendre contre les agressions microbiennes, il lui fallait agir avec efficacité ; cette efficacité, il l'a acquise au fil du temps et de son évolution, gardant en mémoire, peut-être du côté de son cerveau reptilien ou au cœur de l'ADN, les informations nécessaires à sa survie.

Dans le monde moderne, les sollicitations sont de plus en plus fréquentes et nous devons répondre aux nombreuses stimulations qui finissent par nous agresser. De cela est né un état que nous nommons "stress". Il s'agit d'un état où nous sommes prêts au combat, à tout instant, comme si, de chaque action que nous menons, dépendait notre vie. Travail, famille, informations, bruit, impressions, tout génère cet état de stress, mais derrière ce mot, tellement commun qu'on en arrive même à le conjuguer, n'y aurait-il pas nos émotions, contenues, difficilement maîtrisées, refoulées ?

Une émotion est normalement un état d'agitation passager causé par une stimulation venue de notre environnement et qui génère un vif sentiment, comme la peur, la joie, la surprise.

L'agitation devrait être tout à fait ponctuelle, nous recevons un stimulus, auquel nous réagissons éventuellement, ensuite nous revenons à un état stable. Dans les situations de survie, cette émotion devient cruciale lorsqu'il s'agit de réagir rapidement. Nous avons tous entendu parler de ces personnes qui, face à une situation extrême, ont fourni un effort qu'elles n'auraient jamais pu produire en d'autres circonstances.

Les émotions sont là pour nous permettre de communiquer avec notre entourage, d'exprimer des sentiments ou des idées. Si elles nous envahissent et que nous ne les gérons plus, elles peuvent devenir génératrices d'incompréhension et, dans ce cas, compromettre la communication.

Finalement, les émotions semblent plutôt bénéfiques lorsqu'il faut agir, communiquer, et qu'elles se manifestent ponctuellement.

En revanche, si elles nous envahissent à longueur de journée et que nous passons sous leur contrôle, nous ne sommes plus maîtres de nos réactions. Dans ce cas, notre capacité à réfléchir, puis à agir, s'estompe très vite au profit d'un fonctionnement lié à notre ressenti émotionnel où actions désordonnées et absence de réaction alterneront. Ces hauts et ces bas, cet excès ou ce manque d'énergie, seront la manifestation directe d'une agitation permanente, tant au niveau physique que psychique.

L'Homme en est arrivé à cumuler, tout au long d'une journée, un nombre important de situations où il semble se trouver en état de survie, c'est alors que se manifestent inutilement des émotions qu'il ne pourra pas, bien souvent, exprimer. Socialement, l'Homme civilisé n'est plus autorisé à exprimer publiquement ce qu'il ressent de façon individuelle. Collectivement, dans l'enceinte d'un stade ou en groupe pendant un concert, il peut le faire, mais, seul, il doit se maîtriser. C'est bien là tout le problème, les émotions salvatrices du début de son histoire se sont retournées maintenant contre lui.

CONSÉQUENCES SUR NOTRE SANTÉ

Ceux d'entre nous qui se contrôlent arriveront un certain temps à se maîtriser, mais le corps ne supportera pas bien longtemps cette situation. L'énergie nécessaire à contrôler ou à exprimer une émotion est importante et, pour la trouver, nous la retirerons à un système et cela nuira aux fonctions qu'il assure. Nous l'avons vu dans le petit passage sur l'énergétique, certaines émotions "vident" littéralement de leur énergie des organes nobles : colère pour le foie, peur pour le rein, tristesse pour le poumon…

Ceux qui n'arrivent pas à maîtriser leurs émotions les exprimeront plus ou moins complètement et, bien souvent en décalage avec la situation concernée. Ainsi, telle personne qui subit des pressions toute la journée de la part de sa hiérarchie, de ses collègues, de ses fournisseurs ou de ses clients et qui ne peut ou ne doit pas laisser paraître ses émotions, les manifestera peut-être le soir, chez elle, envers son conjoint, ses enfants ou d'autres personnes n'ayant rien à voir avec cette situation. Il se crée ainsi un mécanisme absurde qui ne satisfait plus personne et dont chacun ressent plus ou moins fortement les effets sur son propre fonctionnement. Finalement, les émotions, qui devaient être un moteur de notre évolution, deviennent le plus souvent des agents destructeurs de notre vie.

Certaines traditions orientales mais également l'Antiquité grecque parlent des émotions comme des poisons de l'être, viciant nos humeurs. "Se faire du mauvais sang", "se faire de la bile", "avoir un coup de sang", etc. sont des expressions qui reflètent bien ce que nos humeurs – en tant que liquides physiologiques – peuvent subir sous l'effet d'émotions fortes.

Nature et manifestation des émotions

Le plus difficile, pour l'Homme qui vit dans un environnement "stressant", est d'accumuler ses émotions et de ne jamais les manifester. Un jour ou l'autre, son corps l'exprimera sous la forme d'un symptôme, d'un syndrome et, enfin, d'une maladie. Il semblerait que notre corps résout par la maladie ce que nous n'avons pu solutionner face à une situation précise, bien souvent conflictuelle. Mais les conflits ne se produisent pas avec les autres ou à cause d'eux, ils trouvent leur source en nous-mêmes.

La source des conflits, qui sont également générateurs d'émotions, vient de ce que nous ne sommes pas toujours en accord avec nous-mêmes. Ainsi, pour vivre, nous sommes amenés à travailler, mais nous n'exerçons pas toujours le métier qui nous convient. Nous vivons avec un compagnon ou une compagne avec qui nous ne nous entendons plus et nous restons avec lui parce que "*nous ne pouvons pas faire autrement*". Nous suivons des préceptes religieux ou moraux parce que "*c'est ainsi, dans la famille*". Lorsque nous allons toujours à l'encontre de notre désir profond de réaliser nos aspirations, notre vocation, nous en ressentons de l'amertume, de la révolte, de l'injustice, de l'anxiété.

Ne pas nourrir sa vocation, ne pas réaliser ce pour quoi nous sommes sur terre, c'est s'éloigner de "*sa mission*", comme le disait le Dr Edward Bach, à l'origine de la méthode de gestion des émotions par les élixirs floraux.

Par “*mission*”, il faut entendre ce que nous devons réaliser pour nous-mêmes et qui servira certainement aux autres, plus tard. Cette “*légende personnelle*”, dont parle Paulo Coelho dans *L'Alchimiste*[36].

Mais, bien souvent, nous commençons par l'inverse, nous accomplissons beaucoup pour les autres, pour la famille, les amis, la société, la religion, et très peu pour nous. C'est ici que nous trouvons la racine de ces conflits, de ces tiraillements entre la vie que nous aimerions mener et celle que nous vivons réellement. Il n'est, certes, pas facile de concilier les deux, mais se rapprocher de notre idéal de vie et mettre en œuvre, les moyens qui nous permettraient ce rapprochement, nous éviteraient bien des déconvenues, bien des émotions négatives, envahissantes et, sur le long terme, destructrices. Le mal-être, les désordres physiques que nous ressentons, viennent, bien souvent, de cette attitude que nous avons face à la vie. D'arguments matériels en croyances dépassées, d'obéissance aveugle à la loi familiale en asservissement à un dogme religieux ou politique, nous finissons par nous perdre et oublier de vivre pour nous-mêmes, nous oublions d'être libres tout simplement. Il ne s'agit pas, ici, de tout remettre en question, de tout abandonner, de tout rejeter. Non, il s'agit de prendre conscience que nous sommes souvent à l'origine de nos propres déboires et que la responsabilité de notre vie, que nous faisons souvent porter aux autres, c'est nous-mêmes qui devons l'assumer. Il est révélateur de voir combien de personnes recherchent tout ce qui serait susceptible de les dédommager, ou de les dédouaner en matière de responsabilité. “*Je fume, je suis malade, j'attaque en justice une compagnie*”, qui, certes, n'œuvre pas forcément pour le bien de l'Humanité, “*je la rends responsable et je suis indemnisé*”, ensuite...Je meurs ! N'y aurait-il pas plus d'intérêt à rechercher pourquoi, à un moment de notre vie, nous avons décidé de fumer et pourquoi nous n'avons pas pu nous arrêter ensuite ? Bien sûr, les produits que contiennent les cigarettes induisent une dépendance, mais nous parlons des effets, comme toujours. Pas de la cause première.

Les émotions jouent un grand rôle dans notre société. Alors que nous croyons tout maîtriser, on se joue allègrement de nos

---

[36] Éd. Anne Carrière.

émotions. Publicités, médias, politiciens, technocrates, tous usent et abusent de l'impact que peuvent avoir les mots, les images, les sons sur nos émotions. Nous n'élisons plus un président sur son programme, nous lui accordons notre suffrage sur son image, sur les émotions négatives ou positives qu'il a su faire naître en nous.

Il nous est difficile de nous soustraire à ces phénomènes. Nous devons vivre avec nos émotions sans vouloir les maîtriser à tout prix, car elles se manifesteront tôt ou tard. Il est préférable de comprendre leur vraie nature et de tenter de les gérer avant qu'elle ne se cristallise définitivement en nous.

Gestion des émotions

La gestion consiste, dans ce cas, à éviter le plus possible les situations qui peuvent générer inutilement des émotions fortes et négatives. Les émotions positives sont à rechercher, mais faut-il encore pouvoir les exprimer, ce qui n'est pas forcément évident. Une émotion négative ou positive qui ne peut s'exprimer, engendre immanquablement de la frustration, qui prendra elle-même différentes formes : colère, ressentiment, manque de confiance...

Lorsqu'une situation ne peut être évitée, il est nécessaire de parler, d'exprimer ce que l'on ressent à celui ou ceux qui sont à l'origine du problème. Garder pour soi ne peut que nuire. Même si cela semble difficile à dire, même si l'autre reçoit mal cette information, il est important qu'elle soit verbalisée. Pour éviter une surenchère, les formes dans la manière de l'exprimer seront parfois nécessaires, mais le message devra être suffisamment clair pour qu'il soit bien compris. Le but n'est pas de produire une nouvelle source de conflit mais, au contraire, d'éviter d'en créer d'autres dans le futur.

Si, enfin, on ne peut éviter la situation et que l'on ne peut pas s'exprimer, soit auprès des personnes concernées, soit parce que l'évènement ne met pas en cause des individus, il faut alors évacuer la charge émotionnelle qui a entouré l'évènement.

Ainsi, à la suite d'un choc, aussi bien physique qu'émotionnel il est important d'en parler à un ami, à des proches ou encore à un thérapeute formé à l'écoute active. C'est d'ailleurs pour cela que l'on voit enfin apparaître, depuis quelques années, des cellules de soutien psychologique lors de situations graves, afin de permettre aux personnes qui sont parties prenantes de l'évènement, victimes ou témoins, d'évacuer la charge émotionnelle accumulée.

Des évènements douloureux de la vie peuvent rester inscrits en nous pendant des années et, faute de les avoir exprimés un jour, nous restons avec notre fardeau. Il n'est pas forcément nécessaire de retourner sur l'évènement lui-même, mais il est, me semble-t-il, essentiel d'en parler. Le praticien qui peut, par son attention et son écoute active, donner l'occasion à celui qui souffre d'exprimer sa douleur, lui permet de libérer des forces nouvelles en lui.

Le mouvement est un vecteur important d'énergie et c'est grâce à elle que l'on peut aussi évacuer ce trop plein émotionnel. Faire de l'exercice, marcher, bouger, danser, pratiquer un sport, sans qu'il ne produise trop de stress, ce sont là des moyens efficaces pour ne rien laisser s'accumuler en nous.

Grâce à l'exercice, nous respirons mieux, notre souffle et la conscience de sa présence, tant à l'inspiration (*"la vie entre en moi"*) qu'à l'expiration (*"j'expulse ce qui est indésirable en moi"*) sont essentiels. Les orientaux parlent du *QI* (*Chi*) ou du *Prana*, l'Antiquité grecque du *Pneuma*, énergie subtile de vie, dont le support serait le souffle. Écouter sa respiration, la faire débuter au niveau du ventre, en relâchant l'abdomen, lui laisser prendre de l'amplitude, et en expirant, vider les poumons toujours en partant du ventre, que l'on creusera afin que nos viscères compriment nos poumons et que nous puissions tout expulser. Visualiser, au moment où le souffle sort, que nous évacuons ces émotions, ces situations difficiles, puis se recharger, à l'inspiration, en visualisant une situation positive ou un lieu agréable, sont des techniques accessibles à chacun d'entre nous. La respiration est le pilier sur lequel nous pouvons nous appuyer pour nous libérer profondément de l'emprise des émotions, ne nous en privons pas.

Les temps ne sont pas si éloignés où l'on ne parlait ni d'émotion, ni de psychologie, en naturopathie, seules, pour nos anciens, l'hygiène de vie et l'alimentation saine primaient sur tout le reste. Malheureusement, nous avons aussi vu dans nos rangs que, malgré une alimentation des plus saines et une hygiène de vie on ne peut plus idéale, si les aspects émotionnels et psychologiques étaient occultés, des désordres et des maladies graves pouvaient survenir.

La naturopathie moderne prend en compte cette dimension psychoémotionnelle qu'elle ne peut dissocier des autres aspects, tout aussi importants. La santé est un équilibre, un état d'harmonie entre le corps, l'esprit et l'âme, disait le Dr Bach. Ignorer l'une ou l'autre de ces dimensions, c'est assurément s'éloigner du chemin de la santé.

Certaines personnes peuvent rencontrer, ponctuellement, des difficultés dans leur vie pour se libérer d'une ou plusieurs émotions, qui reviennent de façon récurrente et qui les font souffrir. En dehors des conseils que nous venons de donner, une approche douce et facilement accessible peut les aider.

LES ÉLIXIRS FLORAUX DU Dr EDWARD BACH

Les élixirs floraux ou quintessences florales du Dr Bach, médecin homéopathe dans les années 30 en Grande-Bretagne, sont d'un précieux concours dans les situations émotionnelles difficiles.

Les trente-huit quintessences florales sont fabriquées à partir de fleurs ou de bourgeons. Basée sur le principe de la résonance énergétique et de l'information, assez proche des remèdes homéopathiques, même si le système de dilution n'est pas identique, chacune de ces préparations agit sur un état émotionnel précis, en le dissipant. J'aime à dire que le remède permet de réduire la charge émotionnelle qui entoure un évènement, et dont la prégnance perdure dans le temps. La personne qui utilise le produit constate aisément que l'émotion, ressentie depuis des mois ou des années, s'estompe. Elle se sent beaucoup mieux, elle ne subit plus la pression qu'elle connaissait jusqu'alors et, de fait, elle change son comportement et prend en charge la gestion de ses émotions. Elle peut alors mettre en œuvre les moyens d'évacuer complètement ce qui est à l'origine de son problème. Elle a aussi le choix de changer sa stratégie de vie pour éviter de se retrouver dans les situations qui génèrent ces émotions négatives.

Le pragmatisme et la rigueur du Dr Edward Bach, tant dans ses recherches en bactériologie, qu'en homéopathie au milieu de sa vie ou la fin de celle-ci lorsqu'il découvrit cette étonnante capacité qu'ont les plantes à nous aider, ne peut que nous laisser admiratifs. Les résultats obtenus, depuis plus de 70 ans, avec le concours de cette méthode, simple et facile d'accès, comme l'avait souhaité son initiateur, doivent en faire une technique de choix pour les praticiens et pour tous ceux qui souhaitent soulager la détresse humaine.

Comme toute nouvelle voie, il y a les défenseurs zélés, qui vont quelquefois un peu trop loin en faisant passer la méthode pour quasi miraculeuse, et les détracteurs, acharnés dès que l'on sort de la pensée dominante, qui s'évertuent à dénigrer ce qu'ils ne connaissent même pas. *Pour ma part, je pratique et j'enseigne cette méthode depuis de nombreuses années et je ne crois qu'aux vertus de l'expérience et aux résultats obtenus.* Ils sont largement à la hauteur de nos attentes, surtout dans le domaine émotionnel. C'est ici que les élixirs floraux de Bach prennent toute leur dimension et il serait dommage de passer à côté de cette technique.

Depuis une dizaine d'années en France, cette approche s'est bien répandue et de nombreux stages destinés aux professionnels et au grand public sont proposés. Des thérapeutes, des naturopathes, des ostéopathes mais aussi de plus en plus de médecins homéopathes, des infirmiers, des sages-femmes et même des vétérinaires (quid de l'effet placebo ?) utilisent les quintessences florales pour le plus grand bonheur de ceux qui en bénéficient.

Attention, toutefois, aux promesses inconsidérées, la santé et la maladie ne sont pas un jeu, chaque approche, chaque méthode, aussi étonnante soit-elle, doit rester à sa place. Plutôt que de s'opposer, elles doivent se compléter, sans pour autant prétendre tout résoudre.

Les ouvrages sur les élixirs floraux de Bach sont très nombreux, aussi nous ne donnons, ici, qu'à titre d'information, la liste des 38 quintessences et l'état émotionnel négatif sur lequel elles agissent principalement.

LES TRENTE-HUIT ÉLIXIRS FLORAUX DE BACH ET LEUR ACTION

N°	NOM ANGLAIS	NOM FRANÇAIS	ÉTAT NÉGATIF CORRESPONDANT
1	AGRIMONY	AIGREMOINE	Torture intérieure mais jovial et gai à l'extérieur.
2	ASPEN	TREMBLE	Anxiété, angoisse sans raison.
3	BEECH	HÊTRE	Critique négative permanente. Rien n'est bien.
4	CENTAURY	CENTAURÉE	Soumission, ne sait pas dire non.
5	CERATO	PLUMBAGO	Doute permanent, besoin de l'avis des autres.
6	CHERRY PLUM	PRUNUS BLANC	Peur de perdre le contrôle, de ne plus se maîtriser.
7	CHESTNUT BUD	BOURGEON DE MARRONNIER	Recommence toujours les mêmes erreurs.
8	CHICORY	CHICORÉE SAUVAGE	Donne mais attente en retour, déception.
9	CLEMATIS	CLÉMATITE	Rêveur, fuit dans l'imaginaire, le futur.
10	CRAB APPLE	POMMIER SAUVAGE	Besoin obsessionnel de tout nettoyer, purifier.
11	ELM	ORME	Débordé, dépassé, ne plus pouvoir faire face.
12	GENTIAN	GENTIANE	Mélancolie, doute existentiel.
13	GORSE	AJONC	Abattement, pas d'espoir, "à quoi bon !"
14	HEATHER	BRUYÈRE	Tout ramener à soi, flot de parole ininterrompu.
15	HOLLY	HOUX	Colère, suspicion, jalousie tenace. Violence.
16	HONEYSUCKLE	CHÈVREFEUILLE	Fixation sur le passé, une époque révolue. Nostalgie.
17	HORNBEAM	CHARME	Manque d'entrain, lassitude, difficulté à s'engager.
18	IMPATIENS	IMPATIENCE	Impatience !Tout doit aller vite, travail, guérison…
19	LARCH	MÉLÈZE	Manque de confiance en soi. Dévalorisation de soi.
20	MIMULUS	MUSCADE	Peurs identifiées, précises. Souvent dans l'enfance.

N°	NOM ANGLAIS	NOM FRANÇAIS	ÉTAT NÉGATIF CORRESPONDANT
21	MUSTARD	MOUTARDE	Abattement soudain, sans raison, pleurs…
22	OAK	CHÊNE	Soutenir tout le monde, inlassablement, le pilier.
23	OLIVE	OLIVIER	Epuisement, sensation de vide énergétique.
24	PINE	PIN SYLVESTRE	Sentiment de culpabilité, responsable de tout.
25	RED CHESTNUT	MARRONNIER ROUGE	Peur pour les autres, sur-inquiétude.
26	ROCK ROSE	HÉLIANTHÈME	Panique, terreur, cauchemars.
27	ROCK WATER	EAU DE ROCHE	Grande rigidité avec soi. Discipline de fer.
28	SCLERANTHUS	ALENE	Hésitation maladive entre deux choix.
29	STAR OF BETHLEHEM.	DAME D'ONZE HEURE	Chocs physique, émotionnel, affectif, passé et présent.
30	SWEET CHESTNUT	CHÂTAIGNIER	Profond abattement, désespérance.
31	VERVAIN	VERVEINE	Besoin de convaincre, ingérence.
32	VINE	VIGNE	Autorité, despotisme, tyrannie.
33	WALNUT	NOYER	Besoin de se protéger. Situations de changement.
34	WATER VIOLET	VIOLETTE D'EAU	Recherche de la solitude. Isolement, repli.
35	WHITE CHESTNUT	MARRONNIER BLANC	Pensées incessantes, incontrôlables, jour et nuit.
36	WILD OAT	FOLLE AVOINE	Frustration, regrets, impression de passer à côté de sa vie.
37	WILD ROSE	ÉGLANTIER	Fatalisme, acceptation.
38	WILLOW	SAULE	Sentiment d'injustice, rancœur, suspicion.
39	RESCUE REMEDY	REMÈDE D'URGENCE	Dans toutes les circonstances exceptionnelles ou les émotions ne peuvent être canalisées ou gérées. Avant ou après l'évènement.

Comme dans toutes les autres approches évoquées dans cet ouvrage, la méthode de Bach ne peut se substituer à une autre thérapie. Il convient, lorsque l'on veut utiliser ces quintessences florales, de consulter un praticien compétent, afin qu'il vous conseille sur les élixirs floraux. Il est, par contre, tout à fait possible de s'initier à leur emploi sur le plan personnel, par des stages de deux à trois jours. Il sera alors facile de les intégrer dans votre vie courante, lorsque des circonstances ponctuelles génèrent des situations où les émotions sont difficilement gérables.

Nous l'avons vu, les émotions sont une part importante de notre vie. Loin de vouloir les ignorer ou les éliminer, nous proposons de les replacer dans le cadre dans lequel elles auraient dû rester. Pour, ponctuellement nous alerter ou nous sensibiliser à notre environnement ou nous rapprocher de nos sensations profondes, agréables ou désagréables, afin que nous puissions nous construire et parfois nous reconstruire, les émotions sont nécessaires, mais elles ne doivent pas nous envahir et nous paralyser ou bien nous projeter dans des situations inextricables. Laissons-les passer, essayons de réaliser l'*impermanence* de leur nature et de leur existence éphémère, afin qu'elles nous affectent le moins possible. Lorsqu'elles sont trop puissantes, laissons-les s'exprimer et, s'il le faut, crions, pleurons, rions, afin de poursuivre notre chemin sans trop de poids sur le cœur.

XI

LES THÉRAPEUTIQUES NATURELLES

CHOIX D'UNE THÉRAPEUTIQUE

Mon objectif, dans cet ouvrage, a été de sensibiliser le lecteur à l'approche *naturopathique* en tant que méthode de prévention. Rester en bonne santé est le meilleur moyen de ne pas être malade, cela semble une évidence, mais nous l'oublions trop souvent, tant que notre corps ne manifeste pas de symptôme alarmant.

Lorsque, malheureusement nous glissons de la santé vers la maladie, et que les états diathésiques intermédiaires s'accentuent, nous pouvons faire le choix d'ignorer la situation un certain temps. Cela est bien dommage, car nous pourrions travailler sur la nature du terrain et la toxémie afin d'éviter une aggravation certaine. Lorsque des troubles plus importants apparaissent et que nous devons faire appel au thérapeute, un nouveau choix s'offre à nous.

Devons-nous opter pour une thérapeutique de terrain ou pour une approche plus symptomatique ? Vous le comprendrez aisément, notre choix, en naturopathie, se porte plus facilement sur une médecine de terrain. Ce qui ne veut pas dire que nous nous opposons, comme beaucoup aimeraient nous le faire dire, à l'approche classique moderne. Celle-ci a sa raison d'être, elle permet, dans des situations aiguës et urgentes, de réagir avec efficacité, aussi bien sur le symptôme que sur son origine, lorsqu'elle est connue, en les faisant disparaître.

Allopathie et homéopathie

Ce qui peut opposer ces deux visions ne se trouve pas tant dans l'approche, terrain ou symptôme, mais plutôt dans les moyens mis en œuvre. Ainsi, l'homéopathie considère que l'on peut soigner par la loi des semblables (homéo du grec *homoios* = semblable) que nous évoquerons plus loin, alors que l'allopathie préconise d'utiliser des remèdes qui auront un effet contraire à celui de la maladie ou de sa cause lorsqu'elle est identifiée. D'un côté, on utilise des remèdes qui iront dans le sens de l'Homme lui-même, en le soutenant afin qu'il déclenche ses propres moyens d'auto-guérison. De l'autre, on combat la maladie, ses symptômes et, quelquefois, son origine. C'est affaire de philosophie, chacun devant être libre de choisir en fonction de ses convictions et de l'information juste qu'il est en droit de recevoir. Ces deux médecines ont également leurs limites. C'est pour cela qu'elles peuvent se compléter : lorsque toutes les voies sont épuisées d'un côté, il est possible de faire appel aux autres outils que proposent l'une ou l'autre de ces médecines.

Quant aux moyens employés, dans l'approche de terrain, ils sont pratiquement toujours naturels, issus des trois règnes, végétal, minéral et animal, la médecine moderne préférant utiliser des molécules de synthèse, dans la plupart des cas.

Ceci étant dit, il faut savoir que la phytothérapie, l'aromathérapie et même l'homéopathie sont quelquefois utilisées de façon symptomatique. C'est ce qui se passe lorsqu'on préconise ces outils à partir d'indications basées uniquement sur des symptômes. Les dérives existent aussi bien chez les médecins que parmi les non-médecins qui remplacent les remèdes de synthèse par des produits naturels pour répondre à une demande, sans pour autant qu'il y ait une réflexion de terrain.

En résumé, nous pourrions illustrer ces approches, en incluant la naturopathie, de la façon suivante :

SANTE

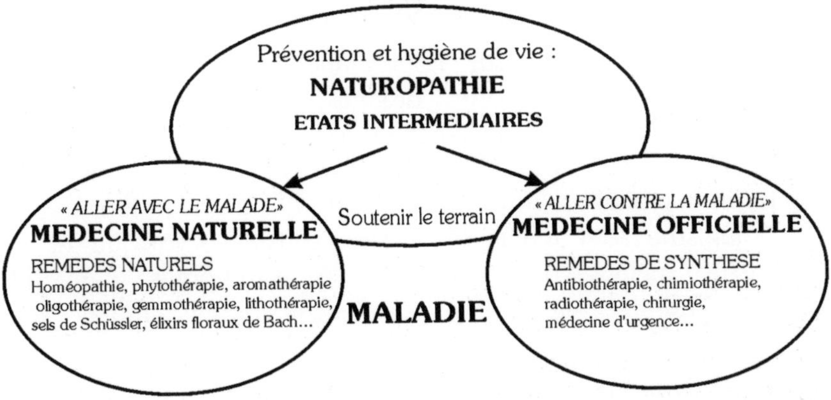

Les moyens naturels utilisés dans la médecine de terrain sont très larges, ils font appel à des remèdes souvent différents quant à leurs formes, mais s'appuient toujours sur les trois règnes : minéral, végétal, animal.

Nous allons passer en revue les méthodes les plus couramment rencontrées dans les thérapeutiques naturelles.

L'HOMÉOPATHIE

L'Homéopathie, grande médecine naturelle s'il en est, fut l'œuvre de Samuel Hahnemann, médecin allemand né en 1755 et décédé à Paris en 1843. Il écrivit deux livres essentiels, *Organon de l'art de guerir* et *Les Maladies chroniques* qui décrivent la doctrine de l'homéopathie telle qu'elle fut élaborée pendant un demi-siècle de travail.

Elle repose sur trois fondements :
La loi de SIMILITUDE.
La loi d'INFINITÉSIMALITÉ.
La notion de TERRAIN MORBIDE.

- LOI DE SIMILITUDE

"Similia similibus curanturi" Hippocrate (Les semblables soignent les semblables).

Hahnemann, s'inspirant d'Hippocrate et de Paracelse, poursuivit ses recherches dans le sens de ses illustres prédécesseurs, en s'appuyant sur la loi de similitude pour mener ses expérimentations et parvenir au remède homéopathique.

Le principe repose sur l'observation selon laquelle toute substance administrée à un organisme sain et qui a pour conséquence d'activer ou réactiver des symptômes, peut être employée sur un organisme malade qui manifesterait des symptômes similaires. Ainsi, la similitude des manifestations entre un organisme sain réagissant à une substance toxique et un organisme malade qui manifeste des symptômes identiques permet d'administrer à très petite dose (infinitésimale) cette substance.

Pour mieux comprendre ce principe, prenons deux exemples simples :

Vous êtes en bonne santé, vous avalez par mégarde de la *belladone*, plante toxique, vous ressentez des douleurs battantes dans l'oreille, le visage est rouge et la peau moite, vous avez un grand besoin de boire...

Un homéopathe reçoit un enfant avec un début d'otite, il constate que cet enfant a la peau rouge, humide, chaude, qu'il a soif et qu'il ressent des battements dans l'oreille, il peut lui administrer *belladona* dans une dilution de son choix.

En administrant ce remède, on va dans le sens des capacités de défense de l'organisme. Si, dans le cas d'une otite, cet enfant se défend de la sorte, le remède l'accompagnera dans ce sens. Pour un autre enfant ayant la même maladie, ce seront d'autres symptômes, ce sera donc un autre remède.

Cette différence avec l'allopathie est fondamentale, puisque cette dernière, dans sa démarche, s'oppose aux effets et quelquefois aux causes pour les supprimer, alors que l'homéopathie stimule et accompagne les capacités de défense de l'organisme.

Tous les remèdes ont été testés à des doses toxiques, puis dilués par Hahnemann et ses élèves, afin de vérifier cette loi.

- LOI D'INFINITÉSIMALITÉ

Hahnemann s'opposait à prescrire des substances dangereuses pour l'organisme, même s'il les utilisait en les expérimentant sur lui-même. Il commença par administrer des doses faibles, puis il passa à une dilution plus fine des substances, telle que nous la connaissons actuellement.

Les **DH**, Décimales *Hahnemanniennes*, et **CH**, Centésimales *Hahnemanniennes,* sont l'expression de ces dilutions.

Les dilutions :

Ainsi, pour obtenir un *ARNICA* en 6DH, on versera une part de teinture–mère d'arnica dans 9 parts d'un solvant comme l'alcool, par exemple (1+9 = 10) on obtient alors la première DH. Il faut ensuite verser une part de cette première dilution dans 9 parts du même solvant pour obtenir la 2DH, et ainsi de suite jusqu'à la sixième opération. Il en va de même pour les CH, ou la première part est ajoutée à 99 parts de solvant (1+99 = 100) afin d'obtenir 1CH. Cette opération sera renouvelée autant de fois que le numéro l'indique, 15CH = 15 fois l'opération.

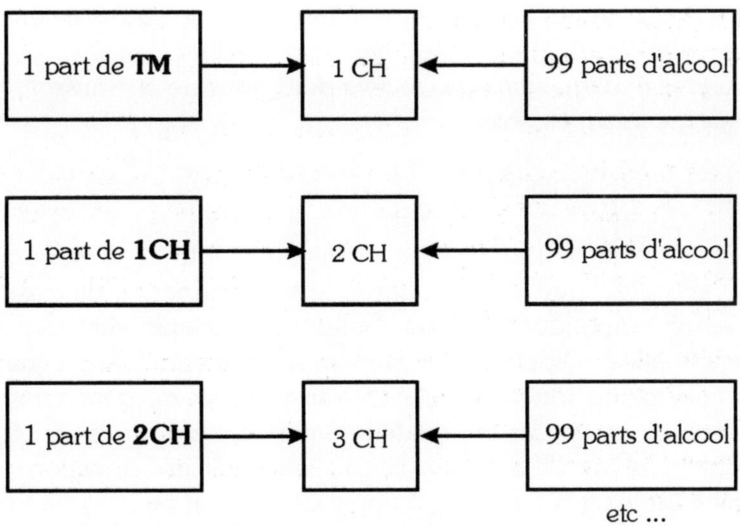

À chaque opération, on opère une dynamisation en secouant le flacon ou plutôt en le “choquant”, afin de réaliser des succussions. La dynamisation est le corollaire indispensable de la dilution, elle permet de “lancer” ou “relancer” l'information du remède. Ainsi, le contenu d'un tube de granules stocké pendant des mois sans être utilisé, peut être dynamisé par quelques succussions avant usage.

Le principe des dilutions a très vite opposé les tenants d'une approche matérialiste aux tenants de l'approche plus énergétique que nécessite l'acceptation de la loi d'infinitésimalité. Au début, considéré comme hérétique, et encore maintenant par certains, Hahnemann n'avait aucun moyen de prouver que dans ces remèdes dilués il y avait encore un principe actif. Plus tard on put, grâce aux progrès de la science, mesurer par les isotopes radioactifs une présence de matière jusqu'à la 9CH[37]. Les expériences récentes, menées par le Pr Benveniste, dont nous avons parlé à propos de la mémoire de l'eau, nous réservent, pour les années à venir, certainement bien des surprises. Mais la matière ne semble pas indispensable au processus, elle n'est que le support d'une information. Au départ, sa présence est quantifiable, puis il faut passer à une autre approche de nature informationnelle, pour tenter de comprendre le mode d'action de ces remèdes.

En attendant les preuves scientifiques indispensables à certains, nous citerons Aldous Huxley, écrivain et poète anglais : "*Nous marchons à tâtons dans un univers dont nous ne connaissons que les apparences grossières*".

- LE TERRAIN MORBIDE

Cette notion nous ramène au chapitre qui traite du terrain où nous avons évoqué la constitution, le tempérament et la toxémie. Le terrain morbide regroupe toutes ces notions, sur lesquelles l'homéopathie s'appuie dans son raisonnement. L'imprégnation par une toxine fondamentale et transmissible de génération en génération est mise en évidence par la notion de toxémie. L'homéopathie différencie cette toxémie en fonction des manifestations très variées qui apparaissent tout au long de la vie. Psore, sycose, tuberculinisme, luèse en sont la caractéristique[38].

Les symptômes, qu'ils soient physiques ou psychiques, sont de première importance pour l'homéopathe. Il ne cherchera pas à les combattre pour les voir disparaître, mais s'en servira comme d'une

---

[37] *DAUDEL et ROBILLART – Laboratoire Pierre Curie, Institut du Radium.*
[38] Cf. : chap. Le terrain-toxémie homéopathie).

information que lui livre l'organisme quant à sa sensibilité et à sa capacité de réaction.

LES DIFFÉRENTS COURANTS EN HOMÉOPATHIE

À la suite des travaux d'Hannemann, l'homéopathie se répandit dans toute l'Europe, puis dans le monde entier, aussi bien en Inde qu'en Amérique du Nord.

Trois courants se distinguèrent et s'opposèrent quelque peu, même si la philosophie reste la même.

L'**unicisme** prône l'utilisation d'un seul remède à la fois, dans une seule dilution et en une prise unique. En fonction de la dilution utilisée, le remède agira pendant quelques jours à quelques semaines, voire quelques mois. Cette "école" de l'homéopathie exige une grande rigueur dans la recherche du Remède du patient. En s'appuyant sur un système de *répertorisation* des principaux symptômes psychiques et physiologiques, l'homéopathe *uniciste* tente de trouver le remède qui correspond le mieux aux symptômes que manifeste habituellement son patient. Lorsqu'il est trouvé, ce remède est appelé *similimum*.

Lorsqu'il prescrit un remède, l'*uniciste* a recours aux dilutions en CH, mais plus souvent à un autre système de dilution, encore plus fin, appelé *korsakovienne* (K). Cette méthode consiste à vider la première préparation, effectuée à l'aide d'une CH, et, au lieu de remettre une proportion solvant/dilution dans le flacon, on se contente de remplir le flacon de solvant. Puis on vide le flacon et on le remplit à nouveau de solvant, autant de fois que nécessaire pour arriver à la dilution *korsakovienne* (200K = 200 fois l'opération). Il y a, là, vraiment de quoi faire "hurler" le monde scientifique car, dès la première dilution *korsakovienne,* il n'y a plus une seule trace de produit, seule la "mémoire" de celui-ci reste présente dans les infimes gouttelettes accrochées aux parois du verre. Pourtant, ces remèdes ont fait preuve de leur efficacité depuis plus d'un siècle !

James Taylor Kent et Dominique Senn sont les deux grands représentants de ce courant.

Le **pluralisme,** comme son nom le laisse entrevoir, utilise plusieurs remèdes dont l'action sera distincte.

Il y a des remèdes qui correspondent au malade, ou plutôt à son terrain :

Remède de tempérament.
Remède de constitution.
Remède de toxémie.

Ainsi que des remèdes qui correspondent à la maladie :

Remède de drainage, en basse dilution, qui peut être aussi de la phytothérapie ou de la gemmothérapie.
Remède symptomatique, dans une dilution moyenne.
Remède de fond, en haute dilution.

Ces remèdes sont souvent administrés ensemble pendant plusieurs jours, voire plusieurs semaines. Les tenants de cette "école", très répandue, doivent gérer avec rigueur l'évolution du malade et de la maladie, afin d'ajuster quasi journellement leur prescription. Si on veut être fidèle à l'esprit d'Hahnemann, cette démarche demande une grande attention et une disponibilité quotidienne.

Malheureusement, certains praticiens qui se disent homéopathes, formés en quelques séminaires, ne délivrent de l'homéopathie que sous une approche symptomatique. Parfois même, on voit prescrire plusieurs remèdes à portée identique afin d'être certain de "couvrir" toutes les situations. Cela est bien dommage et, heureusement, peu fréquent.

Le **complexisme** est un courant peu répandu qui s'appuie sur des basses dilutions en mélange (complexes) et dont la vocation est plutôt de drainer l'organisme sur des axes particuliers, afin de réduire le niveau de toxémie. Les homéopathes qui, pour certains, regardent cette approche avec condescendance, n'hésitent pas, dans les phases aiguës, à faire appel à ces complexes. Ce sont des remèdes d'un accès facile, aussi bien pour le profane que pour le praticien, ils rendent bien des services lorsque, en vacances, dans la nuit ou un dimanche d'août, il n'y a personne à consulter.

Le *complexisme* a l'inconvénient de mélanger des remèdes à visée identique, il peut, par contre, être complémentaire d'un travail de fond, notamment pendant les périodes d'aggravation des symptômes.

Les formes utilisées en homéopathie sont, le plus souvent, dans les pays latins, les granules ou les microgranules (doses) et, dans les pays anglo-saxons, les liquides sous forme d'ampoules ou de flacons.

Nous n'avons voulu donner qu'un aperçu de l'homéopathie, qui est une médecine à part entière. On ne doit pas la cantonner à une approche de fond ou de terrain, elle est aussi utile dans les phases aiguës pour celui qui sait bien la mettre en œuvre. En conclusion, on peut remarquer que cette méthode s'appuie sur des remèdes (environ 150 courants) qui sont toujours les mêmes depuis un siècle et demi et que les résultats sont toujours à la clef. On ne peut pas toujours en dire autant des molécules de synthèse dont la durée de vie ne dépasse guère quelques décennies et dont, malheureusement, les effets secondaires sont parfois redoutables.

LES AUTRES APPROCHES

Souvent très proches de l'homéopathie, sinon dans leur forme, au moins dans leur concept, ces techniques sont rarement employées seules. Elles s'inscrivent dans une palette à partir de laquelle le praticien tirera la couleur qui convient le mieux à son patient et qui ne lui nuira pas. Elle complétera le tableau avec les autres teintes de fond qu'il aura choisies.

- À PARTIR DU VÉGÉTAL

La **phytothérapie** et l'**aromathérapie,** que nous avons plus précisément évoquées dans ce livre[39], font partie des outils performants sur lesquels s'appuient les praticiens qui souhaitent utiliser des remèdes naturels. Il faut rester prudent dans ces domaines où les excès sont courants. S'agissant de plantes, il semble que, pour certains, tous les dosages et tous les mélanges sont permis. La plante contient des principes actifs puissants et, lorsqu'elle est utilisée en thérapie, elle répond à des critères de dosage précis et à des contre-indications qui doivent être

---

[39] Cf. chap. Les plantes.

respectées. Du bon usage des plantes dépend leur efficacité. Les mélanges inconsidérés et leur usage abusif peuvent se révéler dangereux.

L'aromathérapie, même si elle appartient aux outils thérapeutiques naturels, ne fonctionne pas comme l'homéopathie. Le principe d'action des huiles essentielles est de s'opposer à l'agent responsable de la maladie, même si elles agissent également sur le terrain. C'est d'ailleurs pour cela que ces deux techniques sont antagonistes. Soit on utilisera l'aromathérapie, soit l'homéopathie, mais il faudra éviter l'utilisation des deux simultanément, l'huile essentielle risquant d'annuler l'action du remède homéopathique. De plus, la nature vibratoire, très dense, des huiles essentielles peut avoir une influence perturbatrice sur la nature énergétique plus subtile du remède homéopathique.

La **gemmothérapie** dont l'initiateur est le Dr Pol Henri (Belgique), utilise, comme base de préparation de ses remèdes, des tissus embryonnaires végétaux comme les **bourgeons**, les **jeunes pousses** ou les **radicelles**. Le choix de ces parties de la plante s'explique par la puissance de ces tissus végétaux en devenir, riches en principes actifs qui vont très vite se multiplier pour croître rapidement.

L'objectif principal de cette thérapeutique est de pouvoir drainer l'organisme en profondeur, en ciblant plus précisément un système. Les émonctoires seront bien évidemment sollicités, mais chaque plante ayant une activité plus particulière, en fonction de ses composantes, agira sur un axe donné.

Une cinquantaine de plantes sont utilisées. Pour certaines d'entre elles, des parties différentes seront employées. La singularité de la gemmothérapie, quant à sa forme, est l'utilisation d'un support peu alcoolisé appelé **macérât-glycériné**, mélange glycérine-eau-alcool, dilué à la première décimale (1DH). Cette dilution apporte une finesse au remède, qui n'agit plus seulement sur le plan physique, mais également à un niveau vibratoire.

Les plus connus de ces remèdes sont *Ribes Nigrum Mg Bg 1D,* draineur universel et anti-inflammatoire puissant, et *Rosa Canina Mg Jp 1D,* draineur qui agit au niveau du système respiratoire.

Les **élixirs floraux de Bach**, mais également les autres élixirs floraux plus récents, sont des techniques très douces et profondes, dont les supports agiront sur la dimension émotionnelle. En aidant à réduire la charge émotionnelle forte liée à des évènements de la vie, cette approche permet de débloquer des situations difficiles que nous vivons intérieurement[40].

- À PARTIR DU MINÉRAL

L'**oligothérapie** s'appuie principalement sur les travaux de Jacques Ménétrier. Elle permet d'agir profondément sur la nature du terrain et sur son évolution, exprimée par les diathèses[41]. Les oligoéléments sont, en principe, utilisés comme correcteurs de terrain mais ils sont également employés comme catalyseurs de certaines fonctions. Ainsi, dans les phases aiguës de la maladie, on pourra avoir recours à ces remèdes pour stimuler, réguler ou freiner une fonction bien précise. Dans la chronicité, cet outil thérapeutique trouve également sa place, en agissant sur les grands systèmes : neuroendocrinien, immunitaire, digestif...

Le remède se présente sous forme de solution aqueuse (eau) contenant un *gluconate* qui sert de support à l'oligoélément. Il existe également des oligoéléments sous forme ionisée sur un support aqueux ou sur granules.

La **lithothérapie**, initiée par les Drs. Bergeret et Tetau, dans les années 60, utilise des remèdes préparés à partir d'une base minérale (pierres, métaux...) triturée et diluée à la huitième décimale (8DH), où elle devient soluble. Cette approche permet d'utiliser un large éventail d'une cinquantaine de pierres et de métaux qui présentent un intérêt particulier du fait de leur composition. Ici, on travaille sur la même notion de *totum* évoqué en phytothérapie, l'élément minéral est utilisé dans sa totalité, tel qu'il se trouve dans la nature. Les remèdes ainsi préparés seraient capables de *déchélater* certains métalloïdes (oligoéléments notamment) qui seraient inactifs dans l'organisme car séquestrés. Un chélate (du grec *khêlê* = pince) est un élément stable qui fonctionne comme une bille séquestrée dans une pince. Ce principe permet à l'organisme de bloquer des molécules

[40] Cf. chap. Les plantes.
[41] Cf. chap. Le terrain.

dangereuses comme les métaux lourds, afin de les évacuer, un peu comme les antioxydants. Mais, de plus en plus d'éléments utiles (oligoéléments, notamment) subissent le même sort et deviennent inopérants à cause d'un nombre de plus en plus grand de radicaux libres et d'acides-déchets dans l'organisme. Pour le Dr Tétau, ce n'est pas tant la carence en oligoéléments qui pose problème, mais bien la biodisponibilité d'éléments bien présents dans l'organisme, mais empêchés d'assurer leur fonction. L'idée d'utiliser des minéraux dilués et dynamisés pour libérer ces chélates est intéressante, mais elle semble difficile à objectiver. Néanmoins, l'usage de la lithothérapie présente un intérêt par la diversité des souches qu'elle propose et la possibilité que cela offre de les utiliser pour leur composition, notamment en oligoéléments. Ainsi, des oligoéléments, plus difficiles, à trouver sous la forme classique unitaire, peuvent être présents dans les pierres, en lithothérapie.

La préparation se présente sur une base aqueuse dans laquelle est diluée la trituration en 8DH, conditionnée en ampoules.

Il est utile de préciser, ici, que la lithothérapie n'a rien à voir avec les élixirs minéraux. Cette technique utilise des pierres ou des métaux qui sont, soit appliqués directement sur la peau à un endroit précis, soit trempés dans une eau qui s'imprégnera de la nature vibratoire du minéral. Cette eau sera ensuite ingérée. Dans ce cas, il n'existe absolument aucune trace de matière et l'indication, ainsi que le mode opératoire, sont très différents de la lithothérapie.

Les **sels biochimiques de Shüssler,** découverts au début du XXème siècle par le Dr Henri-Guillaume Schüssler sont au nombre de 11 (12 à l'origine). Ces sels minéraux sont indispensables au fonctionnement des grands systèmes et pour Shüssler, leur carence dans l'organisme est une des causes de dégénérescence des tissus. Il écrivait : *"Les tissus sont malades, parce que les cellules qui les constituent ne contiennent plus dans les proportions requises les substances minérales qui entrent dans leur constitution"*[42]. Par exemple, le sang a besoin de fer (*Ferrum phosphoricum),* les os de calcaire (*Calcarea phosphorica)* et, lorsque ces éléments minéraux font défaut, on peut craindre des perturbations fonctionnelles sur le long terme. L'apport se fait individuellement (un sel à la fois) et

[42] cité par le Dr A.RICHARD dans le fascicule des Éd. Lehning.

non pas, comme on le voit bien souvent, en mélangeant les 11 sels ! La dilution la plus courante est la sixième décimale (6DH), cette basse dilution permet un apport régulier de matière (les décimales sont moins diluées que les centésimales) et une bonne biodisponibilité (assimilation). Généralement, les traitements durent de un à six mois. Les remèdes sont présentés sous forme de poudre ou de petits comprimés de 0,10 gr, à croquer.

Nous ne devons pas oublier l'**argile,** qui est un remède très ancien, utilisé de tout temps pour de multiples indications. La terre argileuse, dont la composition est extraordinairement complexe, agit un peu comme une "éponge", en attirant vers elle tous les éléments toxiques. Son utilisation en cataplasme, sur la peau, permet de "nettoyer" la zone atteinte par un traumatisme, une agression microbienne ou chimique. Un phénomène d'échanges se produit entre la toxémie qui est ainsi évacuée et les éléments minéraux de l'argile qui sont libérés dans les tissus. L'eau argileuse se prépare en délayant l'équivalent d'une cuillère à soupe (ne pas utiliser de métal) dans un grand verre d'eau. On laisse reposer toute une nuit, on boit l'eau le lendemain, en prenant soin de ne pas avaler le fond. Cette eau, qui est très bénéfique pour notre intestin, permet d'évacuer les toxines en surnombre et de réduire les fermentations et les putréfactions. En cas d'urgence, empoisonnement, ingestion d'un aliment périmé, on peut avaler un verre d'eau dans lequel l'argile aura été délayé, sans attendre qu'elle se repose au fond. L'usage de l'argile par la voie interne doit se faire sur de courtes périodes.

- À PARTIR DE L'ANIMAL

L'**organothérapie,** qui fut à la mode à une certaine époque et continue encore à être prescrite, utilise des souches issues d'organes d'animaux, très souvent des glandes endocrines. L'objectif est de stimuler, freiner ou réguler le même organe chez l'Homme. Les souches sont utilisées en trois dilutions différentes, selon le but recherché. La 5CH est stimulante, la 7CH est régulatrice, la 9CH est freinatrice. Bien entendu, l'usage de ces dilutions et leurs actions ne valent que pour l'organothérapie et non pour les autres remèdes en homéopathie, qui obéissent à d'autres critères. Je ne suis pas partisan de cette méthode, qui utilise les organes d'animaux, car il me semble que d'autres remèdes peuvent permettre une action identique, même si ses défenseurs rencontrent de bons résultats.

Les techniques naturelles

Différentes techniques viennent compléter ces approches en thérapeutiques naturelles. Leur emploi se fera en fonction des besoins et des problématiques rencontrés.

Les **techniques manuelles,** visant à rééquilibrer l'organisme dans sa globalité, en agissant sur la structure (squelette, tissus musculaires), les viscères, ou les humeurs (liquide extracellulaire, liquide céphalo-rachidien). Ce sont : **l'ostéopathie, l'étiopathie, la chiropractie, la fascia-thérapie, le massage manuel** sous toutes ses formes.

Les **techniques énergétiques,** qui visent à relancer les échanges énergétiques subtils, par une action de dispersion ou de saturation effectuée sur un ou plusieurs points précis. C'est à l'aide de pressions effectuées avec les doigts (**digitopuncture**) ou à l'aide d'aiguilles (**acupuncture**) que ces techniques sont appliquées.

D'autres approches, comme le **magnétisme,** ou des techniques apparentées, permettent une transmission énergétique, sans contact physique, qui a pour but de recharger, de réguler ou de dégager des zones perturbées.

La **kinésiologie** semble être une technique qui s'appuie sur les deux approches précédentes, manuelle et énergétique. Elle vise à décoder des "mémoires" que nous conservons dans nos tissus musculaires et à les libérer. La kinésiologie comprend plusieurs branches, dont une, le "*touch for health*" (*la santé par le toucher)* qui me semble particulièrement intéressante chez les enfants en difficultés scolaires.

Les techniques d'**accompagnement psychologique**, dans lesquelles nous trouvons la **PNL** (Programmation Neuro-Linguistique), qui aide à déprogrammer nos schémas anciens (programmes). Ce sont, bien souvent, des stratégies mises en place tout au long de notre vie, dont nous avons parfois du mal à nous débarrasser. L'apprentissage d'une meilleure communication permet également de modifier positivement nos modes de fonctionnement.

Citons également l'**analyse transactionnelle**, l'**hypnose éricksonienne** ou la **gestalt-thérapie**.

La **sophrologie** est une méthode qui permet un travail sur soi en passant par des techniques de visualisation, de relaxation et de gestion du souffle (respiration). Elle peut être un bon outil lorsqu'on aime se laisser guider et être accompagné dans une démarche personnelle.

Enfin, les **techniques réflexes**, comme la **réflexologie plantaire,** qui consiste à exercer des pressions sur la plante des pieds, sur des points bien précis en correspondance avec des organes. Par la voie réflexe du système nerveux, ces pressions agissent à distance, en stimulant ou régulant telle ou telle fonction. L'**auriculothérapie,** qui repose sur la notion d'énergétique chinoise, utilise des aiguilles posées sur des points précis de l'oreille en relation avec des organes. Les stimulations effectuées au niveau du pavillon de l'oreille seront transmises par les circuits énergétiques identiques à ceux de l'acupuncture.

L'IRIDOLOGIE

L'**iridologie** est un outil d'évaluation du terrain et du niveau de la toxémie dans l'organisme, qui permet de confirmer les prédispositions, souvent héréditaires de chaque individu. L'iridologie, dont les premières bases furent jetées en 1880 par un médecin austro-hongrois, Ignace Von Peczely, s'appuie sur l'observation de l'iris, la partie colorée de l'œil. Le principe repose sur la transmission, par les voies réflexes du système nerveux, d'une information provenant d'un organe ou d'un système, et qui s'inscrira, sous forme d'un signe particulier, dans une zone donnée de l'iris. Les variations de coloration révèlent également les perturbations du milieu, notamment la nature et le niveau de la toxémie. Une cartographie de l'iris est employée comme support de l'observation, elle permet de situer avec précision les secteurs organiques projetés dans cette partie de l'œil. Chaque variation de couleur, ainsi que la trame de fond et le relief de l'iris, sont autant d'informations interprétées par l'*iridologue*. Cette technique est l'outil privilégié du naturopathe, c'est la seule, parmi les techniques citées ici, à ne pas avoir d'action thérapeutique. L'iridologie se borne à permettre une observation qui sera ensuite interprétée, en connaissance de cause, par le naturopathe. On ne peut pas tout observer dans l'iris et, surtout, on "*ne soigne pas, par l'iridologie*" !

Les méthodes sont suffisamment nombreuses en thérapeutique naturelle – et je suis certain – d'en avoir oublié quelques-unes, pour avoir le choix, lorsque nous décidons d'emprunter cette voie.

Dans chaque pays, les lois et les réglementations sont différentes, d'un pays à l'autre vous trouverez des thérapeutes dans la légalité ou dans l'illégalité. Ce qui compte, c'est avant tout leur compétence, leur réputation et leur humilité face aux situations qu'ils ne peuvent résoudre. La prise en charge de notre santé passe aussi par la recherche du thérapeute qui nous conviendra le mieux, qui saura être à notre écoute et passer du temps avec nous.

Dans leur ensemble, les thérapeutiques naturelles ont un point commun qui les unit : elles ne recherchent pas la guerre contre la maladie, elles proposent de retrouver la *paix thérapeutique*.

XII

SYNTHÈSE

Pour savoir où nous allons, il faut savoir d'où nous venons.

La naturopathie au quotidien n'est pas une illusion, le chemin qui nous permet de rester naturellement en bonne santé est accessible à tous. Afin de le suivre, nous devons nous connaître et mieux comprendre les mécanismes de la vie.

Avant de nous engager sur un tel chemin, commençons par définir ce qu'est la **santé**. Est-ce l'absence de symptômes ou l'**équilibre** et la **vitalité** ? Nous avons choisi l'équilibre et la vitalité, alors cessons d'attendre que la santé nous soit donnée. Nous ne pouvons pas rester dans cette illusion qui consiste à croire que la santé ne dépend pas de nous et que, si elle se dégrade, d'autres y pourvoiront. Notre **équilibre intérieur**, que ce soit sur le plan **psychique, physique** ou **émotionnel**, dépend de nos choix. Nous devons préserver cette vitalité dont la racine se trouve au plus profond de nos cellules. C'est elle qui a permis à nos ancêtres de survivre, c'est elle qui nous permet de vivre, c'est elle que nous transmettrons à nos enfants. Par les aliments que nous consommons, par l'attitude que nous adoptons face à la vie, par la gestion de nos émotions, nous pouvons prendre en main notre santé.

Afin de poursuivre dans ce sens, nous devons apprendre à connaître notre corps, ce véhicule parfait, que nous négligeons trop souvent. Mais attention, si nous en ignorons le mode d'emploi, nous le conduirons chacun à notre manière : avec des à-coups, en surrégime, en sous-régime ou nous ne le conduirons pas du tout, pour finalement l'abandonner. S'intéresser à nos mécanismes physiologiques et comprendre notre corps ne relève pas du narcissisme. C'est prendre conscience de cette précieuse enveloppe physique qui nous permet de nous intégrer à notre environnement pour participer à l'évolution et à la vie de notre planète dans sa grande diversité. Mais le corps n'est pas tout.

Intégrer la notion de **terrain** nous permet d'échapper à la vision trop mécaniste qui réduit l'homme à son seul corps physique et à sa dimension psychique. Il y a, dans l'approche de terrain, un grand pas vers l'**individualisation**. C'est la prise en compte de l'**inné** : l'hérédité, la constitution, l'imprégnation toxémique. C'est l'évaluation de l'**acquis** : le tempérament hippocratique, la toxémie acquise, le parcours personnel : les épreuves physiques, psychiques, émotionnelles.

La notion de terrain est essentielle, elle nous permet de nous diriger en toute lucidité, car nous découvrons nos faiblesses et nous devenons plus conscients de nos atouts. C'est un grand pas vers la connaissance de soi que nous franchissons.

Mieux se connaître permet de mieux avancer, et pour ceci, il nous faut un excellent carburant. De nos choix en la matière dépendra notre vitalité et la suite de notre parcours. Consommer des **aliments** frelatés, raffinés, dévitalisés, conservés... ne nous permet pas de poursuivre convenablement notre chemin.

Prenons soin de veiller à la nature des produits que nous mangeons, d'équilibrer les différentes catégories d'aliments entre elles – **lipides, protides, glucides** – et de ne pas négliger la qualité de l'**eau**, indispensable à la vie. Assurons-nous que les aliments consommés sont de haute valeur biologique, dans tous les sens du mot, et que nous ne les abîmons pas en les préparant. Enfin, soyons attentifs à nos désirs, à nos attirances comme à nos réticences à l'égard des aliments et des saveurs. Ceci nous permettra d'être plus en phase avec nous-mêmes, plus attentifs à nos besoins, que le corps sait parfaitement exprimer.

Équilibrer les apports alimentaires, comprendre l'importance des **vitamines** et des **minéraux**, intégrer la nature **énergétique** des aliments, c'est permettre à notre organisme d'augmenter ses performances. Il pourra alors plus facilement surmonter les difficultés, qu'elles soient physiques ou psychiques. La **diététique**, comme nous l'entendons, est un outil de premier ordre qui permet de mettre en place une hygiène alimentaire adaptée à chacun d'entre nous.

Si l'organisme est bien "encrassé" et qu'il a dépassé son seuil de tolérance toxémique, il sera bon de favoriser la baisse du niveau de **toxémie**. Les trois cures *naturopathiques* seront une aide précieuse afin de désintoxiquer, revitaliser et stabiliser l'organisme pour qu'il retrouve son équilibre. La **désintoxication** s'obtiendra par la réduction des sources de la **toxémie** et l'évacuation des **déchets** du métabolisme (radicaux libres, colles, cristaux). Réforme alimentaire, monodiète, drainage humoral, bain chaud… seront quelques-unes des techniques mises en œuvre pour nous aider dans ce travail. La **revitalisation** viendra combler les carences et soutenir l'organisme dans une phase de reconstruction. Puis, la **stabilisation**, une fois les bons réflexes acquis, permettra de garder le cap et de ne pas reproduire les mêmes erreurs.

Enfin, quelques **plantes** cueillies sur le bord du chemin nous aideront à renforcer notre vitalité, à protéger notre organisme, à récupérer et à reconstruire nos forces. Les plantes ont toujours accompagné l'homme dans sa longue marche tout au long de son évolution. Ceux pour qui elles sont totalement étrangères ignorent qu'ils passent à côté de trésors que la nature met à leur disposition depuis des millions d'années. Il suffit de se baisser, de les ramasser en connaissance de cause et d'en faire bon usage.

Si nous mettons en place ces conseils, au quotidien, progressivement, la voie de la naturopathie s'ouvre à nous, et nous pouvons nous y engager avec détermination.

Bien sûr, chaque chose vient en son temps et nous n'avons point besoin de tout bouleverser pour prendre une nouvelle direction. Que de personnes ai-je rencontré dont l'emballement des premiers jours les poussait à tout changer : l'alimentation, le rythme de vie, les croyances, les convictions, au point même de faire du prosélytisme ! Quelques mois plus tard, je les retrouvais, ayant perdu leur enthousiasme, oubliant tout ce qu'elles avaient appris pour revenir à leurs anciennes habitudes.

Alors, laissons germer toutes ces graines. Laissons-les prendre le temps de se développer pour produire les fruits de cet apprentissage, qui peut être long, mais pour lequel nous serons récompensés.

Cherchons toujours à apprendre, restons vigilants et lucides, ne nous engageons pas sur un coup de tête.

Prendre sa santé en main est une belle entreprise, c'est gagner un espace de liberté, c'est réaliser que nous avons le pouvoir de gérer notre vie. Mais la santé, c'est aussi tendre vers l'alignement entre tous les niveaux de notre être, physique, psychique et émotionnel. Préparons-nous et mettons tout en œuvre pour réussir ce pari sur l'avenir.

Mieux se connaître, respecter ce que la nature met à notre disposition et décider de se prendre en charge, voici les premiers conseils que nous devrons suivre pour vivre longtemps et en bonne santé. Ainsi, nous pourrons ajouter de la vie aux années et non des années à la vie !

Prendre sa santé en main, c'est avancer chaque jour un peu plus vers l'harmonie, c'est se laisser porter par le souffle de la vie.

"La santé est notre héritage, notre droit. C'est l'union absolue et parfaite entre l'âme, l'esprit et le corps ; il ne s'agit pas d'un idéal éloigné et difficile à atteindre, mais d'un idéal si simple et si naturel qu'il échappe à beaucoup d'entre nous".

Dr Edward Bach

QUELQUES MOTS POUR CONCLURE

À l'heure où j'écris ces dernières lignes, à Prague où j'ai encore de la famille, et dans toute l'Europe centrale, des inondations sans précédent balayent des vies, des terres, des villes. La nature est généreuse, mais elle sait reprendre ce qu'on lui vole. Il serait temps de le comprendre et de réaliser que nous ne pouvons pas indéfiniment la provoquer. L'effet de serre, ce sont nos voitures, nos usines qui produisent toujours plus. Les sols qui se transforment en terre glaise et qui ne laissent plus passer l'eau, ce sont nos cultures, nos produits chimiques, nos exploitations outrancières qui ne laissent plus le moindre répit à la terre. L'air qui ne se renouvelle plus assez, ce sont nos exploitations forestières qui font disparaître 200 000 hectares de forêt par semaine !

La nature est généreuse, nous en avons bien abusé depuis un siècle ou deux. Sommes-nous assez orgueilleux pour penser que nous pouvons continuer sans risque ? Certainement, sinon nous aurions réagi plus tôt.

Mais, lorsque nous établissons le lien entre notre santé et notre environnement, les choses ne sont plus pareilles. Prendre notre santé en main, c'est aussi prendre la santé de la planète en considération. Nous vivons dans une interdépendance telle que nous ne pouvons plus nous occuper seulement de notre santé en oubliant notre environnement.

À quoi cela sert-il d'augmenter les moyens médicaux pour soigner les personnes qui souffrent d'affections pulmonaires de plus en plus graves lors des pics de pollution dans les grandes villes ? – "*ne sortez pas, ne faites pas de sport…*" – si par ailleurs la circulation urbaine augmente de plus en plus ?

Dans quel monde vivons-nous ? Nous générons nous-mêmes les causes de la dégradation de notre environnement. Nous en subissons les conséquences et nous cherchons les responsables pour les faire payer ! Si nous exigeons de nos dirigeants un peu plus de respect pour la planète et pour nous-mêmes, si nous nous engageons dans une démarche responsable et citoyenne, en ayant conscience des enjeux que cela implique pour nos enfants et nos petits-enfants, alors nous commençons à apporter des solutions.

Prendre sa santé en main est un engagement vis-à-vis de nous-mêmes et de cette Terre. Nous pouvons rester passifs et croire tout ce qu'on nous dit, nous pouvons aussi agir et nous impliquer pour un véritable changement.

La naturopathie au quotidien, ce sont ces petits gestes que nous devons réapprendre. L'aliment, l'eau, l'air, la terre doivent être respectés. Notre santé et celle de la terre en dépendent.

La naturopathie, comme profession, est une discipline qui exige de la rigueur et une vision large pour celui qui la pratique. Elle s'inscrit dans un véritable projet de société où la prévention, l'éducation sanitaire et la protection de notre environnement auront une place de choix. La maladie n'intéresse pas le naturopathe, je le répète encore, seuls les moyens de l'éviter font partie de ses objectifs.

Alors je comprends parfaitement combien cette affirmation peut déplaire à ceux qui font commerce de la maladie et de la misère humaine. Mais pour ceux qui soignent avec gratitude, médecins et non-médecins, ceux qui donnent véritablement d'eux-mêmes pour soulager la souffrance humaine, pour ceux-là il n'y a pas de doute, nous pouvons travailler main dans la main et nous le faisons déjà. Tous les moyens qui peuvent être mis en œuvre et dont les résultats ont été maintes fois démontrés, doivent être employés pour le bien de tous. Malheureusement, tout le monde n'a pas cette même conception des choses.

Plutôt que de conjuguer nos efforts, dans certains pays, on nous écarte, on nous rejette, on nous attaque. Les arguments employés sont désolants de pauvreté. Je suis attristé de voir avec quels arguments nous sommes combattus, taxés, de charlatanisme ("*de charlatan : personne qui, sur les places publiques, vendait des drogues et arrachait les dents avec un grand luxe de facéties et de discours...*" le Larousse), alors que nous ne vendons pas de drogues et... nous n'arrachons pas de dents ! Ou encore, l'argument qui fait mouche actuellement, l'appartenance à une secte ! Mais il me semble que dans bien des professions on retrouve des brebis galeuses qui ne se privent pas, fortes de leur pouvoir, d'abuser, dans tous les sens du terme, de la crédulité et de la faiblesse de certaines personnes. Ne ressortons pas les derniers scandales vite remisés au placard et élevons un peu le débat.

Pourquoi ne pas discuter ensemble de nos approches, pourquoi ne pas critiquer valablement nos théories ? Parce que la remise en question est toujours douloureuse, parce que abandonner ses croyances ou simplement accepter que l'autre en ait une différente est toujours difficile.

Pendant ce temps, la maladie progresse, la santé régresse. À qui tout cela profite-t-il... ? Il serait temps de se le demander.

Mais je garde espoir, et j'espère que mes pairs maintiendront le cap pour une reconnaissance de notre profession, en France notamment, qui reste un des derniers pays à verrouiller fortement toute initiative dans ce sens.

Gardons-nous des luttes fratricides, le pouvoir et l'argent sclérosent, et ceci est valable pour nous aussi.

Il y a un an encore, nos amis ostéopathes, en France, étaient illégaux, depuis peu ils sont légitimés par une loi.

Il y a cinquante ans que nos confrères allemands (Heilpraktiker) exercent légalement ! que penser de tout cela ?

Je me souviens des "radios libres", du mur de Berlin, immuable, de la Terre qui était plate et de l'univers qui tournait autour de la Terre. Je me souviens de Galilée, père de la mécanique moderne, se relevant après l'abjuration de sa doctrine devant le tribunal de l'Inquisition et disant *"Eppur, si muove" ("Et pourtant, elle tourne")*.

Un jour, je me souviendrai...

La naturopathie, tôt ou tard trouvera la place qui lui revient. Mettons-la simplement en pratique dans notre vie quotidienne, afin d'en tirer tout les avantages qu'elle peut nous procurer. Allons dans le sens de la Nature, dans le "bon sens", suivons ses chemins, écoutons sa sagesse.

La souffrance est grande sur cette Terre, nous ignorons bien souvent ses causes et nous subissons ses effets. C'est alors que nous nous éloignons des chemins de la santé.

Pour le bien de ceux qui souffrent, en particulier, et de l'Humanité, en général, plutôt que de nous opposer sur nos différences, nous devrions nous enrichir de celles-ci. Ainsi pourrions-nous offrir toute la palette de nos compétences, alors nous verrions se dessiner un monde où la santé importera plus que la maladie.

Aix-en-Provence, Prague, le 15 Août 2002

Annexe 1

LES ADDITIFS ALIMENTAIRES

Afin de standardiser, en Europe, la nomenclature des additifs alimentaires, ils ont été codifiés par catégorie : colorants, conservateurs, antioxydants, émulsifiants et arômes alimentaires.
Les additifs ont des origines très variées, quelquefois naturelles, le plus souvent chimiques. Peu d'études ont été faites pour déterminer la toxicité de ces produits ou leur incidence sur la santé à long terme, certaines molécules, pourtant connues pour être soupçonnées d'être cancérigènes ou pouvant provoquer des réactions allergiques ou encore bloquer des processus enzymatiques dans l'organisme, continuent d'être utilisées.
Les additifs alimentaires sont utilisés en masse dans l'industrie agroalimentaire, dans et sur les aliments, mais aussi dans les emballages.
Pour information, voici une liste, selon la nomenclature européenne, afin de repérer les différentes catégories d'additifs :

COLORANTS de E100 à E180 :
Le E120 est utilisé pour le rouge, il est naturel car fabriqué à base d'un insecte : la cochenille *(cochenilla)*. Avis aux végétariens qui mangent un yaourt à la fraise !
Il existe sa copie de synthèse le E124 (colorant azoïque) qui, lui, présente des risques allergiques, notamment lorsqu'il est utilisé avec de l'aspirine.

CONSERVATEURS de E200 à E290 :
Le E200 est d'origine naturelle, extrait de la baie du sorbier.
La série E220 (anhydride sulfureux), E221(sulfite de sodium), E222(bisulfite de sodium) serait irritante du tube digestif et neutraliserait la vitamine B1. Ces trois produits sont couramment utilisés dans les vins et les alcools, ainsi que pour les fruits secs. Vous ne les verrez pas sur les étiquettes, puisqu'ils bénéficient d'une… dérogation à l'étiquetage !

ANTIOXYDANTS de E300 à E321 :
Le E300 est de l'acide ascorbique. C'est de la vitamine C de synthèse, elle est plus acidifiante que la vitamine C naturelle.

ÉMULSIFIANTS, ÉPAISSISSANTS, STABILISANTS, GÉLIFIANTS de E322 à E483 :
C'est dans cette catégorie que nous trouvons le plus grand nombre de produits naturels, tirés des algues ou de certaines gommes.

E322 lécithines de soja (OGM ?) et d'œuf.
E400 Algue brune.

E406 Agar-Agar (algue gelidium).
E407 Algue carraghen.
E410 Farine de graine de caroubier.
E411 Farine de graine de tamarinier.
E412 Farine de graine de guar.
E414 Gomme arabique.
E440 Pectine de pomme ou d'autres fruits.

Attention : certains produits, intégrés dans les corps gras par l'industrie agroalimentaire en amont de la fabrication ne figurent pas sur les étiquettes finales. C'est le cas, notamment, du E477 (ester de propylène glycol) qui est soupçonné de pouvoir provoquer des calculs rénaux !

ARÔMES ALIMENTAIRES :

Près de 1 000 produits sont utilisés comme arôme, ils sont, soit d'origine naturelle, soit de synthèse, soit les deux. La réglementation sur ce point n'est pas assez précise et les experts demandent qu'il y ait innocuité des additifs utilisés, mais ils se reposent, pour le moment, sur les informations données par les industriels de l'agroalimentaire eux-mêmes ! Il reste du chemin à parcourir.

Pour plus d'informations sur le sujet, voir :
"Additifs et polluants alimentaires" Antoine Roig (édit. Le Rocher)

Annexe 2

LES COMPLÉMENTS ALIMENTAIRES

Composants naturels des aliments qu'il vaut toujours mieux trouver dans l'alimentation équilibrée, afin de ne pas rencontrer de carences.

Il est parfois nécessaire de faire appel à des compléments pour... compléter une alimentation qui semble déséquilibrée, jusqu'au retour à un équilibre suffisant. Par exemple, lors de la cure de revitalisation ou pendant la désintoxication, si cela s'avérait nécessaire.

Il peut être intéressant d'ajouter des nutriments, donc de supplémenter, momentanément, par un apport en compléments alimentaires.

COMPLÉMENTS ALIMENTAIRES = COMPLÉTER ou SUPPLÉMENTER

Dans la mesure du possible, toujours utiliser des compléments alimentaires d'origine naturelle (pas de produits de synthèse ou chimiques).
Il vaut mieux tendre vers l'utilisation d'un produit unique et éviter les mélanges. L'interaction entre plusieurs composants d'un même produit est déjà difficilement maîtrisable.
Identifier les produits issus des trois règnes : MINÉRAL – VÉGÉTAL - ANIMAL .

Chaque règne agit différemment :

- LE MINÉRAL : les réserves fondamentales de l'organisme – le lien à la terre – la stabilité.
- LE VÉGÉTAL : les grands systèmes – les grandes fonctions – le psychisme – les émotions.
- L'ANIMAL : la mémoire cellulaire.

Classement de quelques compléments par règne :

MINÉRAL	VÉGÉTAL	ANIMAL
Plasma de quinton Silicium organique Calcium marin Magnésium marin Sels basiques Fer Argiles	Shi take Pollen Algues Sambu Lécithine Charbon végétal Pianto Acérola Propolis Huiles végétales Élixirs végétaux Élixirs floraux Levures de bière	Cartilage de requin Gelée royale Huile de foie de requin Huiles de poisson Probiotiques Lait de jument

CLASSIFICATION PAR RÈGNE

LE VÉGÉTAL :

Algues : spiruline, lithothame, chlorella, kombu.

Ruche : propolis, pollen, gelée royale

Huiles végétales : cynara cardunculus, onagre, bourrache, rose musquée.

Plantes spécifiques : sambu (sorbier), pépins de pamplemousse, pépins de courge, guarana, ginseng, acérola, aloë véra, lapacho, bambou tabashir, soja, yam.

Thés spécifiques : yunnan, hao ling, tuocha.

Champignons – levures : shi-ta-ke, levure de bière, levures revivifiables.

Complexes végétaux : élixir du suédois, extraits fluides : circulatoires, hépatiques, drainants, anti-inflammatoires, transit, stimulants. Pianto, cure vitale (h.palme + sirop érable), élixirs d'auvergne.

Complexes aromatiques externes et internes : gélules gastro résistantes : immunitaires, calmantes, stimulantes anti-inflammatoire. Liquides pour applications externes.

Autres : lécithines, fibres.

LE MINÉRAL :

Eau de mer : plasma de quinton®, magnésium marin, calcium marin.

Eaux minérales : à la source (cures), hydroxydase.

Sels basiques : citrates alcalins.

Oligoéléments : gluconates, orotates, formes ionisées.

Divers : organique (silicium), argiles.

L'ANIMAL :
Huiles animales : huiles de foie, huiles de poissons.
Lait : lait de jument.
Coquilles : huîtres, œufs de caille (allergies).
Ruche : gelée royale.
Divers : cartilage de poisson.

COMPLÉMENTS ALIMENTAIRES – GRANDS AXES

Immunité : shi-take, vitamine c, fer, plasma de quinton, magnésium marin, gelée royale, propolis, pépins de pamplemousse, canneberge (désinfectant des voies urinaires), jus ou sirop d'argousier, cartilage de requin.
Acides gras oméga 3 et 6 : huiles de poisson, onagre, rose musquée du chili.
Flore intestinale : prébiotiques, souche lb (*parinat*).
Squalène : huile de foie de requin (alkyglycerols).

Antioxydant : gelée royale (vitamine a, c, sélénium), vit a, vit c, vit e (germe de blé), chlorella (vit a,e,c), propolis (vit a,c,e), spiruline (β carotène), sambu-sureau (vit a,c).

Détoxifiant : chlorella et lapacho (métaux lourds) / cure vitale, élixir des 4 saisons.

Drainant :

Hépatiques : complexes phyto : fumetere/ artichaut/ radis-noir/ romarin/ desmodium / boldo / chicorée / élixirs suédois.
Acides-inflammation : complexes phyto : reine des près / saule blanc / bouleau / genièvre / cassis / aubier de tilleul/ pissenlit / bardane / frêne / minéraux basiques et lithotame (vérifier le ph urinaire).
Rénal : bruyère / thé de java (orthosiphon) / sureau.
Tube digestif : chlorella/ charbon végétal/ fibres / propolis / argiles / fenouil/ (voir action hépatique aussi) / probiotiques / pianto / aloe vera. Flore intestinale : prébiotiques. Souche lb (*parinat*).

Reminéralisant : plasma de quinton®, silicium organique, complexes phyto : ortie/prêle, complexes oligo-éléments marins, jus de betterave, pianto / cartilage de requin / algues.

Revitalisant : spiruline / chlorella / silicium organique / pollen / shi take.

Stimulant : ginseng/ guarana / mate / vit c / gelée royale (vit b5).

Métabolisme :

Cholestérol : lécithine de soja / plantes hépatiques (artichaut) / vit e / β carotène / acides gras oméga 3 et 6 : huiles de poisson, onagre, huile de rose musquée du chili / the hao ling.

Glucides : mate, vit b : levure de bière, germe de blé, chrome et zinc sur levure.

Reconstituant hépatique : huile végétale de cynara cardunculus, desmodium.

Hormonal : onagre / soja / yam / rose musquée chili.

Peau – phanères : vit b : levure de bière / spiruline / chlorella / acides gras : bourrache / complexes phyto : bardane-pensée sauvage / zinc sur levures.

Système nerveux : magnésium marin / silicium organique / gelée royale / complexes phyto : aubépine/ passiflore/ escholtzia/ levure de bière / germe de blé

Annexe 3

EN SAVOIR PLUS SUR LA NATUROPATHIE

FORMATIONS ET STAGES :

Dominick LEAUD-ZACHOVAL
Europarc Ste Victoire – Bat. 10
Route de Valbrillant
F-13590 MEYREUIL
FRANCE
dlznaturo@orange.fr
www.leaud-zachoval-naturo.fr

ÆSCULAPE®

École libre de naturopathie

www.aesculape.eu

Bibliographie

- *Additifs alimentaires* – Corinne Gouget – Éd. Chariot d'Or
- Additifs et polluants alimentaires - Antoine Roig - Éd. Le Rocher
- Anatomie et physiologie l'essentiel – M. Cahill – Éd. Maloine 1998
- Abrégé d'anatomie et de physiologie humaines – M. Lacombe – Éd. Lamarre 1987
- Céréales et légumineuses / Rapide et facile / – Valérie Cupillard
- Ces glandes qui nous gouvernent – Jean du Chazaud.
- *Changer d'alimentation* – Pr. Henri Joyeux – Éd. François-Xavier de Guidert – 1997
- *Charte de la naturopathie et code de déontologie* - Collectif Fenahman – Fédération Française de Naturopathie – 1989 - 2001
- *De l'atome à la vie* – René Jacquier – Éd. R. Jacquier 1980.
- *Des céréales pour votre assiette* – Raymond Extrait – Éd. vivre en Harmonie 1994.
- *Enseignements et traitements naturistes pratiques* – premières séries à sixièmes séries – Dr. Paul Carton – Éd. Librairie le Francois 1935 à 1939.
- Équilibre hormonal et progestérone naturelle – Dr. John R. Lee – Éd. Sully 1999.
- *Essai sur une mécanique universelle* – René Jacquier – Éd. R.Jacquier 1982.
- *Fabuleuses légumineuses* – Claude Audert – Éd. Terre Vivante 1996.
- *Fêtes bio* – Valérie Cupillard – Éd. La Plage 2002.
- *Gérez votre équilibre acido-basique* – Christopher Vasey – Éd. Jouvence 1999.
- *Guérison santé par les aliments* – Pr. Mono – Éd. Pr. Mono 1933.
- *Guides des restaurants bio et/ou végétariens* – Valérie Cupillard – Éd. La Plage – 2002-2003.
- Homéopathie par les sels biochimiques et les minéraux – Jacques Hodler – Éd. Andrillon – 1982.
- *Homme global et hygiène vitale* – Louis Ottina – Éd. L.Ottina - 1995.
- *Hormones végétales naturelles* – Dr Dominique Rueff et Dr Maurice Nahon - Éd. Jouvence - 1997.
- *Initiation aux thérapeutiques naturelles* – Dr Antoine Claris – Éd. Lehning – 1980.
- Introduction à l'étude de la biochimie du dr. schüssler –Dr. A Richard – Éd. Lehning 1996.
- *Introduction à l'iridologie* – André Roux – Éd. Dangles – 1986.
- *Kousmine au gré des saisons* – Dr. André Denjean & Lucette Serre – Éd. Jouvence 1998.
- *L'agriculture biologique, pourquoi ? comment ?* Pierre Lochet – Cours et formation – Chez l'auteur (37 – St Cyr sur Loire).
- *L'alimentation saine* – Henry-Charles Geoffroy – Éd. Dangles - 2001.
- *L'alimentation ou la troisième médecine* – Dr. Jean Seignalet – Éd. Francois Xavier de Guibert 2001.

- *L'alphabet du corps humain* – Jean-Pierre Guiliani – Éd. de Verlaque – 1997.
- *L'apprentissage de la santé* – Dr Paul Carton – Éd. Le Francois – 1937.
- L'aromathérapie traitement des maladies par les essences des plantes – Dr . Jean Valnet – Éd. Robert Laffon 1976.
- *L'aromatherapie* – Dominique Baudoux - Éd. Atlantica – 2001.
- *L'aromathérapie exactement* – P. Franchomme – Dr D.Penoël – Éd. Roger Jollois – 1990.
- *L'assiette végétarienne saison par saison* – Valérie Cupillard – Éd. La Plage – 2001.
- *La bioélectronique et les mystères de la vie* – Dr. Pierre Bressy – Éd. Le Courier du Livre 1996.
- *Le chemin des arômes* – Michel Sommerard – Éd. Florame – 1990.
- *Le chlorure de magnésium* – Marie–France Müller – Éd. Jouvence 1998.
- *Les clefs de la santé* – Robert Tocquet – Éd. Les Productions de Paris 1962.
- *Les conférences du dr. Edward Bach* – Dr. Edward Bach – Éd. Le Courrier
- *Les découvertes médicales d'Edward Bach, médecin* – Nora Weeks – Éd. Le Courrier Du Livre - 1999.
- *Les écrits originaux du docteur Bach* – Dr. Edward Bach – Éd. Le Courier du Livre 1994.
- L'essentiel de la doctrine d'Hippocrate – Dr. Paul Carton- Éd. Maloine 1933.
- *Le foie, cet organe vital* – Raymond Dextreit – Éd. Vivre en Harmonie 1994.
- Le grand dictionnaire des malaises et des maladies – Jacques Martel – Éd. Quintessence 1998.
- *La guérison par les fleurs* – Dr. Edward Bach – Éd. Le Courrier du Livre 1985.
- *L'homme electromagnétique* – Cyril W. Smith & Simon Best – Éd. Encre 1995.
- *L'hépatisme* – Roger Glénard – L'expansion scientifique française 1922.
- *L'hygiène vitale pour votre santé* – Désiré Mérien – Éd. Nature et Vie 1989.
- *L'iridologie rénovée* – Dr Gilbert Jausas – Éd. Maloine
- *Le jeune* – Dr H.Lützner – Éd. Terre Vivante 1990.
- *Le jeûne* – Herbert M. Shelton – Éd. La Nouvelle
- *Les jus frais de légumes et de fruits* - Norman W.Walker – Éd. Diffusion Différente 1970.
- *Le lait, une sacre vacherie ?* – Dr. Nicolas Le Berre – Éd. Charles Corlet 2000.
- *Le livre des bonnes herbes* – Pierre Lieutaghi – Éd. Robert Morel 1966.
- *Les lois de la vie saine* – Dr. Paul Carton – Éd. Librairie Le Francois.
- *Les maladies chroniques* – Samuel Hahnemann – Éd. École Belge D'homéopathie – 1985.
- *La méthode Kousmine* – Dr Catherine Kousminet et coll. Éd. Jouvence
- *La médecine des fonctions* – Jacques Ménétrier – Éd. Similia 1989 – 1996.

- *La médecine des plantes aromatiques* – D.G. Jouhanneau – Éd. Azalees 1991.
- La nouvelle science de guérir – Louis Kuhne – Éd. La Vie
- *L'oligothérapie réactionnelle* – Dr Pierre Padrazzi – Éd. Similia 1998.
- Les plantes médicinales et leur exploitation – George Pellerin –Éd. Hachette 1929.
- Les plantes médicinales du père Raimbault – Roger Lavergne – Éd. Azalees 2000.
- *Les radicaux libres* – Paule Daudier – Éd. Jouvence 1997.
- *La santé parfaite* – Dr. Deepak Chopra – Éd. A.l.t.e.s.s. Paris 1992.
- *La santé hors la loi* – Isabelle Robard – Éd. de L'ancre
- *Le symbolisme du corps humain* – Annick de Souzenelle – Éd. Dangles – 1984.
- *Les trois cures en naturopathie* – Pierre Valentin Marchesseau – Chez l'auteur.
- *Les végétariens* – Raisons et sentiments – André Méry – Éd. La Plage.
- *Matière médicale homéopathique constitutionnelle* – 4 tomes – Dr Roland ZISSU – Éd. Le Francois – 1977.
- *Naturopathie la santé pour toujours* – Daniel Kieffer – Éd. Jacques Grancher 1991.
- *Neo-hippocratisme et homéopathie* – Dr. Léon Vannier – Éd. Paris 1938.
- *Nourrir la vie* – Dr. Lylian Le Goff – Éd. Roger Jollois 1997.
- *Nouvelles cliniques de lithothérapie dechelatrice* – Dr Max Tétau et Dr Daniel Scimeca – Éd. Similia – 1997
- *Nouvelles cliniques de gemmothérapie* – Dr Max Tétau – Éd. Similia – 1987.
- *Nouveau manuel de morphopsychologie* – Dr Louis Corman – Éd. Stock – 1966.
- Oligothérapie précis de clinique et de thérapeutique – A.Dupouy – Éd. Maloine 1988.
- *Oligoéléments et oligotherapie* – Dr Claude Binet – Éd. Dangles – 1981.
- *Organon de l'art de guérir*- cinquième édition – Samuel Hahnemann – Éd. Ecole Belge D'omeopathie 1984.
- Phytothérapie traitement des maladies par les plantes – J. Valnet – Éd. Maloine 1983.
- *Principes d'elementotherapie* – M.G. Galland – Derreunaux – Dr Pierre Coret – Éd. Guy Tredaniel – 2000.
- *Précis de médecine chinoise* – Pr Eric Marié – Éd. Dangles – 1997.
- *4 groupes sanguins 4 régimes* – Dr. Peter J. D'Adamo – Éd. Michel Lafon 2001.
- *Qu'est-ce que la naturopathie* – Pierre Valentin Marchesseau – Chez l'auteur – 1974.
- *Respirez la santé* - Laurence Salomon – Éd. Grancher - 2001.
- *Secrets et sagesse du corps* – Dr Salamanoff – Éd. Table Ronde
- Sauces végétariennes, pour réveiller et équilibrer vos plats – Valérie Cupillard – Éd. La Plage
- *Sans gluten, naturellement* – Valérie Cupillard – Éd. La Plage
- *Se libérer du destin familial* – Élisabeth Horowitz – Éd. Dervy - 2000.

- Se soigner par les légumes, les fruits et les céréales – Dr. Jean Valnet – Éd. Maloine 1985.
- *Soignez-vous par la nature* – Robert Masson – Éd. Albin Michel.
- Soyez bien dans votre assiette jusqu'a 80 ans et plus ! Dr C.Kousmine – Éd. Sand Tchou.
- *Traite d'auriculothérapie* – Dr Nogier – Éd. Maisonneuve
- *Théories et procédés du magnétisme* – Hector Durville – chez l'auteur 1956.
- Traite de médecine d'alimentation et d'hygiène naturistes – Dr. Paul Carton – Éd. A.Maloine & Fils 1924.
- *Traite d'irido-diagnostic* – R.J. Bourdiol – Éd. Maisonneuve – 1975.
- Un cas de censure dans la science : la mémoire de l'eau – Michel Schiff – Albin Michel.
- *Unicisme – pluralisme – complexisme* – Dr Roland Sananes – Éd. Lehning – 1994.
- *Visions of health* – Dr Bernard Jensen – Dr Donald V.Bodeen – Avery Publ.Group, New-York – 1992.

Table des matières

Du même éditeur

Le Grand dictionnaire des malaises et maladies

Jacques Martel

Voici le plus grand dictionnaire sur les causes des malaises et des maladies reliées aux pensées, aux sentiments et aux émotions. Il permet de prendre conscience de l'origine de nos malaises pour, grâce à la technique de l'intégration, permettre de changer nos attitudes et pensées, et désactiver la source du conflit.

656 pages - ISBN 978-2-913281-77-6

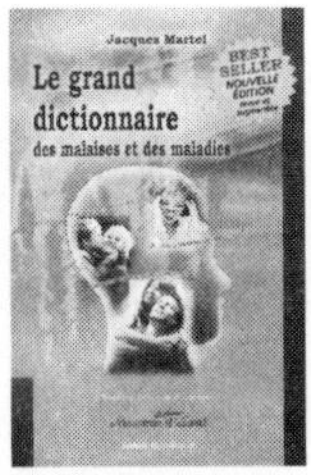

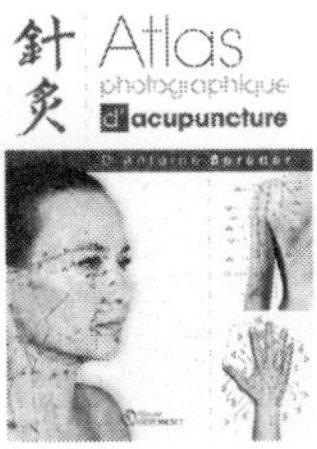

Atlas photographique des points d'acupuncture

Antoine Bereder

Cet Atlas photographique met en évidence, au moyen de photographies et non pas de simples schémas, l'ensemble des méridiens principaux mais aussi tout le circuit de méridiens secondaires, branches internes, *Jing Jin*, *Luo* et *Jing Bie*, afin d'avoir une vision plus globale de l'ensemble du réseau énergétique.

576 pages couleur format A4 - ISBN 978-2-913281-90-5

Quand la main devient messagère du cœur

Martine Garcin-Fradet

Il y a en chacun un merveilleux potentiel d'amour qui se manifeste dès que s'ouvre un espace propice à son expression. La Communication Profonde Accompagnée ouvre un tel espace. Grâce à cette forme particulière de communication, la main devient messagère du cœur.

160 pages - ISBN 978-2-35805-006-7

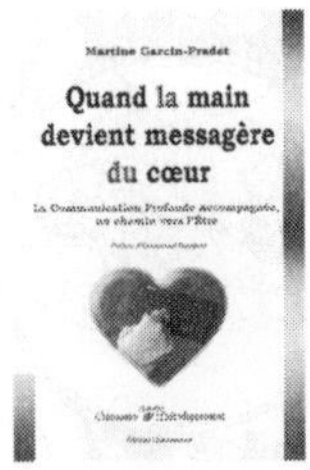

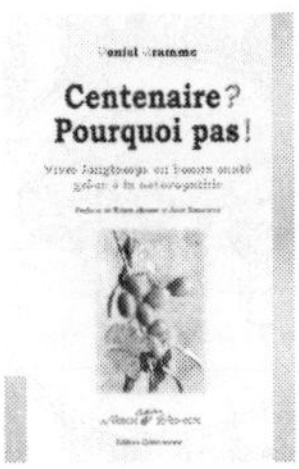

Centenaire ? Pourquoi pas !

Daniel Gramme

Dans ce livre, vous y trouverez des solutions pour éviter le maximum d'erreurs qui précipitent ou aggravent les maladies et la dégénérescence, en optant pour des pratiques naturelles afin d'éviter au maximum les remèdes synthétiques. Résultat d'observations sur les personnes âgées qui conservaient une bonne santé et une bonne vitalité sans médicaments, cet ouvrage permettra aux lecteurs d'avoir une vue d'ensemble et non partielle sur la longévité.

320 pages - ISBN 978-2-35805-005-0

La programmation neuro-linguistique

Dora Pannozzo-Mochon

Cet ouvrage décrit le destin de la PNL (Programmation neuro-linguistique thérapie brève à partir de son apparition dans les années 70, mais propose aussi des exemples d'application sur des cas réels. L'auteur nous présente en outre sa réflexion sur les applications de la PNL dans une démarche de soin.

224 pages - ISBN 978-2-35805-002-9

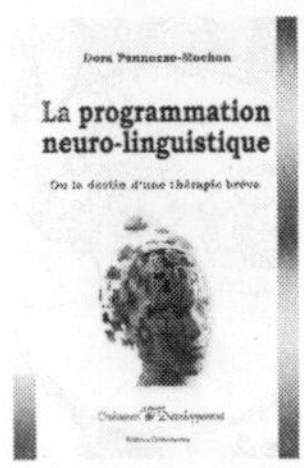

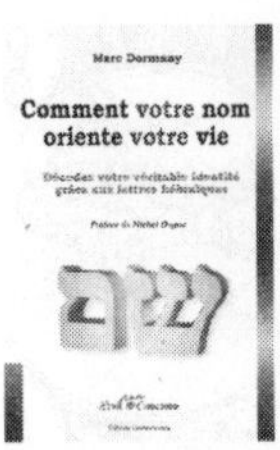

Comment votre nom oriente votre vie

Marc Dormany

Les Lettres qui forment notre Prénom et notre Nom de famille sont des énergies vivantes qui nous façonnent dès notre naissance. Marc Dormany invite le lecteur à réaliser lui-même sa propre étude (Prénom et Nom de famille), selon un décodage clair, accessible et efficace, d'après son interprétation des Lettres hébraïques.

256 pages - ISBN 978-2-35805-001-2

Du même éditeur

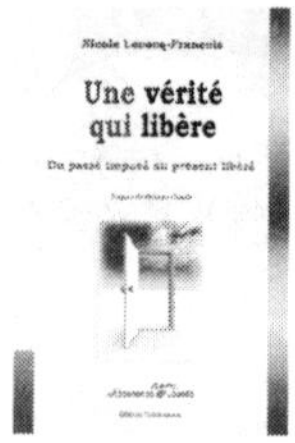

Une vérité qui libère

Nicole Lecocq-François

Sans jargon scientifique ou vocabulaire technique, ce livre répond de façon claire et précise à ces questions que chacun est amené tôt ou tard à se poser sur lui-même. Il y développe la Catharsis, approche simple, originale, extrêmement puissante, de libération des douleurs enfouies dans le subconscient et d'accès à son moi profond.

320 pages - ISBN 978-2-35805-004-3

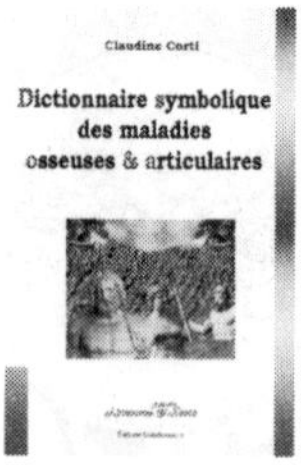

Dictionnaire symbolique des maladies osseuses & articulaires

Claudine Corti

Exceptionnel : dans ce dictionnaire, 320 maladies osseuses et articulaires sont abordées dans leur dimension symbolique. De chaque maladie osseuse ou articulaire, vous découvrirez la genèse et en comprendrez la raison d'être.

416 pages - ISBN 978-2-913281-85-1

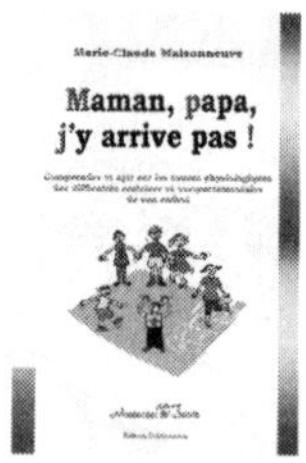

Maman, papa, j'y arrive pas !

Marie-Claude Maisonneuve

À partir d'exemples vécus, ce livre propose une nouvelle lecture des difficultés d'apprentissage de l'enfant, qui sont bien souvent dues à des causes purement physiques, liées à la maturation du système nerveux durant la vie intra-utérine. Il est possible d'agir, et ce livre propose des solutions pratiques pour aider l'enfant à grandir.

128 pages - ISBN 978-2-913281-92-9

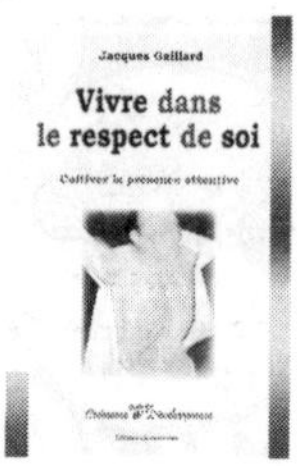

Vivre dans le respect de soi

Jacques Gaillard

Ce livre propose un voyage au cœur de soi, indiquant des voies d'accès à la complexité du vécu, et à sa mise en ordre. S'appuyant sur sa formation en technique Alexander et sur l'approche psycho-phénoménologique, l'auteur suggère une méthode d'accès à la subjectivité permettant d'affiner la prise en compte de ce qui est en jeu, quoique non conscient, dans toute expérience.

128 pages - ISBN 978-2-913281-94-3

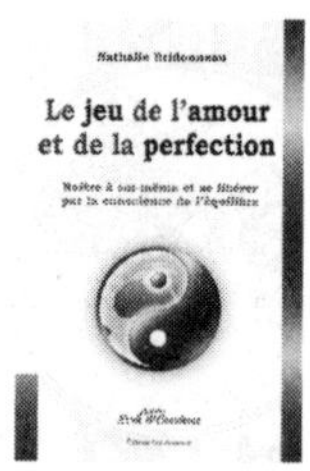

Le Jeu de l'amour et de la perfection

Nathalie Bridonneau

La vie est perfection et tous les humains sont invités à reconnaître cette perfection pour naître à eux-mêmes et devenir des êtres libres. Ce livre s'adresse à ceux qui veulent comprendre le sens fondamental de la vie et de leur vie pour incarner dans la joie et en toute conscience l'expérience si fantastique qui leur est donnée d'être un humain vivant sur cette planète.

224 pages - ISBN 978-2-35805-000-5

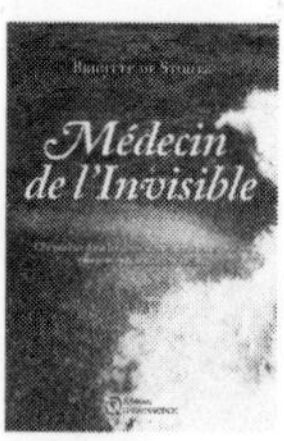

Médecin de l'invisible

Brigitte de Stoutz

Ange-Elle, sujet de ce livre, est une guérisseuse, pour qui la maladie n'est pas une fatalité, mais le résultat du manque d'amour de soi. Basé sur une histoire authentique, cet ouvrage dérangera les prises de positions cartésiennes ou sceptiques et confortera ceux qui, en eux, lisent d'autres pages que celles qu'on leur a imprimées…

128 pages - ISBN 978-2-913281-97-4

Éditions Quintessence

Du même éditeur

La Responsabilité de sa vie et de ses maux

Nicole Tachau-Jacquot

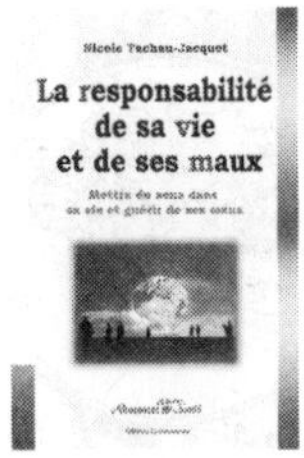

Nous avons avantage à prendre pouvoir sur notre vie en réfléchissant à certains faits et en comprenant les messages proposés qui surviennent de toutes parts. Se poser des questions à soi-même sans penser à se placer en victime, mais en personne responsable donne du pouvoir, celui de diriger sa vie. Ce livre donne des pistes.

224 pages - ISBN 978-2-913281-82-0

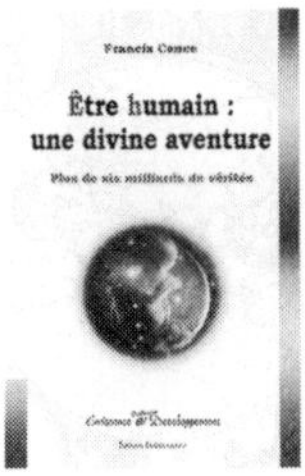

Être humain : une divine aventure

Francis Cance

Comprendre qui nous sommes par un autre regard sur les sagesses anciennes et les récents acquis de la science, pour en finir avec le mythe d'une réalité unique et figée, et découvrir que chacun de nous en est le créateur : la lecture du présent ouvrage révèle notre présence de créateur à l'origine de la créature que nous sommes.

352 pages - ISBN 978-2-913281-89-9

Les Murs et les rues ont des oreilles

Marie-Thérèse Esneault

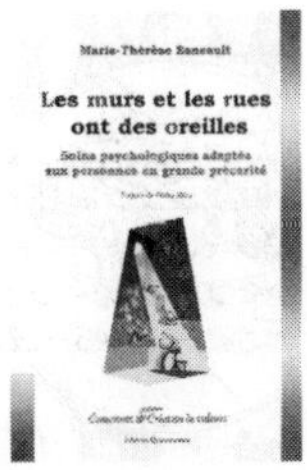

Ce livre retrace le parcours de Marie-Thérès Esneault, professeur de musique, puis musicothérapeute et aromacologue, nous faisant entrer dans un univers délicat : la prison et la rue. Parce qu'elle a cru en leurs capacités intérieures, l'auteur a inventé diverses thérapies permettant de venir en aide à ces personnes en grande précarité.

160 pages - ISBN 978-2-913281-86-8

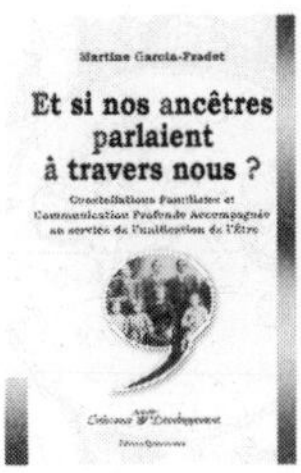

Et si nos ancêtres parlaient à travers nous ?

Martine Garcin-Fradet

Constellations Familiales et *Communication Profonde Accompagnée* visent le même but : vivre l'instant présent en toute conscience, dans l'accueil de ce qui Est. Accueillir, sans restriction aucune, la vie transmise par l'intermédiaire de nos ancêtres, nous met en prise directe avec les richesses présentes dans l'arbre généalogique.

128 pages - ISBN 978-2-913281-87-5

La Parole perdue des pierres

Odile Alleguede

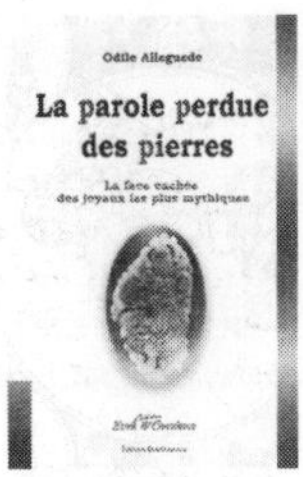

Que penser de ces bijoux, célèbres ou non, dont l'Histoire conserve un ineffaçable sillage de drames ou de protection ? Du légendaire rubis de Gengis Khan au fabuleux collier de la Déesse des Faveurs, ayant appartenu à Pierre Loti, en passant par l'amulette du pape Alexandre VI, ou le Tau de Charlemagne, vous suivrez un curieux chemin de (re)découverte des pierres.

288 pages - ISBN 978-2-913281-84-4

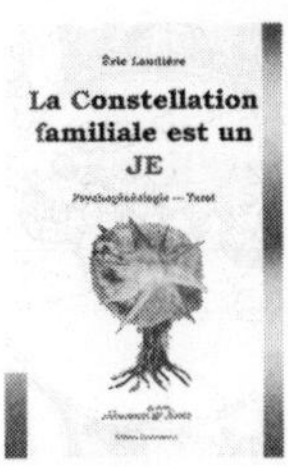

La Constellation familiale est un Je

Éric Laudière

La psychogénéalogie nous apprend que la mémoire de nos ancêtres forme une structure vivante qui habite chacun de nous. Cette structure est inconsciente et nous conditionne. Les constellations familiales nous permettent de comprendre comment notre arbre généalogique structure notre psychisme.

192 pages dont 16 en couleurs - ISBN 978-2-913281-75-2

Du même éditeur

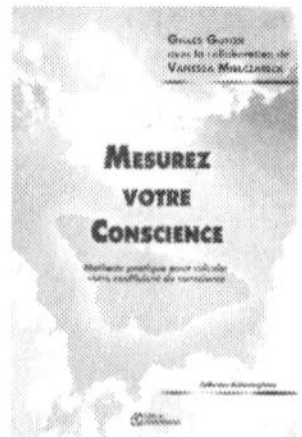

Mesurez votre conscience

Gilles Guyon & Vanessa Mielczareck

Pour la première fois, vous allez apprendre simplement et concrètement comment calculer non pas votre Q.I., mais votre coefficient de conscience. *Mesurez votre Conscience* a la capacité de transformer votre niveau de conscience pour que vous découvriez un miroir grandiose où tout a un sens. Sa lecture vous permet le passage d'un monde scientifique à un espace omniscient. 128 pages - ISBN 978-2-913281-88-2

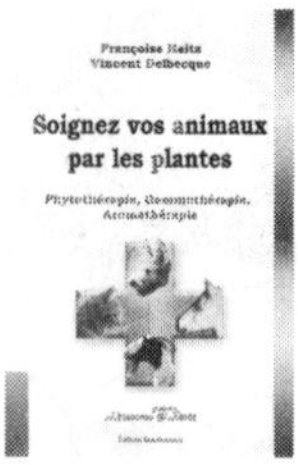

Soignez vos animaux par les plantes

Françoise Heitz & Vincent Delbecque

Soigner les animaux autrement ? Éviter la dépendance du malade vis-à-vis du médicament ? S'affranchir des produits manufacturés et coûteux ? Oui, c'est possible grâce à la phytothérapie dans son sens large. Efficacité, innocuité, mais aussi qualité des matières premières : la phytothérapie sera alors une alternative judicieuse à l'utilisation de thérapeutiques agressives.

224 pages - ISBN 978-2-913281-81-3

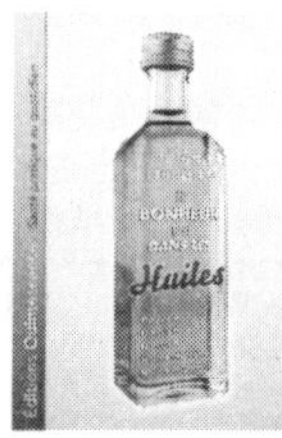

Le Bonheur est dans les huiles

Hélène Lemaire

Oméga 3, Oméga 6, Oméga 9... Tout le monde en parle : les bons, les mauvais... Mais les connaît-on vraiment ? Ce livre vous propose de les découvrir, de comprendre pourquoi ils sont si précieux pour notre santé, et surtout, dans quels aliments on peut les trouver. Vous saurez tout sur les huiles: l'origine, la composition, l'intérêt nutritionnel, le goût et le mode d'utilisation. Après, à vous de choisir ! 128 pages - ISBN 978-2-913281-78-3

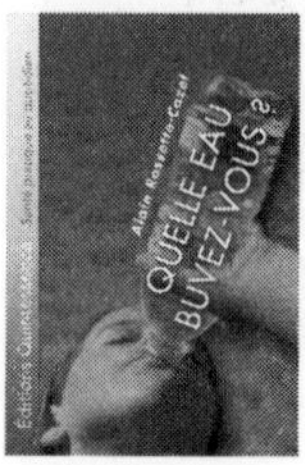

Quelle eau buvez-vous ?

Alain Rossette-Cazel

L'eau douce potable convient-elle à tous ? Quel est le réel impact de l'eau sur notre santé ? Contrairement aux idées reçues et aux mensonges publicitaires, toutes les eaux ne sont pas bonnes pour la santé de l'homme. Vous allez découvrir, dans ce livre, toutes les différentes eaux, leurs propriétés énergétiques et subtiles, leurs caractéristiques qui nous confèrent santé, bien-être, et longévité.

128 pages - ISBN 978-2-913281-80-6

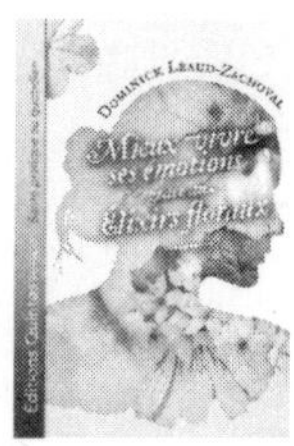

Mieux vivre ses émotions grâce aux élixirs floraux

Dominick Léaud-Zachoval

Chaque jour, nos émotions se manifestent à l'occasion de situations très diverses. Il nous est parfois difficile de les identifier et de les nommer. Savoir reconnaître une émotion en nous, se l'approprier et la transmuter afin qu'elle devienne une ressource, c'est ce que les élixirs floraux permettent de réussir au quotidien.

128 pages - ISBN 978-2-913281-79-0

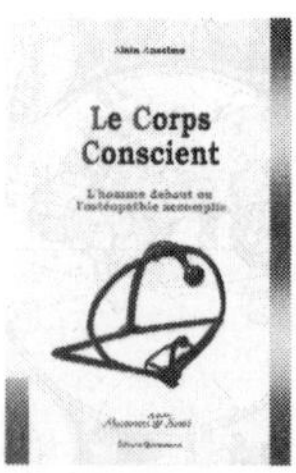

Le Corps conscient

Alain Anselmo

Oui, le corps est conscient et tout ce qu'on lui fait, il nous le rend. Apprendre à en déceler les faiblesses et à les corriger est le propos de ce livre. Il est souhaitable d'accorder notre conscience intellectuelle à notre conscience physique pour mieux vivre en harmonie, en tenant compte de l'équilibre physique et énergétique de nous même et de notre environnement.

128 pages - ISBN 978-2-913281-71-4

Éditions Quintessence

Du même éditeur

Croissance sans limites : objectif zéro pollution

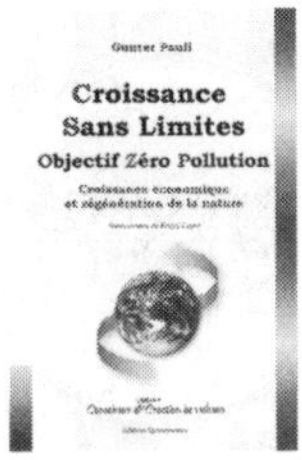

Gunter Pauli

Croissance sans limites examine comment l'adoption du concept de Pollution Zéro non seulement réduit considérablement la pollution et les déchets, mais encore contribue de manière significative à la création de revenus et d'emplois spécialement pour ceux qui en ont le plus besoin : les ruraux pauvres dans les pays les moins développés.

224 pages - ISBN 978-2-913281-76-9

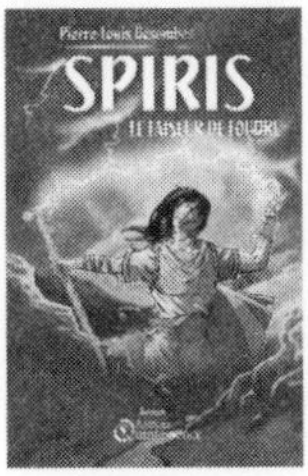

Spiris - Le Faiseur de Foudre

Pierre-Louis Besombes

Spiris, jeune initié aux énergies invisibles et aux mystères du sacré doit faire face à de puissantes tempêtes, des raz-de-marée qui menacent l'équilibre de la terre. Le roman *Spiris, le Faiseur de Foudre* nous parle d'un temps ancien où des hommes maîtrisaient les secrets de la nature. C'était l'époque d'un savoir, désormais perdu, détenu par des initiés, celui des Faiseurs de Foudre.

224 pages - ISBN 978-2-913281-72-1

Et si je t'expliquais pourquoi les maladies existent !

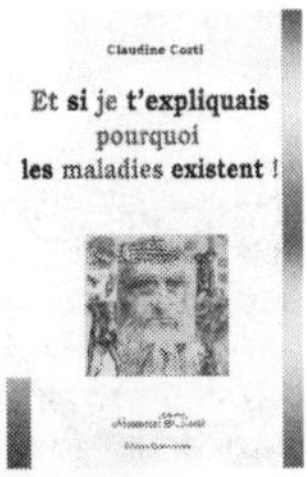

Claudine Corti

Ne serait-il pas intéressant de découvrir que les maladies peuvent avoir un sens caché, comme celui de nous amener à changer la direction de notre vie pour en édicter de nouvelles bases ? La maladie n'est certes pas le fruit du hasard, c'est un « feu de détresse » extrêmement spécifique qui est censé capter notre attention sur les tensions émotionnelles que nous ne pouvons plus supporter.

256 pages - ISBN 978-2-913281-73-8

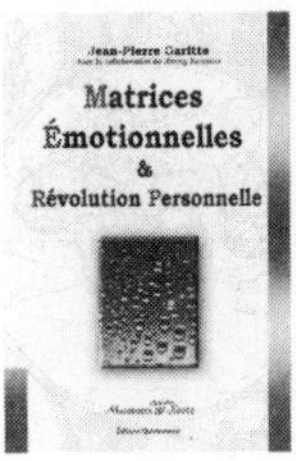

Matrices émotionnelles & révolution personnelle

Jean-Pierre Garitte

De la dynamique émotionnelle à la révolution personnelle : un manuel pratique pour conquérir une plus grande autonomie, établir une relation plus intime avec son Soi profond. C'est un modèle de la dynamique émotionnelle, suffisamment simple pour être accessible à quiconque est en recherche d'une plus grande connaissance de soi.

160 pages - ISBN 978-2-913281-69-1

Décodage psychosomatique des maladies et comportements connexes

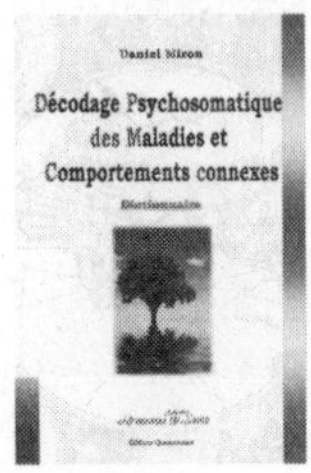

Daniel Miron

Ce livre est un outil qui concourt à une meilleure connaissance de soi, une reprise de contact avec son code biologique. Il est rédigé de manière simple et logique de sorte qu'il est facile de s'y retrouver. L' index, élaboré clairement, contient plus de 1275 malaises et maladies.

128 pages - ISBN 978-2-913281-70-7

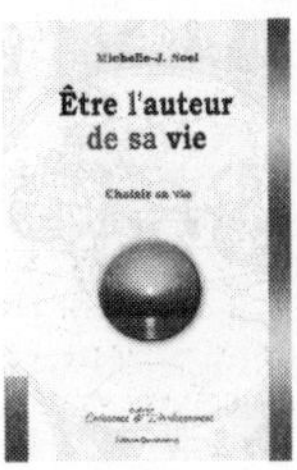

Être l'auteur de sa vie

Michelle J. Noël

Ce livre a pour vocation d'accompagner toutes celles et tous ceux qui entretiennent cette croyance que le bonheur est pour les autres, pour toutes les personnes perdues dans le labyrinthe de leur devenir, empêtrées dans leurs décisions ou restées en panne dans les traumatismes de leur passé.

256 pages - ISBN 2-913281-63-X

Éditions Quintessence

Du même éditeur

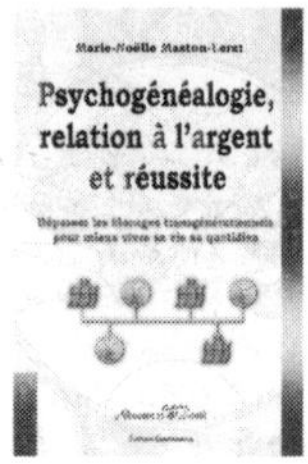

Psychogénéalogie, relation à l'argent et réussite

Marie-Noëlle Maston-Lerat

L'auteur vous montre comment élaborer votre arbre, puis comment le « faire parler ». Elle vous invite à mettre en lumière tout ce que l'argent – ou le manque d'argent – signifie pour votre lignée. Vous découvrirez comment les messages familiaux implicites ont conditionné votre comportement vis-à-vis de l'argent et comment vous libérer de ces conditionnements.

160 pages - ISBN 2-913281-64-8

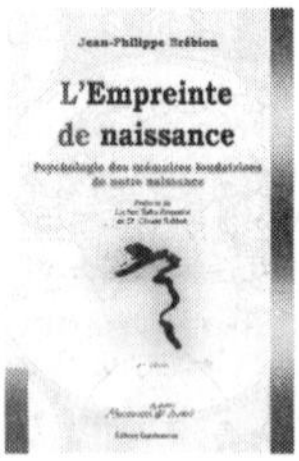

L'Empreinte de naissance

Jean-Philippe Brébion

Ce livre met en évidence un cycle biologique cellulaire unique. C'est d'abord une relecture de la biologie avec les principes de base de la bioanalogie. Cette relecture du sens biologique de la maladie au travers des notions d'espace et de temps ouvre un regard nouveau sur nos programmes de naissance.

256 pages - ISBN 2-913281-33-8

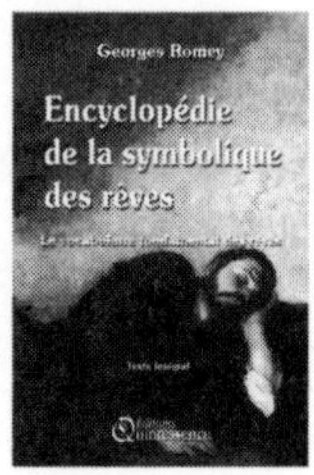

Encyclopédie de la symbolique des rêves

Georges Romey

Fondé sur l'analyse d'une énorme base de données recueillie dans le cadre de la technique thérapeutique du "rêve éveillé libre" pendant 25 ans, auprès de 1 200 personnes, cette œuvre monumentale permet de dégager certaines constantes précises et d'attribuer ainsi à chaque symbole une valeur psychologique fiable. La rigueur méthodologique de cet ouvrage en fait un outil unique et indispensable aux thérapeutes, à quelque école qu'ils se réfèrent.

1472 pages - ISBN 2-913281-48-6

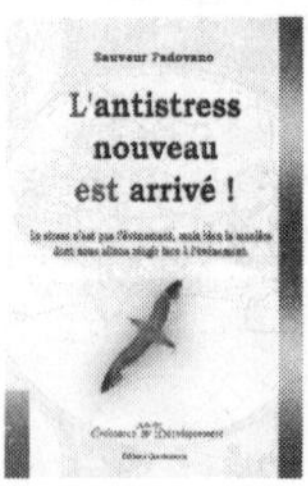

L'Antistress nouveau est arrivé !

Sauveur Padovano

Ici, on entre tout de suite dans le concret, dans le quotidien. On se projette dans une situation stressante rencontrée tous les jours au bureau, à la maison, en ville..., et on essaie de voir comment s'en sortir avec bénéfice. Quelques exercices vraiment originaux, que vous mémoriserez facilement tellement ils sont simples et ludiques, vous permettront de voir la vie sous un autre angle.

224 pages - ISBN 2-913281-65-6

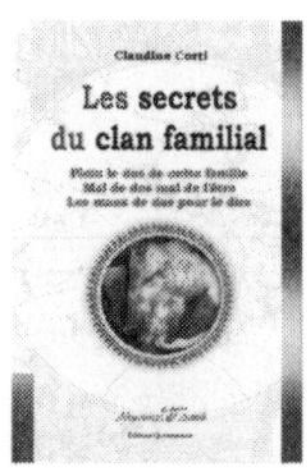

Les Secrets du clan familial [Coffret 3 volumes]

Claudine Corti

Les maux de dos pour le dire

Mal de dos, mal de l'être

Plein le dos de cette famille

704 pages - ISBN 978-2-913281-68-4

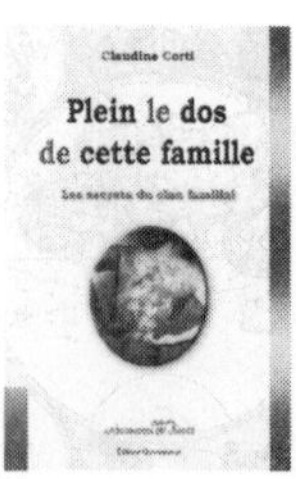

Plein le dos de cette famille

Claudine Corti

Le poids de ces secrets sera parfois tellement lourd à supporter que nous courberons l'échine, en aurons plein le dos. Notre cerveau, en tentant de décrypter ces secrets, pourra être amené à cibler l'un des 206 os qui composent notre squelette, en choisissant préférentiellement de mettre en dysfonctionnement mécanique l'os ou l'articulation dont la symbolique sera la plus en adéquation avec les secrets à dévoiler.

192 pages - ISBN 2-913281-46-X

Éditions Quintessence

Du même éditeur

Les Maux de dos pour le dire

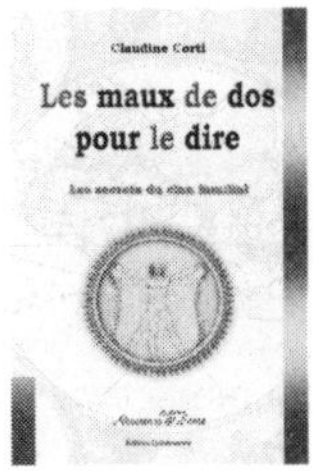

Claudine Corti

Grâce à cette approche, vous pourrez analyser la programmation et les circonstances de déclenchement de vos maux de dos. Vous allez comprendre aisément qu'une douleur de genou peut être l'expression d'une situation à laquelle vous devez vous soumettre sous la contrainte. Ce dernier volet vous fera découvrir le langage très particulier des maux de coude, de poignet, de genou, de cheville mais aussi, de côtes ou de crâne.

256 pages - ISBN 2-913281-62-1

Mal de dos, mal de l'être

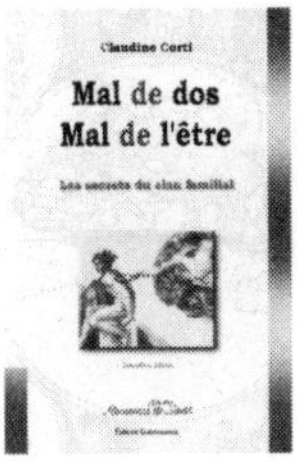

Claudine Corti

Il est habituel de constater que lorsqu'on s'exprime à propos des maux de dos, il est d'usage de dire : « Mal de dos, Mal du siècle ». Ce livre va vous prouver que le Mal de Dos n'est pas une fatalité et n'est pas, non plus, exclusivement dû à un faux mouvement ou à un simple coup de froid. Vous allez découvrir, vertèbre par vertèbre, le sens réel et caché des véritables causes du mal de dos.

256 pages - ISBN 2-913281-52-4

Enquêtes psychosomatiques

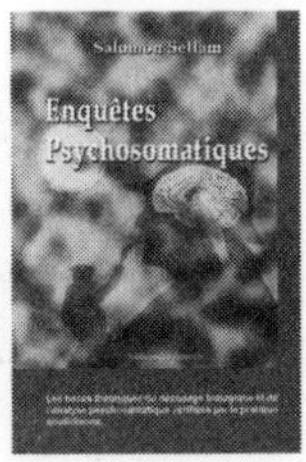

Salomon Sellam

Ouvrage de médecine psychosomatique destiné au grand public, complément du livre du même auteur, Origines et prévention des maladies. Ce livre reprend les bases théoriques de l'Analyse Psychosomatique, confortées ici par l'expérience d'une pratique quotidienne. Cette étude permet de faire le lien entre certains détails d'une histoire et les conséquences dans la vie quotidienne.

224 pages - ISBN 2-913281-18-4

Origines et prévention des maladies

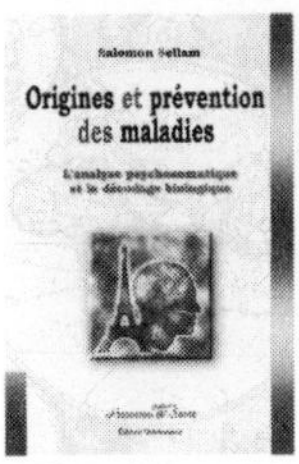

Salomon Sellam

Excellent ouvrage de médecine psychosomatique destiné au grand public. Il met en évidence que la maladie serait un transposé exact, au niveau du corps, d'un conflit psychologique conscient ou non. La psychogénéalogie étudie les rapports possibles entre l'état physique et mental d'aujourd'hui et l'histoire familiale de clan.

352 pages - ISBN 2-913281-16-8

Le Cancer apprivoisé

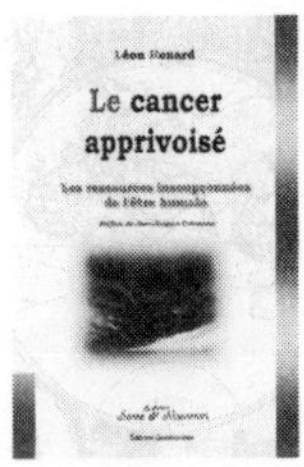

Léon Renard

La maladie n'est pas une ennemie, mais un message, une communication non verbale. Le corps crie un problème que le malade ignore ou refuse de voir. La maladie concerne l'être total - physique et psychique - et, dans le cas du cancer, des résultats remarquables ont été obtenus en prenant en compte la relation entre le cancer et le psychisme.

256 pages - ISBN 2-913281-53-2

Le Grand Livre de la psychogénéalogie

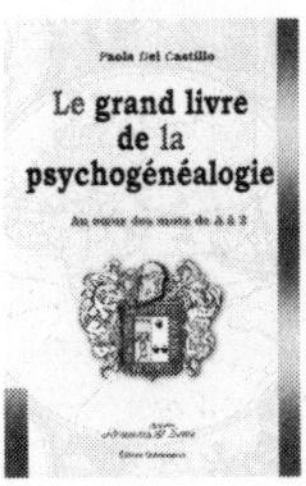

Paola del Castillo

Ce dictionnaire est le premier à sortir sur le sujet, il présente une recherche originale basée sur les histoires de vie des patients. Il se veut une aide efficace pour libérer les répétitions de l'inconscient familial, à partir des prénoms, des dates anniversaires, de naissance, de mariage, de décès, des situations vécues par les ancêtres.

416 pages - ISBN 2-913281-57-5

Éditions Quintessence

Du même éditeur

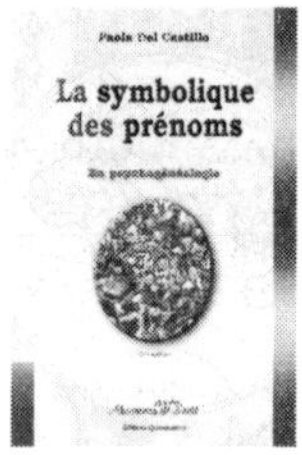

La Symbolique des prénoms

Paola del Castillo

Le symbolisme des prénoms, le calendrier familial, les saints du jour en lien avec les dates de conception, naissance, mariage ou décès, ouvrent une piste de réflexion insoupçonnée. Les hypothèses proposées se basent sur une expérience de travail sur les arbres généalogiques. Il s'est souvent avéré que les mêmes histoires de famille se retrouvaient avec certains prénoms. 176 pages - ISBN 2-913281-27-3

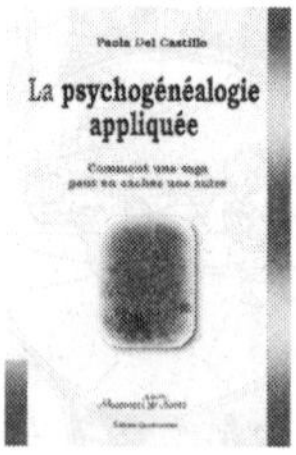

La Psychogénéalogie appliquée

Paola del Castillo

Familles en crise, nouvelles donnes : enfants abandonnés, mort d'un proche, accident, maladie, échec, migration, les vies de nos aïeux se fondent dans le tourbillon de la grande Histoire. La psychogénéalogie appliquée décrypte avec une étonnante logique la combinaison des alliances, déjoue le mouvement des répétitions, lève le silence des morts.

176 pages - ISBN 2-913281-09

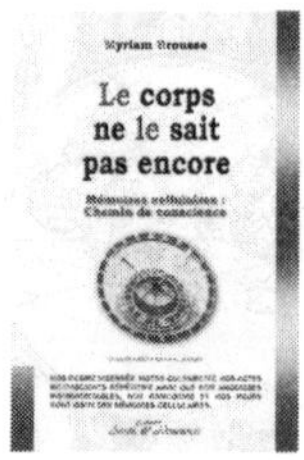

Le Corps ne le sait pas encore

Myriam Brousse

Notre corps porte les traces de ce que nous avons vécu. Notre corps se souvient de tout. Le propos et le but de cet ouvrage sont de présenter une méthode appliquée, à partir « d'outils » simples permettant, lors d'entretiens individuels, de séminaires, d'aborder le « mental des cellules », au cœur des mémoires engrammées dans le corps.

160 pages - ISBN 2-913281-22-2

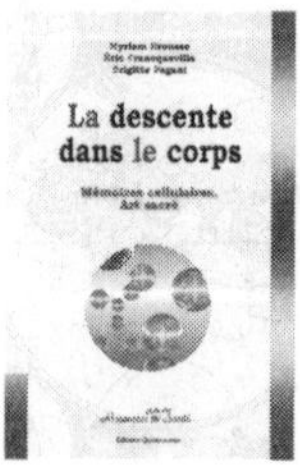

La Descente dans le corps

Myriam Brousse, Éric Francqueville, Brigitte Pagani

La descente dans le corps est une étape essentielle dans la connaissance de soi : il s'agit de descendre – sur les barreaux parfois chancelants de l'échelle de la conscience – à l'intérieur de soi, jusqu'à la rencontre de ce qui nous constitue de la façon la plus évidente : notre corps.

192 pages - ISBN 978-2-913281-67-7

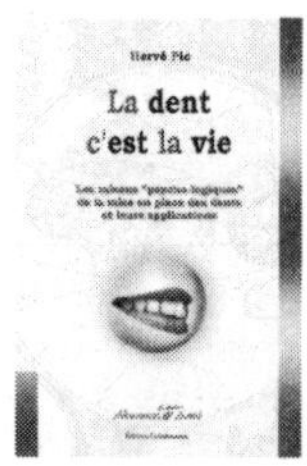

La Dent c'est la vie

Hervé Pic

Ce livre expose les mécanismes psycho-physiologiques qui conduisent à la mise en place des dents et aux raisons psychologiques de leurs faiblesses matérialisées, entre autres, par les caries. Il nous révèle la racine du sens de la symbolique de chaque dent, nous permettant ainsi de gérer notre émotionnel et notre santé

160 pages - ISBN 2-913281-56-7

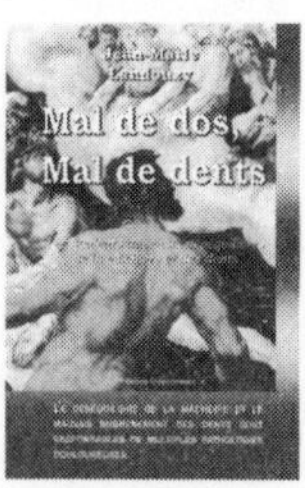

Mal de dos, mal de dents

Jean-Marie Landouzy

Le déséquilibre de la mandibule est responsable de multiples pathologies douloureuses. Et surtout le mal de dos exprimé par des douleurs chroniques de la colonne vertébrale, du bassin et bien d'autres symptômes. En racontant les étapes de sa recherche et en émaillant celles-ci d'exemples et d'anecdotes, l'auteur vous fait entrer doucement dans le champ de la connaissance médicale et mécanique du corps humain. 224 pages - ISBN 2-913281-50-8

Éditions Quintessence

Du même éditeur

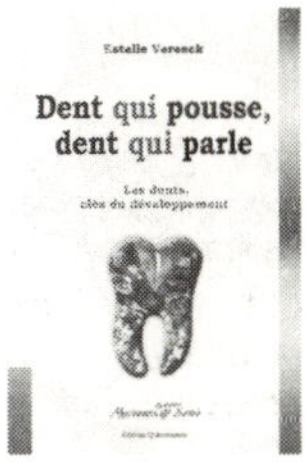

Dent qui pousse, dent qui parle

Estelle Vereeck

Chaque dent qui sort exprime un nouveau besoin. Votre enfant « pousse » en même temps que ses dents ! À mesure qu'elles sortent, vous assistez au déploiement de son être, vous voyez sa personnalité se structurer. Mieux, en observant la manière dont s'effectue l'éruption, vous identifiez de manière rétrospective ses difficultés des sept premières années.

288 pages - ISBN 978-2-913281-25-7

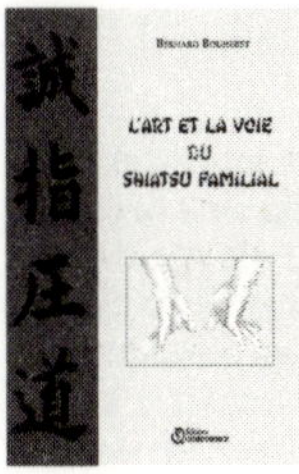

L'Art et la voie du Shiatsu familial

Bernard Bouheret

Le shiatsu est sans conteste un moyen privilégié, simple, sans danger et très facilement accessible. Il est très efficace pour soulager rapidement les tensions accumulées dans la journée. Ce livre s'adresse à tous ceux qui veulent emprunter cette voie, ce chemin d'équilibre, harmonie retrouvée, retour à soi. Le but de ce livre est de restaurer la vraie place de l'homme : entre Ciel et Terre.

224 pages - ISBN 2-913281-51-6

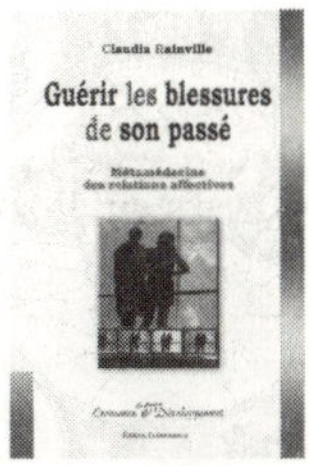

Guérir les blessures de son passé

Claudia Rainville

En avez-vous assez de souffrir, de répéter continuellement les mêmes scénarios de souffrances ? Ce livre propose une démarche thérapeutique, permettant au lecteur de reconnaître et de transformer ses scénarios de souffrances, de se libérer de la dépendance affective, des luttes de pouvoir et pour enfin connaître la sérénité.

352 pages - ISBN 2-913281-42-7

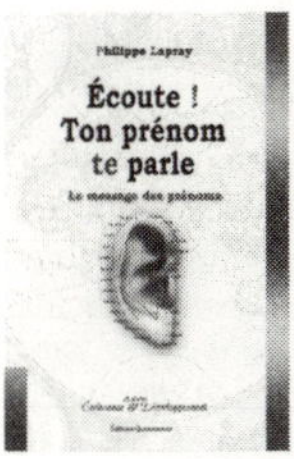

Écoute ! Ton prénom te parle

Philippe Lapray

L'auteur étudie les prénoms au travers des sons, de l'émergence de la parole, de l'écoute, des représentations symboliques et psychiques. Il expose un pan de la personnalité du prénommé, évoque ses envies, ses attentes, ses insuffisances, ses blocages. Nous découvrons un état d'esprit, un exercice médical qui considère les gens comme sujets et apprécie leur façon de mettre en mots leurs émotions, leur maladie.

224 pages - ISBN 2-913281-54-0

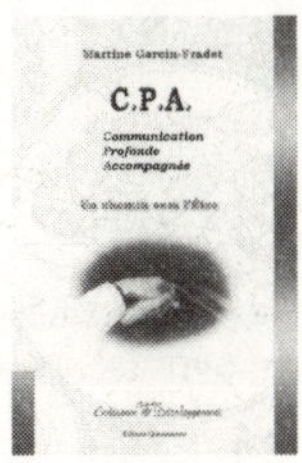

C.P.A. Communication Profonde Accompagnée

Martine Garcin-Fradet

La Communication Profonde Accompagnée (CPA) permet, par un accompagnement du geste au dessus d'un clavier d'ordinateur, l'expression d'une part de nous-même à laquelle nous n'avons habituellement pas accès. L'auteur nous fait partager cette belle expérience de l'accompagnement d'adultes et d'enfants, certains privés de parole, sur le chemin de l'expression profonde qui conduit à l'Être.

128 pages - ISBN 2-913281-55-9

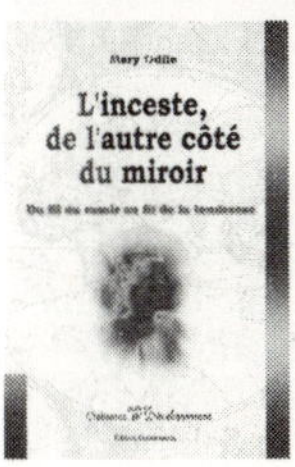

L'Inceste, de l'autre côté du miroir

Mary Odile

À partir de son histoire, l'auteur élabore une réflexion globale et transversale qui nous emmène au cœur des processus qui sont à l'œuvre dans notre éducation, notre culture et dans l'élaboration de ce système d'emprise invisible : l'inceste affectif et psychologique. Guidé vers la sortie dans ce labyrinthe de « l'impensable-impensé », le lecteur en ressort avec des outils, des pistes d'action, la possibilité de sortir de l'impuissance.

256 pages - ISBN 2-913281-60-5

Éditions Quintessence

Du même éditeur

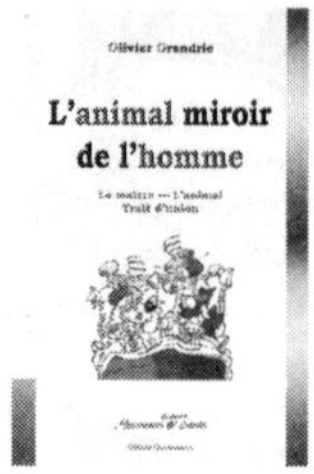

L'Animal miroir de l'homme

Olivier Grandrie

Entre le maître et son animal de compagnie, s'effectuent des échanges qui, à la longue, se concrétisent corporellement chez l'animal. C'est l'observation des conséquences pathologiques de ce phénomène qui nous permet d'en affirmer l'existence. Dans les médecines "d'écoute attentive", ce procédé peut être amené volontairement et temporairement, entre le praticien et son patient, à des fins thérapeutiques.

192 pages - ISBN 2-913281-49-4

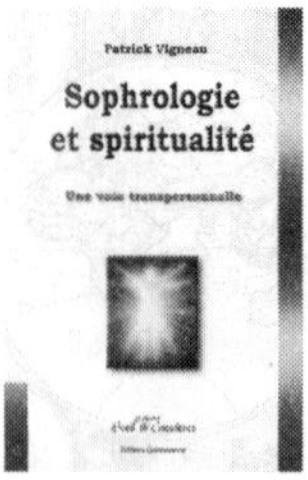

Sophrologie et spiritualité

Patrick Vigneau

La sophrologie est aujourd'hui bien connue pour ses techniques de gestion du stress. Elle se présente également comme une philosophie, une pédagogie, une science de la conscience. Sa dimension transpersonnelle (sociale et spirituelle) mérite d'être mieux exposée. Savons-nous qui nous sommes en fait, et comment « ça » fonctionne en nous ? La pratique de la sophrologie permet d'accéder à une connaissance de soi approfondie.

160 pages - ISBN 2-913281-66-4

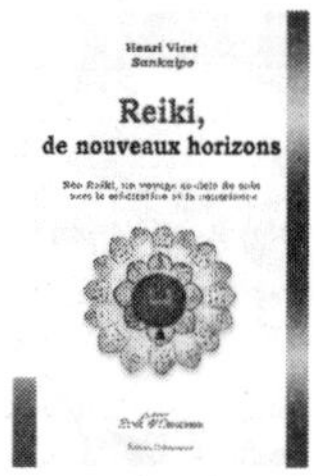

Reiki, de nouveaux horizons

Henri Viret (Sankalpo)

Ce livre est le fruit de quinze années de quête initiatique, de recherches et de réflexion sur la nature du Reiki. L'auteur nous révèle tout ce qui n'a jamais été dit sur le Reiki : ses lois internes, ses origines, ses nouvelles perspectives d'évolution. Il explique les bases asiatiques de la science de l'énergie et du processus d'initiation. Des clefs pour mieux comprendre la médiumnité et la transformation du pouvoir de guérison du Reiki.

224 pages - ISBN 2-913281-44-3

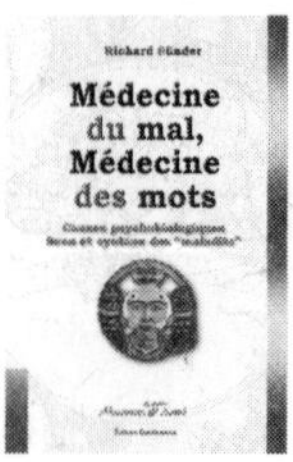

Médecine du mal, médecine des mots

Richard Sünder

L'auteur démontre qu'aucune action n'est possible sans conflit entre l'énergie et l'inertie, donc sans syntaxe, pas plus une pathologie que l'apparition des galaxies et des cellules biologiques. Aucune médecine et aucune biologie ne peuvent donc être causales, donc valides, sans syntaxe parce que la maladie n'est que l'incorporation d'un conflit d'idées.

544 pages - ISBN 2-913281-19-2

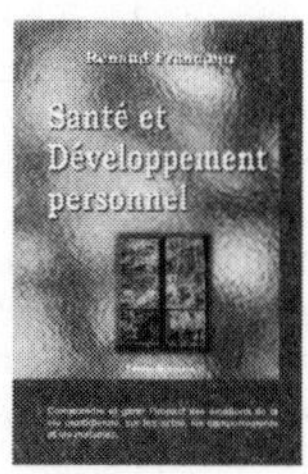

Santé et développement personnel

Renaud Francœur

Nos émotions représentent une part importante de notre vie psychique et résultent, bien souvent, d'interactions entre trois grandes composantes de notre inconscient : les peurs, les désirs et les croyances. Face à nos tensions psychologiques quotidiennes ou ponctuelles, l'analyse de ces relations nous ramène vers un état d'équilibre.

160 pages - ISBN 2-913281-35-4

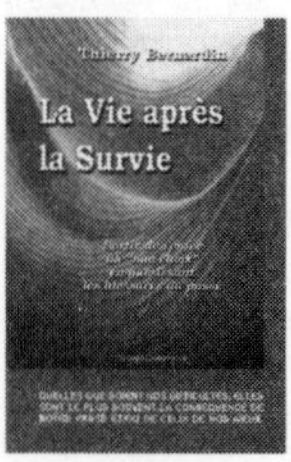

La Vie après la survie

Thierry Bernardin

Ce "travail dans le passé" permet de pouvoir se libérer des croyances erronées et de restructurer son présent (par exemple, quitter ou trouver un emploi, mettre fin à une relation inharmonieuse, déménager...) pour donner un grand coup de balai à sa vie, afin que celle-ci soit prête à recevoir l'être neuf que l'on est en train de devenir.

172 pages - ISBN 2-913281-23-0

Éditions Quintessence

Cet ouvrage a été imprimé en France par

CPI
France Quercy
à Mercuès (Lot)

N° d'impression : 90351e
Dépôt légal : mars 2009